智慧健康养老服务与管理专业教材
编审委员会

主　任：

刘文清　广东开放大学（广东理工职业学院）校长、广东省重点学科老年学学科带头人、广东老年大学负责人、广东终身教育学分银行管理委员会副主任；国家民政行业指导委员会副主任委员、中国成人教育协会副会长、民政部养老服务业专家委员会委员、国家健康与养老服务专家委员会专家、广东省高职教育公安司法与公共管理类专业教学指导委员会主任委员、广东省成人教育协会会长、广东省本科高校继续教育指导委员会主任委员

副主任：

瞿志印　广东开放大学（广东理工职业学院）副校长
吴惠珍　滁州城市职业学院副校长

委员（排名不分先后）：

潘美意　广东开放大学（广东理工职业学院）图书馆馆长
王　磊　广东开放大学（广东理工职业学院）健康产业学院院长
赵国信　广东开放大学（广东理工职业学院）实训中心主任
吴　结　广东开放大学（广东理工职业学院）老年教育研究院院长
王建根　广东开放大学（广东理工职业学院）工程技术学院（物联网学院）院长
刘忠权　广东开放大学（广东理工职业学院）健康产业学院副院长
杨礼芳　广东开放大学（广东理工职业学院）智慧健康养老服务与管理专业负责人
邹　华　湖南中医药高等专科学校护理学院副院长
岳　亮　湖南娄底职业技术学院医学部中医康复教研室主任
邹立琴　肇庆医学高等专科学校健康养老教研室副主任

秘　书：

郑智源　广东开放大学（广东理工职业学院）党政办公室（外事办公室、校友工作办公室）秘书科副科长
王斯维　广东开放大学（广东理工职业学院）健康产业学院专任教师，广东省高职教育公安司法与公共管理类专业教学指导委员会秘书、广东省重点学科老年学学科秘书

智慧健康养老服务与管理专业教材

老年康复照护

主　编　岳　亮　杨礼芳　陈　波
副主编　吴喜庆
编　者　邓　杰　李永芳　王丽娟
　　　　李　琼　罗宇翔　申亚利
　　　　李　毅　刘丽波　齐亚莉

广东高等教育出版社
Guangdong Higher Education Press
·广州·

图书在版编目（CIP）数据

老年康复照护 / 岳亮，杨礼芳，陈波主编. —广州：广东高等教育出版社，2022.9
（智慧健康养老服务与管理专业教材 / 刘文清主编）
ISBN 978-7-5361-7232-6

Ⅰ．①老… Ⅱ．①岳…②杨…③陈… Ⅲ．①老年病—康复—护理—教材 Ⅳ．① R473

中国版本图书馆 CIP 数据核字（2022）第 052315 号

LAONIAN KANGFU ZHAOHU

出版发行	广东高等教育出版社
	地址：广州市天河区林和西横路
	邮编：510500　营销电话：（020）87553335
	网址：www.gdgjs.com.cn
印　刷	东莞市翔盈印务有限公司
开　本	787 mm×1 092 mm　1/16
印　张	23.5
字　数	537 千
版　次	2022 年 9 月第 1 版
印　次	2022 年 9 月第 1 次印刷
定　价	68.00 元

总　序

　　人口老龄化是社会发展的重要趋势，是人类文明进步的体现，也是我国当前及今后较长一段时间的基本国情。人口老龄化对经济运行全领域、社会建设各环节、社会文化多方面乃至国家综合实力和国际竞争力，都具有深远影响。积极应对人口老龄化，是贯彻以人民为中心的发展思想的内在要求，是实现经济高质量发展的必要保障，是维护国家安全与社会和谐稳定的重要举措。

　　党的十八大以来，以习近平同志为核心的党中央高度重视老龄工作，党的十九届五中全会将积极应对人口老龄化确定为国家战略。2021年重阳节前夕，习近平总书记对老龄工作作出重要指示，强调各级党委和政府要高度重视并切实做好老龄工作，贯彻落实积极应对人口老龄化国家战略，把积极老龄观、健康老龄化理念融入经济社会发展全过程，加快健全社会保障体系、养老服务体系、健康支撑体系，让老年人共享改革发展成果、安享幸福晚年。

　　"十四五"时期，中共中央、国务院高位部署、科学谋划，积极应对人口老龄化战略。2021年中共中央、国务院印发《关于加强新时代老龄工作的意见》，2022年国务院印发《"十四五"国家老龄事业发展和养老服务体系规划》，共同构成了实施积极应对人口老龄化国家战略、实现老龄事业和产业高质量发展的顶层设计。自此，养老服务体系建设不仅成为积极应对人口老龄化国家战略的重要支撑，更是满足老年人日益增长的多层次、高品质健康养老需求的重要举措，既是社会工程，也是一项重要的民生工程。

"十四五"时期，我国老年人口规模大，老龄化速度快，老年人需求结构正在从生存型向发展型转变，养老服务还存在发展不平衡不充分等问题，主要体现在农村养老服务水平不高、居家社区养老和优质普惠服务供给不足、专业人才特别是护理人员短缺、科技创新和产品支撑有待加强等方面，建设与人口老龄化进程相适应的养老服务体系、培养与新时代养老服务体系相适应的养老服务人才队伍的重要性和紧迫性日益凸显，任务更加艰巨繁重。目前，我国养老服务人才队伍突出问题表现在人才严重短缺、队伍不稳定、文化程度低、年龄偏大、服务技能和专业知识差等方面，这些问题严重制约着我国养老服务水平的发展和提高，严重影响老年人多样化养老服务需求的实现。

职业教育是促进社会服务产业提质扩容的重要抓手，产教深度融合是促进产业高质量发展的重要手段。为服务国家积极应对人口老龄化战略，助推新时代养老服务体系建设，大力培养复合型养老服务人才队伍，广东开放大学（广东理工职业学院）作为"老年学"重点学科建设单位和粤港澳大湾区老年教育研究基地、粤港澳大湾区智慧健康养老研究基地、首批国家老年服务类示范专业建设单位，借助线上教学的优势、资源的优势、平台的优势与体系的优势，联合广东高等教育出版社，组织老年服务与管理的专家学者和一线教学经验丰富的专业教师，研发出版了本套智慧健康养老服务与管理专业配套教材。

本系列教材以专业教学标准和课程标准为依据，呈现出三大特点：

一是系统性。在编写思想上，充分体现能力为本的思想，注重职业道德和职业素养、职业技能的培养。教材的研发体现教育属性和职业属性的有机结合，既能满足专业教学及升学的需要，也能满足就业的需求。

二是创新性。在编写形式上，采用任务驱动编写模式，通过行动导向、项目引领、任务驱动等模块化教学，增强了"做中学、做中教"的教学双向互动，让职业能力培养有效地体现在教学过程中。同时增加数字资源模块，实现"互联网＋教育＋养老"。

三是实用性。教材内容的研发基于工作过程及职业情境，立足智慧健康养老服务与管理岗位需求，对准由行业企业专家提出的真实用人要求和职业活动，让学生切实掌握就业岗位的工作内容，达到职业能力及职业道德要求，实现学有所指、学有所用的目的。

本系列教材的研发得到了上级有关部门的关心和支持，也得到省内外有关职业院校、行业企业的大力支持和积极参与，在此致以衷心的感谢！

本系列教材的出版是我们为了建立和完善养老服务人才培养体系，提高人才培养质量所做的积极探索和努力，由于水平有限，难免存在不尽如人意之处，恳请广大专家、读者和一线教师提出宝贵意见，帮助我们把这项工作做得更好。

2022 年 6 月 20 日

前 言

根据国家统计局 2019 年末发布的统计数据，我国 60 岁以上老年人数量将近 25 388 万人，在我国总人口中占比约 18.1%；65 岁及以上老年人数量达到 17 603 万人，占比约 12.6%，老年人口年均增加近千万人。我国的老龄化面临着老年绝对人口数量庞大和老龄化趋势不断加快的双重挑战。

随着我国老龄化社会进程的加速，我国的养老服务事业蓬勃发展，对于养老服务人才的数量和质量需求也日益增加。据测算，目前我国养老护理员需求约为 1 300 万人，而实际从业人员却不到 30 万。

为了对老年照护对象进行功能促进照护、预防继发性残疾和减轻残疾的程度，使其功能得到最大限度的恢复和重返社会，达到躯体的、精神的、社会的和职业的全面康复，我们在组织国内高校的医学专业教师和临床一线专家对《老年康复照护》的课程设置、教学内容、课程体系、教学方法的改革等进行了全方位的研讨和论证之后，编写了本教材。本教材力求做到内容与职业标准相对接，以满足学生未来职业活动所需的最基本、最常用理论知识和技术技能为主线，同时兼顾学生未来可持续发展所必须深化和拓展的康护知识、康护技能，保证先进性和实用性。

本教材共分为七个项目，主要包括运动功能障碍的处理、吞咽功能障碍的处理、言语功能障碍的处理、认知功能障碍的处理、心理障碍的处理、日常生活活动能力障碍的处理、老年常见疾病及问题的康复。

"老年康复照护"是一门实践性很强的学科，设计并落实好实训内容有利于学生巩固理论知识，同时又能使学生在实践中提高康复技能。本教材在编写过程中主要突出了以下编写特点和原则：①按照康护工作任务和工作过程程序化教材内容，体现任务驱动、项目导向的职教理念；②推行案例教学，教材中编入了教学案例，设计了案例工作任务，以培养学生综合运用知识、解决临床实际护理问题的能力；③适合康护实际需求，每一个知识模块内容精简、通俗易懂、图文并茂；④学习形式创新，融入信息化学习，以互联网＋教育资源共享为背景构建数字化教材整体思路，将操作流程、演示视频、同步练习等公共资源以二维码的形式与教材内容相结合，实现"做中学"与"学中做"。

在本书编写过程中，兄弟院校的教师提出了宝贵的意见并参与了编写，在此表示衷心感谢。全书编写分工如下。绪论：王丽娟（娄底职业技术学院），项目一中任务一、二、三：李毅（滁州城市职业学院）、项目一中任务四、五、六、七：齐亚莉（济源职业技术学院），项目一中任务八、九、十：申亚利（濮阳医学高等专科学校），项目二：吴喜庆（益阳医学高等专科学校），项目三：刘丽波（益阳医学高等专科学校），项目四：罗宇翔（娄底市中心医院），项目五：李琼（娄底职业技术学院），项目六：岳亮（娄底职业技术学院），项目七中任务一、二、三：陈波（湖南中医药高等专科学校），项目七中任务四、五、六：邓杰（湖南中医药高等专科学校附属一医院），项目七中任务七、八、九：李永芳（湖南中医药高等专科学校）。全书审稿、统稿由岳亮、杨礼芳共同负责。

本教材用于高职大专学生学习使用以及社会人员康复技能培训使用。

由于编者水平所限，时间紧迫，教材难免存在疏漏，敬请读者批评指正，以便日后不断完善、改进。

编 者

2021年3月

目 录

绪 论 ··· 1
项目一 运动功能障碍的处理 ··· 7
　　任务一　肌力评定 ··· 8
　　任务二　肌张力评定 ··· 29
　　任务三　关节活动度评定 ··· 38
　　任务四　平衡与协调功能评定 ··· 51
　　任务五　步态分析 ··· 64
　　任务六　肌力训练 ··· 74
　　任务七　关节活动度训练 ··· 82
　　任务八　平衡与协调功能训练 ··· 89
　　任务九　步行训练 ··· 97
　　任务十　辅助器具的使用 ··· 105
项目二 吞咽功能障碍的处理 ··· 117
　　任务一　吞咽功能评定 ··· 118
　　任务二　吞咽功能训练 ··· 128
项目三 言语功能障碍的处理 ··· 139
　　任务一　言语评定 ··· 140
　　任务二　构音障碍训练 ··· 148
　　任务三　失语症训练 ··· 155

项目四　认知功能障碍的处理 ··· 165
任务一　认知能力评定 ··· 166
任务二　认知障碍训练 ··· 183

项目五　心理障碍的处理 ··· 199
任务一　情绪情感障碍评定 ··· 200
任务二　心理康复 ··· 214
任务三　文娱疗法 ··· 222

项目六　日常生活活动能力障碍的处理 ································ 229
任务一　日常生活活动能力评定 ···································· 230
任务二　协助日常生活活动能力训练 ······························· 240

项目七　老年常见疾病及问题的康复 ··································· 255
任务一　脑卒中的康复 ·· 257
任务二　颈椎病的康复 ·· 271
任务三　腰椎间盘突出症的康复 ···································· 281
任务四　慢性阻塞性肺疾病的康复 ·································· 292
任务五　冠心病的康复 ·· 303
任务六　帕金森病的康复 ·· 317
任务七　阿尔茨海默病的康复 ······································· 330
任务八　神经源性膀胱的康复 ······································· 341
任务九　神经源性大肠的康复 ······································· 351

参考文献 ··· 361

绪论

在当今全球科学技术迅速发展、医学水平不断提升的背景下，人们对健康的要求和对医学照护的需求均呈明显的上升趋势，更注重生命质量和生活品质，更注重精细化。老年康复照护的产生和发展，顺应了社会发展的趋势，是一项具有强大生命力的新兴课题。

一、康复医学与老年康复照护

康复医学是指综合地应用医学的、社会的、职业的各种照护方法，使病、伤、残（包括先天性残疾）者已经丧失的功能尽快地、最大可能地得到恢复和重建，使他们在身体上、心理上、社会上的能力得到尽可能的恢复，使他们重新走向生活、走向工作、走向社会。康复医学不仅针对疾病而且着眼于整个人，对照护对象从生理上、心理上、社会上及经济能力上进行全面康复。

老年康复照护作为康复医学的分支，是老年医学与康复医学的交叉延伸学科，以65岁以上的高龄者为对象进行各种康复治疗与照看护理，以康复治疗方法为主、照护为辅，目的是通过延缓人体老化的进程，改善老年人身体机能、功能，解决老年人本身及老年人病残的躯体、心理和社会方面存在的问题，帮助老年人自理，使老年人的身心尽可能恢复到最佳功能状态，从而提高老年人养老生活的品质。

老年康复照护的对象：①具有明确残疾的老年人；②虽无明确病残，但有由慢性疾病引起的功能障碍：如慢性心、肺疾患；③虽未患病，但有由年迈体衰引起的耳目失聪、咀嚼困难、活动受限等。

老年康复的基本原则除了要遵循"尽早开始"这条康复医疗通用原则外，还有其自身特点：治疗原发性疾病、防止原发性疾病、预防继发性残疾，即预防性、治疗性、保持性三者兼有，在整个康复过程中，三者交替结合使用。对年迈体衰者的康复大部分属于预防性康复；对可基本恢复功能障碍的康复一般属于治疗性康复；对进行性恶化疾病的康复一般属于保持性康复。

老年康复照护的主要目的就是通过训练延缓人体老化的进程，最大限度地发挥老年人体内"残存的功能"，帮助老年人自理，从而提高老年人养老生活的品质。老年康复主要有两个内容：一是预防性康复，也就是为防止老年人陷入失能和半失能状态而实施的康复训练；二是针对老年性疾患进行的康复训练，如脑卒中、老年痴呆症、老年忧郁症、帕金森病、高龄虚弱导致的跌倒和骨折等疾患的康复。

二、老年病的特点及康复类型

（一）老年病的特点

1. 多病同时存在，随年龄增长而增加

多病丛生、病情复杂已成为当代老年人疾病的突出特征。造成这种现象的原因有多方面，如宿疾未愈而复添新病，或新病引发宿疾。而且，一种老年病常可以导致集中并发症，老年人身体体质下降，更容易遭受各种疾病的侵袭。

2. 病程隐匿，表现不明显

由于老年人五脏六腑功能下降，敏感性降低，对多种致病因素的反应不像青壮年明显而强烈；且老年病多属于慢性病，其起病隐匿，发病缓慢，在相当长时间内无症状，表现不典型（如动脉粥样硬化、糖尿病等）。常常出现"该有的没有，不该有的有，该高的不高，不该高的却高"的复杂临床表现。

3. 发展迅速，猝死率高

老年人免疫器官老化，机体功能减退，器官处于衰竭的边缘。一旦发生应激反应，则病情迅速恶化，发展迅猛异常，急危重笃，影响生命，常让人措手不及。有些老年患者从外表上看，病情并不重或呈慢性衰竭状态，但可在数小时内病情恶化达到极点，经抢救无效死亡。

4. 虚实夹杂，并发症多

进入老年期后，老年人常伴随衰老出现脏腑气血亏虚与痰瘀郁热等相互作用，出现虚实夹杂的症候。老年人因正气虚弱、抗病力差，某个脏腑的病变很容易发展成为全身性的多个脏腑的病变，使病情缠绵难愈。久病伤正，慢性病老年人更易患其他外感病，而使病情复杂、迁延，预后更差。

5. 心理精神因素影响大

目前，社会—心理—生物学模式与衰老的关系已被越来越多的学者认可。大量研究表明，老年疾病70%~80%与心理精神因素有关。流行病学调查发现，消极的情绪与情感、离退休综合征、老年性人格异常和睡眠障碍是当代老年人常见的心理障碍。

6. 药物不良反应增加

老年病常常多病共存，有时甚至伴随多脏器或多系统的衰竭，因此多重用药和联合用药是非常普遍的。但老年人的药物代谢功能减退，药物代谢缓慢，半衰期延长，药物互相作用增加，致使药物剂量难以掌控，且药物的不良反应和毒性作用的风险也明显增加。

（二）老年康复的类型

（1）预防性康复，是指想办法预防造成老年人残疾的疾病出现。如为防止脑血管病造成的肢体瘫痪，可以进行健康宣教，举办知识讲座，帮助老年人建立正确的运动、饮食等生活方式，防止疾病的发生。

（2）疾病康复，就是解决疾病问题。如有循环系统、呼吸系统疾病的，通过一些一般的药物、康复训练来治疗。

（3）功能康复，就是有目的地恢复已丧失的功能。如已经出现了肢体障碍或功能丧失的，通过康复治疗和训练来改善功能障碍和恢复丧失的功能。

三、老年康复照护应注意的问题

（1）康复应早期进行。现在大量的临床试验已证实，任何一类疾病，康复越早，效果越好。

（2）从实际出发，选择合理的康复照护计划和方法。要根据老年人自身的特点，选择合适的治疗方法。要从老年人的运动功能、吞咽功能、言语功能、认知功能、日常生活活动能力、心理等具体表现来制订老年康复照护计划。制订计划时要了解是否有并发症和可能影响康复照护的障碍因素，影响康复照护障碍的有年龄、性别、职业、家庭、经济、营养、性格等自身因素，也有原患病及致残情况，还有原发性残疾、继发性疾病等情况，如脑卒中偏瘫需进一步分析有无失语、失行、失认、共济失调等，以及有无新的残疾如关节挛缩、肺炎、压疮等。

（3）调动老年人的治疗欲望和积极性。通过对老年人的了解，告知他们疾病的相关知识和康复知识，争取老年人积极主动的配合。

（4）加强对老年人心理的调整。心理问题是诱发身心疾病的潜在危险因素，老年人随年龄增长会发生情绪、性格的变化，有些心理的变化会加重躯体疾病，所以要重视老年人的心理调整。

（5）注意维持和巩固康复疗效。老年人最大的问题就是在短期康复治疗后看不到明显的效果而不能坚持治疗，所以应该让老年人继续接受康复照护，巩固疗效。

（6）确保康复治疗安全。康复治疗有适应证和禁忌证，应该检测老年人各系统的功能，避免发生危险，确保治疗安全。

四、人口老龄化与老年人康复照护的前景

我们一般以历法年龄[①]来对老年期年龄划分界限标准，除根据历法年龄外，还有从生物、心理、社会等方面划分年龄。WHO（世界卫生组织）对老年期划分的标准是：60～74岁为年轻老年人、75岁以上为老年人、90岁以上为长寿老年人；我国的老年

---

① 以年为单位表示人自出生以后所经历的时间过程称为历法年龄。

期划分的标准是：45～59 岁为老年前期、60～89 岁为老年期、90 岁以上为长寿期。WHO 对老龄化社会的划分标准：发达国家的标准是 65 岁以上人口占总人口的 7% 以上；发展中国家的标准是 60 岁以上人口占总人口的 10% 以上。

1. 人口老龄化趋势与特点

世界人口老龄化趋势与特点包括人口老龄化的速度加快、老年人口重心从发达国家向发展中国家转移、人口平均预期寿命不断延长、高龄老年人增长速度加快、女性占老年人口中的多数等方面。我国人口老龄化趋势及特点包括老年人口基数大，老年人口增长快、高龄化趋势明显，老龄化先于工业化，老龄化与家庭小型化、空巢化相伴随，地区发展不平衡，城乡倒置明显等方面。

2. 人口老龄化带来的主要影响和问题

一是社会负担加重，社会保障费用增高，老年人对医疗保健的需求加剧，社会养老服务供需矛盾突出。二是日益增多的老年人口抚养和照料问题，特别是迅速增长的"空巢"、高龄和带病老年人的服务需求，寿命延长与"寿而不康"造成的医疗卫生和护理的压力。

3. 老年康复照护的前景

中国已经进入老龄化社会，且正在步入高龄化人群社会。2019 年我国老年人口达到了 2.54 亿，根据全国老龄办的统计数据，预计至 2030 年，我国慢性病老年人患病率将高达 65.7%，其中 80% 的慢性病老年人需要康复照护。医养结合市场的持续升温带动老年康复照护等刚性需求增加，"医养结合"是对传统养老服务理念的延伸和拓展。医养市场中的"医"是"老年康复 + 基础医疗"定位，属于高频需求。此外，近年来国家层面出台了多个政策支持康复产业的发展。2016 年人力资源和社会保障部等多部门联合印发的《关于新增部分医疗康复项目纳入基本医疗保障支付范围的通知》（人社部发〔2016〕23 号）中提到，从 2016 年 6 月 30 日开始，纳入医保的康复项目由此前的 9 项增加至 29 项，并且各地原已纳入医保支付范围的医疗康复项目继续保留。

我国正逐步建立以"居家养老为基础、社区服务为依托、机构养老为补充"的养老服务体系，从加速经济发展、完善社会保障和养老服务、健全医疗保健防护体系、满足老有所医、深化老年康复照护等方面来应对人口老龄化。2017 年，国家卫生健康委员会下发《关于印发康复医疗中心、护理中心基本标准和管理规范（试行）的通知》，对康复医疗中心也提出了规范化的建设要求。我国康复医疗体系的建设已经进入了规范期。我国逐渐形成了由三级医院康复科、二级医院康复科（康复专科医院）、社区康复中心（门诊）或居家康复组成的三级康复医疗体系。此外，一些老年康复中心或机构也逐渐出现在市场中。

老年康复照护关乎老年人身心健康、生活自理的各个方面，是应对人口老龄化的重要举措。老年康复照护是众多养老福利机构、老年医院、老年产业未来发展的重要方向，具有巨大的发展空间。

五、我国老年康复照护存在的问题

1. 专业人才不足，康复效果欠佳

我国老年康复专业人才短缺，老年康复照护需要依靠团队工作完成，需要老年病科、神经内科、神经外科、骨科、康复科等多学科信息交流，专业合作，需要医护人员具备良好的专业素质，掌握老年病学、护理学、康复医学实践经验和技能，能完成老年人的康复、物理治疗、心理护理、作业治疗、疼痛管理、言语训练等不同方面的康复训练和指导。就目前情况来看，能够为老年人提供专业的、规范的康复照护、心理服务的养老机构很少。公办和民办养老机构中，能够开展专业康复和心理护理工作的不足5%。已经开展老年康复照护工作的机构中，大多数也只能提供最基本的或简单的康复训练，无论是在老年康复照护的硬件设备条件的购置及使用上，还是在康复照护专业人才的引进及培养上，都存在着很大的欠缺。

2. 康复照护技术和设施设备不完善

我国老年康复照护缺乏完善的评估体系，康复涉及的全方位人员包括医生、护士、治疗师、患者家属及护工等，部分人员对康复照护的基本理论、基本技能、基本操作缺乏较好的掌握，老年人经常出入的场所中方便老年人使用的康复设备也很有限，老年人日常生活的基础设施和功能训练器材不完善或不合理等。

3. 照护人员与老年人沟通不良

老年照护中较容易出现沟通障碍，这大多与老年人听力下降、语言表达不清，照护人员言语交流技巧不足、耐心不够及对老年康复照护中的细节认识不足有关。

4. 老年康复照护场地缺乏

老年康复照护的地点大多为一些综合性医院的康复科，专门为老年康复设立的机构非常少，地域分布不均，同时因为照护人员的缺乏，对老年康复的关注不足。

六、老年康复照护人员应当具备的职业素质

1. 思想道德素质

具备较好的"尊老、助老、护老；爱心、细心、耐心、责任心、恒心"的基本职业道德素质。具有高度的职业认同感和价值观、敬业精神，能正确认识老年康复照护专业，建立积极的专业情感，尊重、爱护和帮助老年人。具有诚实守信、严谨慎独的工作态度和规范的行为习惯。吃苦耐劳，乐于奉献，具有高度的责任心和同情心。

2. 科学文化素质

具有一定的基础文化知识和人文社会科学知识。具有较强的自主学习、知识更新和业务创新能力。

3. 专业素质

具有扎实的老年康复照护专业基本理论知识和基本技术，具备向个人、家庭和社

区提供综合性、连续性、协调性的高质量老年照护服务的能力，从而达到健康管理、护理照护、康复保健等岗位的基本要求。具有敏锐的观察能力和灵活的应变能力，能够初步学会用批判性思维方式分析和处理问题。具备良好的沟通技巧，能够与老年人及家属进行有效沟通，建立良好的照护关系。

4. 心理素质

具备一定的自我心理调适能力，能保持稳定的情绪，积极应对各项情况，工作时保持平静、积极、自信的态度，不能因为个人的情绪而对工作有所影响。老年人对语气、态度比较敏感，一些细微之处可能会引致其思考良久，所以在对其进行康复照护工作时，应调节好自身的心理，和蔼地与其进行沟通。同时还应具有独立学习的能力，不断追求自我发展、自我完善。

5. 身体素质

具有健康的体魄、充沛的精力、整洁大方的仪表、端庄稳重的举止。积极参加各类活动，这样既可以协调人际关系，又可以增加凝聚力，使工作井然有序地开展。

同步练习

请扫描下方二维码获取本节练习题。

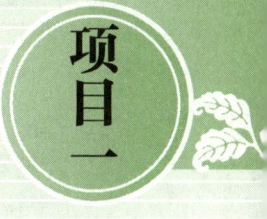

运动功能障碍的处理

项目概述

运动功能障碍即老年人的肌肉控制、移动能力或活动水平完全丧失或受限，常常涉及老年人单侧或双侧面部、上肢及下肢，严重影响到老年人独立生活的能力。我们可通过运动功能评定去客观、准确地评定功能障碍的性质、部位、范围、程度，即找出问题点，并评估其发展、预后和转归，决定康复目标，再制定出切实可行的康复治疗措施，通过训练逐步提高老年人运动功能水平，从而提高老年人独立生活的能力，进而改善老年人的生活质量。

本项目重点学习肌力评定、肌张力评定、关节活动度评定、平衡与协调功能评定、步态分析、肌力训练、关节活动度训练、平衡与协调功能训练、步行训练和辅助器具的使用，共20个学时。

学习目标

知识目标	1. 掌握肌力、肌张力、关节活动度、平衡与协调功能、步态的评定方法及训练方法。 2. 熟悉运动功能评定及训练的注意事项。 3. 了解辅助器具的分类及使用方法
能力目标	1. 能对老年人的运动功能进行评定。 2. 能协助存在运动功能障碍的老年人进行功能训练
素养目标	1. 善于观察事物，具有独立判断、分析问题的能力及创新能力。 2. 体贴、关爱老年人，具有良好的沟通能力

项目导航

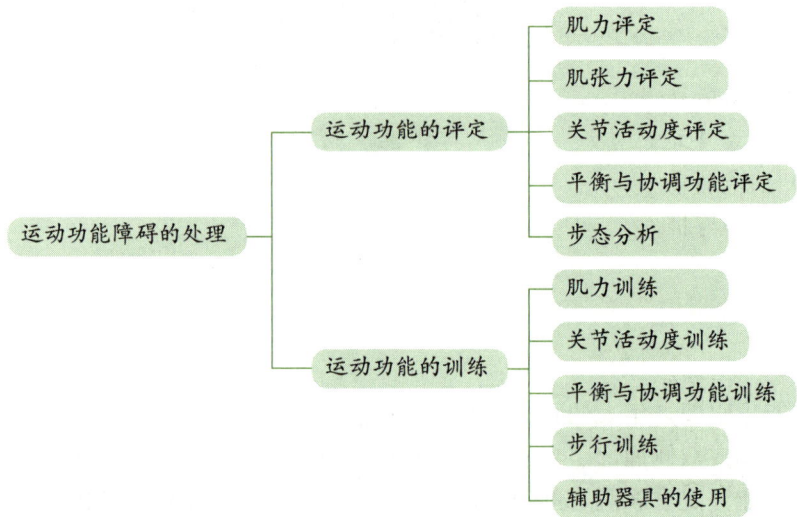

任务一 肌力评定

任务情境

张奶奶，60岁，2018年7月10日逛公园时不慎滑倒致左膝受伤，送至医院住院治疗，被诊断为：左髌骨骨折，后行"左髌骨切开复位内固定术"手术治疗，术后好转，现老人家左膝关节活动受限，肿胀，肌肉萎缩，来康复科进行康复治疗。

评估：左膝肿胀，左膝见一长约10 cm的手术切口，愈合可，左膝关节主动屈曲75°，伸−5°；左侧下肢肌力较右侧弱，左下肢肌肉萎缩，大腿围度（膝上10 cm）左47 cm，右49.5 cm，小腿围度（膝下10 cm）左37 cm，右38 cm。

任务：为了能给张奶奶制订有效的康复计划，帮助她尽快恢复左下肢的力量，我们将先了解张奶奶左下肢的功能状况，对张奶奶进行肌力的功能评估。

任务目标

1. 能掌握徒手肌力检查分级标准、注意事项。

2. 能利用徒手肌力检查法对老年人进行手法检查。
3. 能综合分析评估结果。

> **任务描述**

肌力（muscle strength）是指肌肉收缩产生最大的力量，又称绝对肌力。肌力检查是评定受试者在主动运动时肌肉或肌群的最大收缩力量，借以评定肌肉的功能状态。肌力检查对肌肉骨骼系统、神经系统的病损，尤其对周围神经病损的功能评定十分重要。肌力的大小与肌纤维类型、代谢特点等因素有关。

一、评定目的

（1）有助于了解患者肌肉和神经损害程度和范围；
（2）拟定合适的治疗目标，确定适当的康复措施；
（3）评价康复效果，修正或重新制订康复方案；
（4）判断预后；
（5）评定结果反馈，增强自信心。

二、评定方法

肌力测定是肢体运动功能检查的基本内容之一。肌力测定的方法很多，有传统的手法测试，也有使用各种器械和仪器进行的等长测试、等张测试和等速测试。

（一）徒手肌力评定

1. 徒手肌力评定

徒手肌力评定（manual muscle testing，MMT）于 1916 年由 Lovett 提出。检查时要求老年人在特定的体位下，分别在减重力、抗重力和抗阻力的条件下完成标准动作。照护者通过触摸肌腹、观察肌肉的运动情况和关节的活动范围以及克服阻力的能力，来确定肌力的大小。具体分级标准见表 1-1。

表 1-1 Lovett 分级法评定标准

级别	名称	标准	相当于正常肌力的 %
0	零（zero，Z）	无肌肉收缩	0
1	微弱（trace，T）	有轻微收缩，但不能引起关节活动	10

（续上表）

级别	名称	标准	相当于正常肌力的%
2	差（poor，P）	在减重状态下能做关节全范围活动	25
3	尚可（fair，F）	能抗重力做关节全范围运动，但不能抗阻力	50
4	良好（good，G）	能抗重力及一定阻力做关节全范围运动	75
5	正常（normal，N）	能抗重力及充分阻力做关节全范围运动	100

美国医学研究委员会在 Lovett 分级标准的基础上根据运动幅度和施加阻力的程度等进一步分级，制定了 MRC 分级标准，具体分级标准见表 1-2。

表 1-2 MRC 分级法评定标准

级别	标准
5	能抗最大阻力，完成全关节活动范围的运动
5-	能对抗与 5 级相同的阻力，但活动范围在 50% ~ 100%
4+	在活动的初、中期能对抗的阻力与 4 级相同，但在末期能对抗 5 级阻力
4	能对抗阻力，且能完成全范围活动，但阻力达不到 5 级水平
4-	对抗的阻力与 4 级相同，但活动范围在 50% ~ 100%
3+	情况与 3 级相仿，但在运动末期能对抗一定的阻力
3	能对抗重力，且能完成全范围活动，但不能对抗任何阻力
3-	能对抗重力，但活动范围在 50% ~ 100%
2+	能对抗重力，但活动范围在 50% 以下
2	消除重力的影响，能完成全关节活动范围的运动
2-	消除重力的影响，关节能活动，但活动范围在 50% ~ 100%
1	触诊发现有肌肉收缩，但不引起任何关节活动
0	无任何肌肉收缩

2. 四肢主要肌肉的徒手肌力评定检查

表 1-3 为上肢主要肌肉手法检查评定方法，检查手法如图 1-1~图 1-11 所示。

表 1-3　上肢主要肌肉手法检查

关节	运动	主动肌	评定方法
肩肱	前屈	三角肌前部 喙肱肌	5、4 级：坐位，上肢做前平屈，阻力加于上臂远端向下压。 3 级：坐位，上肢能抗重力前平屈曲。 2 级：侧卧，上肢减重下能主动前屈。 1 级：可触及肌肉收缩。 0 级：无肌肉收缩
	后伸	背阔肌 大圆肌 三角肌后部	5、4 级：俯卧，上肢做后伸，阻力加于上臂远端向下压。 3 级：俯卧，上肢能抗重力后伸。 2 级：侧卧，上肢减重下能主动后伸。 1 级：俯卧，触及肌肉收缩。 0 级：无肌肉收缩
	外展	三角肌中部 冈上肌	5、4 级：坐位，肘屈，上臂外展，阻力加于上臂远端向下压。 3 级：坐位，上肢能抗重力外展。 2、1 级：仰卧，上肢减重下能主动外展或触及肌肉收缩。 0 级：无肌肉收缩
	后平伸	三角肌后部	5、4 级：俯卧，肩外展，肘屈，上臂做后伸，阻力加于上臂远端向下压。 3 级：俯卧，上臂能抗重力后平伸。 2、1 级：坐位，上肢减重下能主动后平伸或触及肌肉收缩。 0 级：无肌肉收缩
	前平屈	胸大肌	5、4 级：仰卧，上肢做前平屈，阻力加于上臂远端向外拉。 3 级：仰卧，上臂能抗重力前平屈。 2、1 级：坐位，上肢减重下能主动前平屈或触及肌肉收缩。 0 级：无肌肉收缩
	外旋	冈下肌 小圆肌	5、4 级：俯卧，肩外展，前臂桌外下垂，做肩外旋动作，阻力加于前臂远端。 3 级：俯卧，无阻力时肩可做全关节的外旋动作。 2、1 级：俯卧，肩可做部分范围的外旋动作或触及肩胛外缘肌收缩。 0 级：无肌肉收缩
	内旋	肩胛下肌 胸大肌 背阔肌 大圆肌	5、4 级：俯卧，肩外展，前臂桌外下垂，做肩内旋动作，阻力加于前臂远端。 3 级：俯卧，无阻力时肩可做全关节的内旋动作。 2、1 级：俯卧，肩可做部分范围的内旋动作或触及肩胛外缘肌收缩。 0 级：无肌肉收缩

（续上表）

关节	运动	主动肌	评定方法
肘	屈曲	肱二头肌 肱肌 肱桡肌	5、4级：坐位，测肱二头肌时前臂旋后，测肱桡肌时前臂旋前，做屈肘动作，阻力加于前臂远端。 3级：坐位，上臂下垂，前臂可抗重力屈肘。 2、1级：坐位，肩外展，前臂减重下可屈肘或触及肌肉收缩。 0级：无肌肉收缩
	伸展	肱三头肌 肘肌	5、4级：仰卧，屈肩，做伸肘动作，阻力加于前臂远端。 3级：仰卧，可抗重力甚至肘关节。 2、1级：仰卧，肩外展，前臂减重下可伸肘或触及肌肉收缩。 0级：无肌肉收缩
前臂	旋前	旋前圆肌 旋前方肌	5、4级：坐位，屈肘90°，做前臂旋后动作，握住腕部施加反方向阻力。 3级：坐位，无阻力时前臂可做全范围旋前动作。 2级：俯卧，屈肘90°，前臂可做全范围的旋前动作。 1级：坐位，可触及肌肉收缩。 0级：无肌肉收缩
	旋后	肱二头肌 旋后肌	5、4级：坐位，屈肘90°，做前臂旋前动作，握住腕部施加反方向阻力。 3级：坐位，无阻力时前臂可做全范围旋前动作。 2级：俯卧，屈肘90°，前臂可做全范围的旋后动作。 1级：坐位，可触及肌肉收缩。 0级：无肌肉收缩
腕	掌屈	尺侧屈腕肌 桡侧屈腕肌	5、4级：坐位，前臂旋后，手放松，固定前臂做屈腕动作，阻力加于手掌侧。 3级：坐位，无阻力时能做全范围的屈腕动作。 2、1级：坐位，前臂中立位，固定前臂，能做部分范围的屈腕动作或触及肌肉收缩。 0级：无肌肉收缩
	背伸	桡侧腕长伸肌 桡侧腕短伸肌 尺侧腕伸肌	5、4级：坐位，肩前屈90°置于光滑桌面，前臂旋前，一手固定前臂，一手施加阻力与被检查掌指关节背处。 3级：坐位，仅抗重力完成腕关节的伸腕动作。 2、1级：坐位，可完成全范围伸腕动作或初级肌肉收缩。 0级：无肌肉收缩

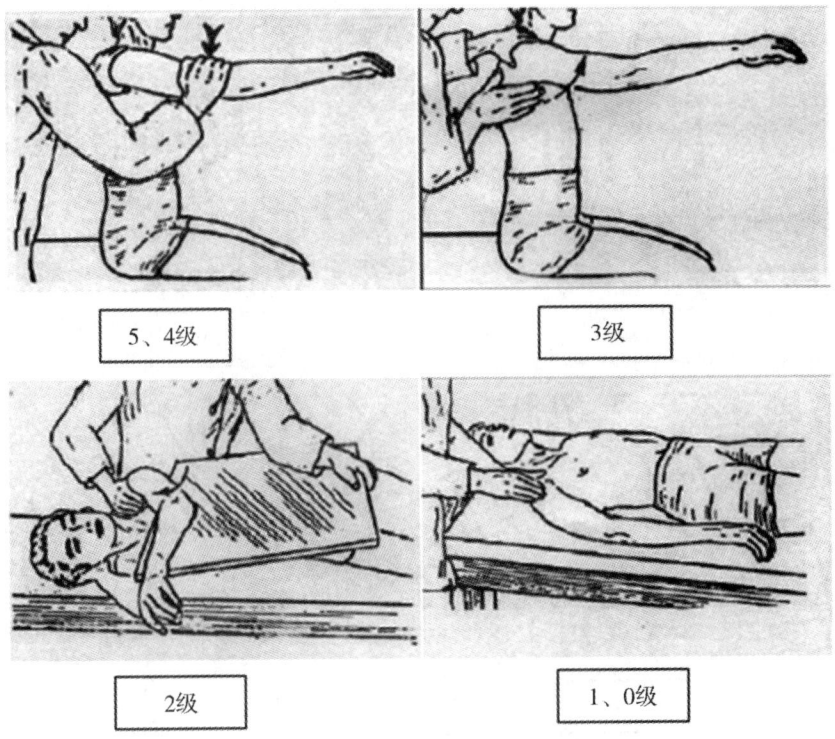

图 1-1 肩关节前屈运动主要肌肉的检查手法

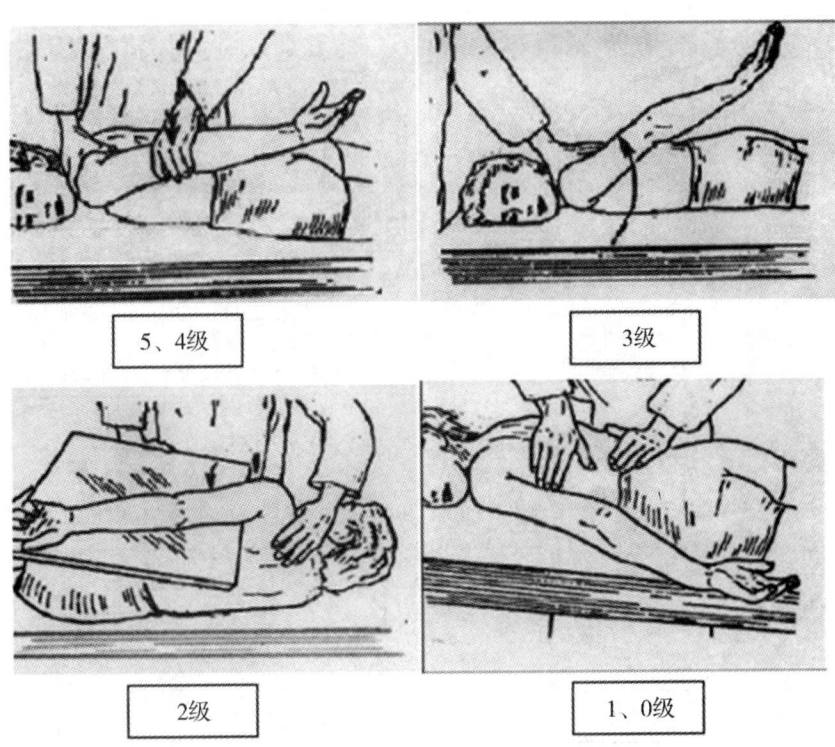

图 1-2 肩关节后伸运动主要肌肉的检查手法

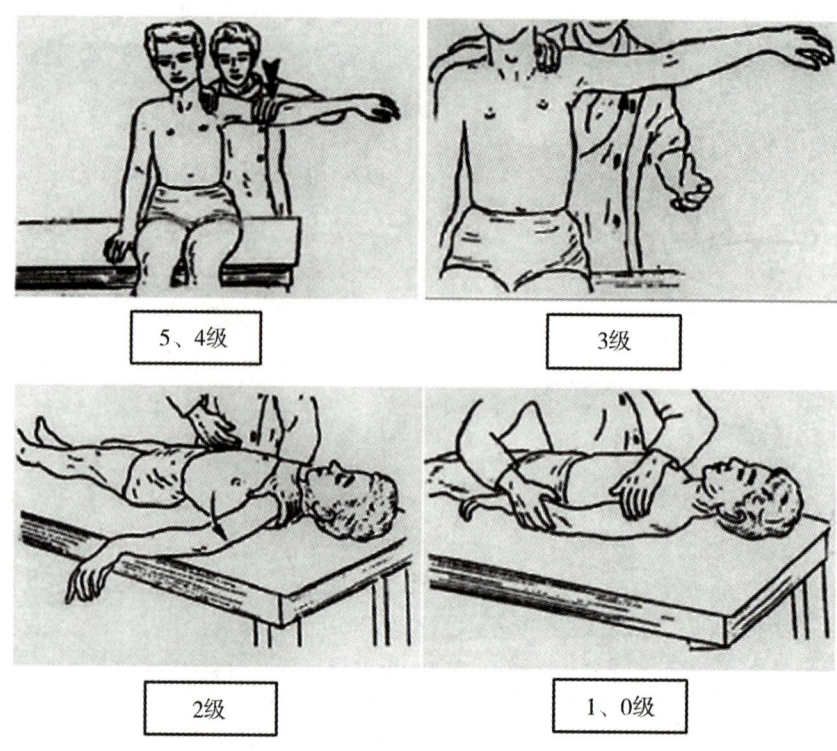

图 1-3 肩关节外展运动主要肌肉的检查手法

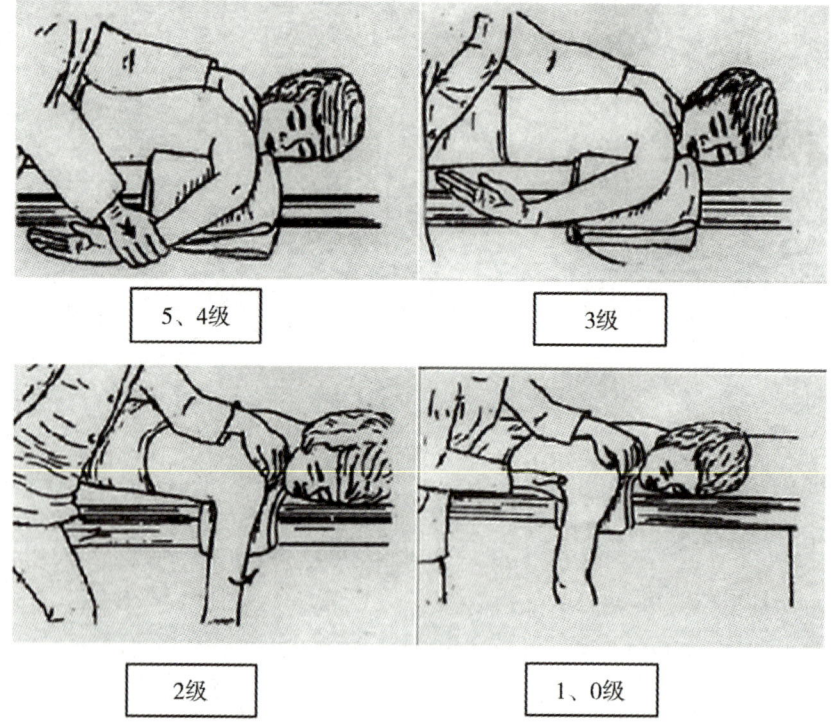

图 1-4 肩关节内旋运动主要肌肉的检查手法

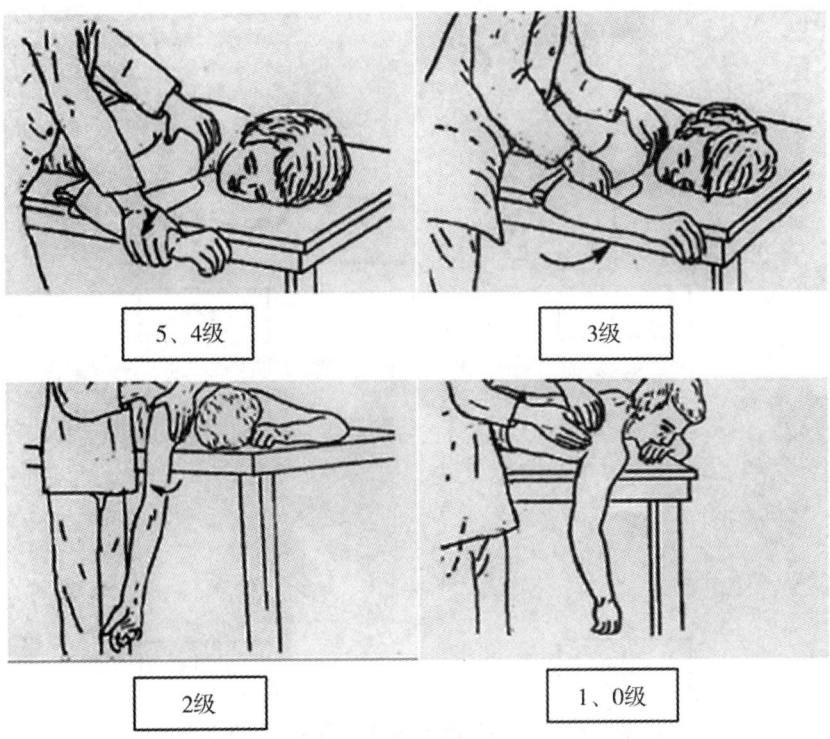

图1-5 肩关节外旋运动主要肌肉的检查手法

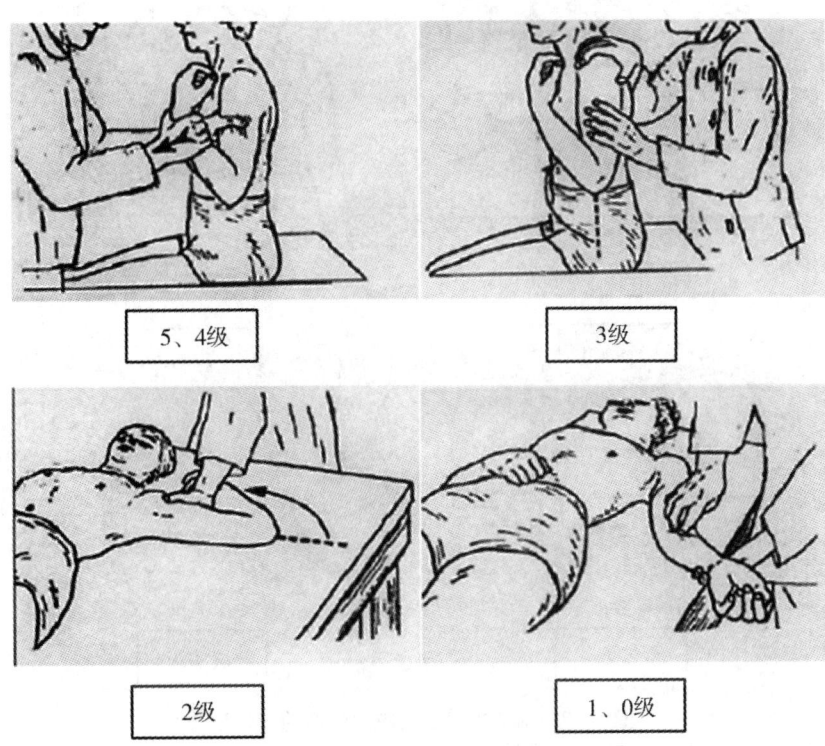

图1-6 肘关节屈曲运动主要肌肉的检查手法

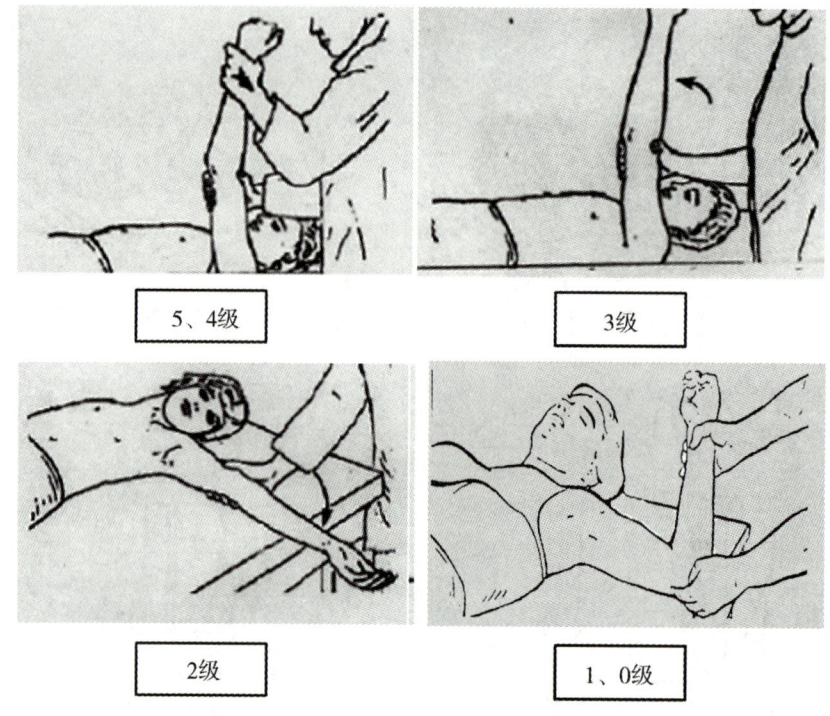

图 1-7 肘关节伸展运动主要肌肉的检查手法

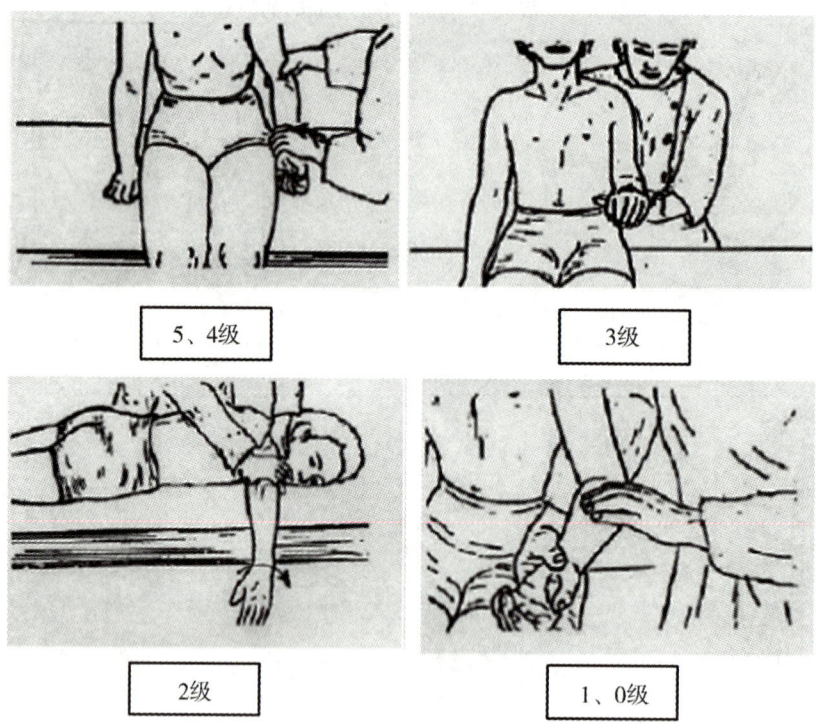

图 1-8 前臂旋前运动主要肌肉的检查手法

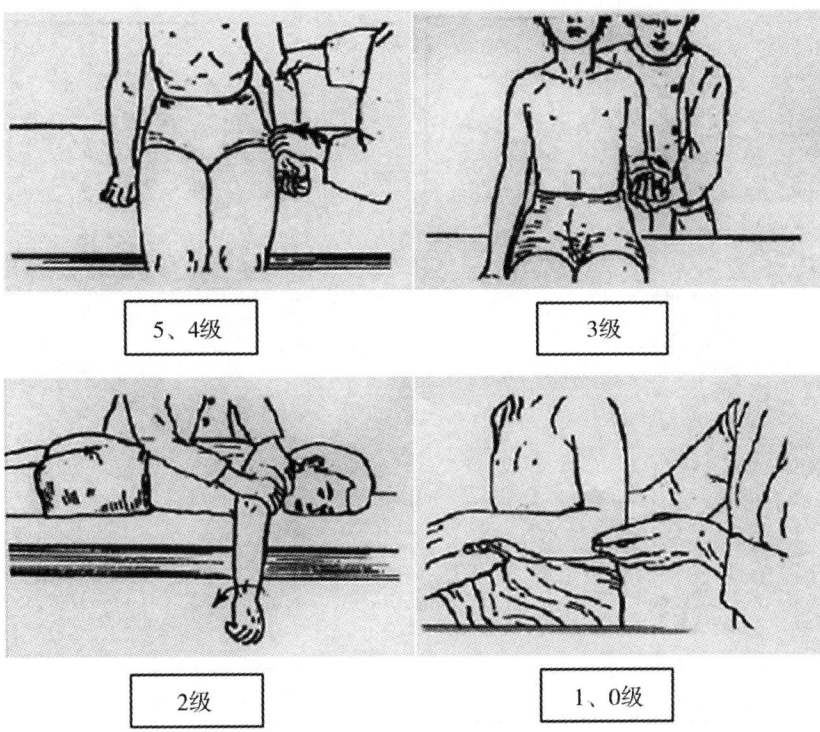

图 1-9 前臂旋后运动主要肌肉的检查手法

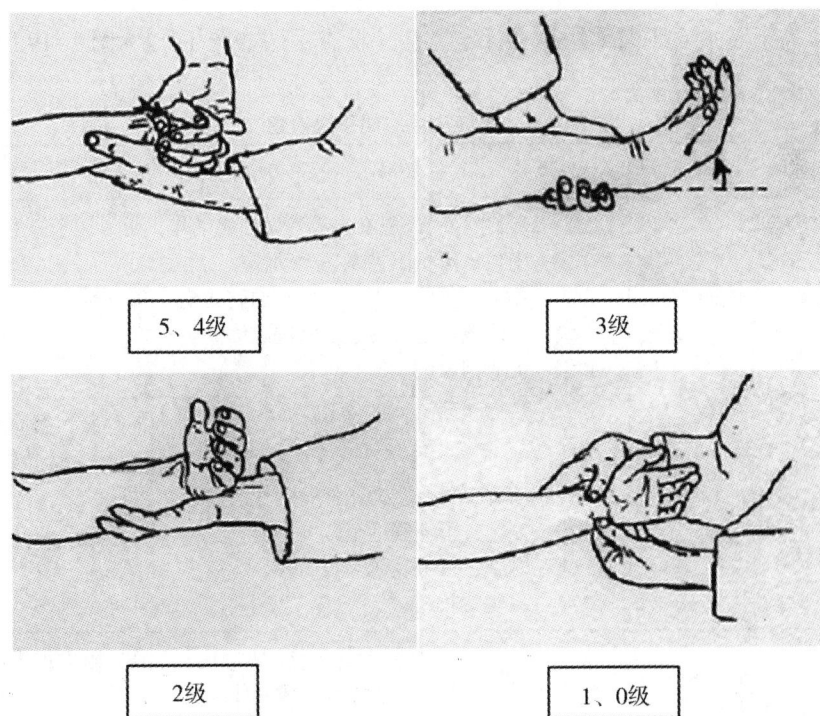

图 1-10 腕关节掌屈运动主要肌肉的检查手法

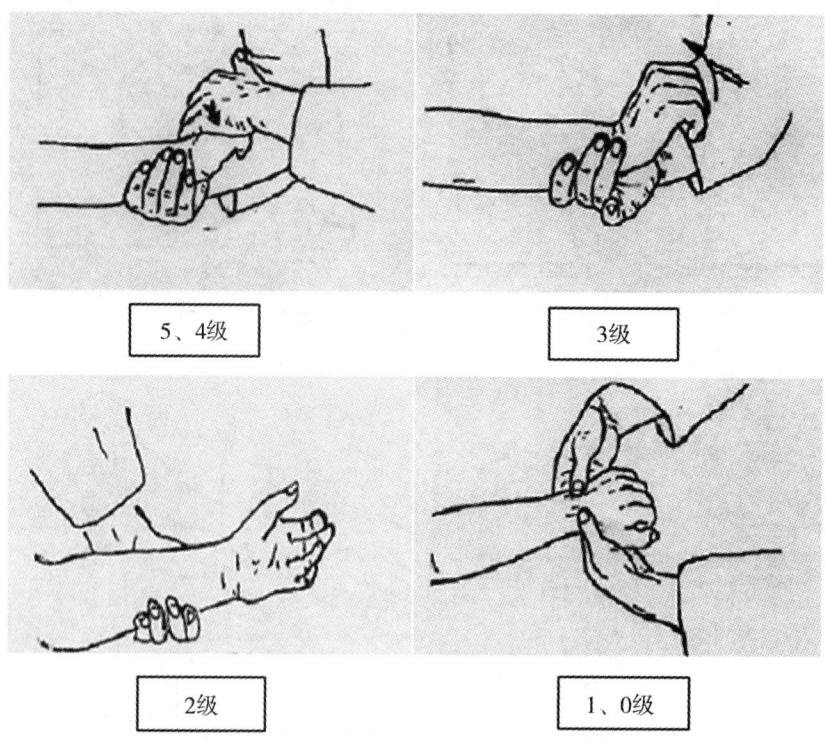

图 1-11 腕关节背伸运动主要肌肉的检查手法

表 1-4 为下肢主要肌肉手法检查评定方法，检查手法如图 1-12~图 1-19 所示。

表 1-4　下肢主要肌肉手法检查

关节	运动	主动肌	评定方法
髋	屈曲	髂腰肌	5、4级：坐位，小腿在桌缘外做屈髋动作，阻力加于膝上。 3级：坐位，可抗阻力做屈髋动作。 2级：侧卧，消除重力下可主动屈髋达全范围。 1级：于腹股沟上缘可触及肌肉收缩。 0级：无肌肉收缩
	伸展	臀大肌 腘绳肌	5、4级：俯卧，测臀大肌时屈膝，测腘绳肌时伸膝，做伸髋动作，阻力加于股远端。 3级：俯卧，可抗重力做伸髋动作。 2级：侧卧，可伸髋达全范围。 1级：侧卧，可触及肌肉收缩。 0级：无肌肉收缩
	内收	内收肌群 股薄肌 耻骨肌	5、4级：侧卧，托起上侧下肢，做髋内收动作，阻力加于股下端。 3级：侧卧，可抗重力做髋内收动作。 2、1级：仰卧，在滑板上做髋内收或触及肌肉收缩。 0级：无肌肉收缩

（续上表）

关节	运动	主动肌	评定方法
	外展	臀中肌 臀小肌 阔筋膜张肌	5、4级：向对侧侧卧，做髋外展动作，阻力加于股下段外侧。3级：坐位，可抗重力做髋外展动作。 2、1级：仰卧，可在滑板上做髋外展或触及肌肉收缩。 0级：无肌肉收缩
	外旋	股方肌 梨状肌 臀大肌 上下孖肌 闭孔内外肌	5、4级：仰卧，小腿在桌外下垂，做髋外旋动作，使小腿向内摆，阻力加于小腿下端。 3级：仰卧，可做全范围髋外旋动作。 2、1级：仰卧伸腿，髋可做部分范围内外旋，或触及大转子上方肌肉收缩。 0级：无肌肉收缩
	内旋	臀小肌 阔筋膜张肌	5、4级：仰卧，小腿在桌外下垂，做髋内旋动作，使小腿向外摆，阻力加于小腿下端。 3级：仰卧，可做全范围髋内旋动作。 2、1级：仰卧伸腿，髋可做部分范围内外旋，或触及大转子上方肌肉收缩。 0级：无肌肉收缩
膝	屈曲	股二头肌 半腱肌 半膜肌	5、4级：俯卧做屈膝动作，阻力加于小腿下端。 3级：俯卧可抗重力做屈膝动作。 2、1级：向同侧侧卧可屈膝或触及肌肉收缩。 0级：无肌肉收缩
	伸展	股四头肌	5、4级：坐位，小腿在桌外下垂，做伸膝动作，阻力加于小腿下端。 3级：坐位，可抗重力做伸膝动作。 2级：向同侧侧卧可伸膝达全范围。 1级：触及肌肉收缩 0级：无肌肉收缩
踝	跖屈	腓肠肌 比目鱼肌	5、4级：仰卧，测腓肠肌时伸膝，测比目鱼肌时屈膝，做踝跖屈动作，阻力加于足跟。 3级：俯卧，可抗重力做踝跖屈动作。 2、1级：侧卧，可跖屈或触及跟腱活动。 0级：无肌肉收缩
	背屈	胫前肌	5、4级：坐位，一手固定小腿远端，另一手施加阻力于足背远端，另一手施加阻力于足近端。 3级：仅抗重力完成全范围运动。 2、1级：可完成全范围足背屈动作或触及跟腱活动。 0级：无肌肉收缩

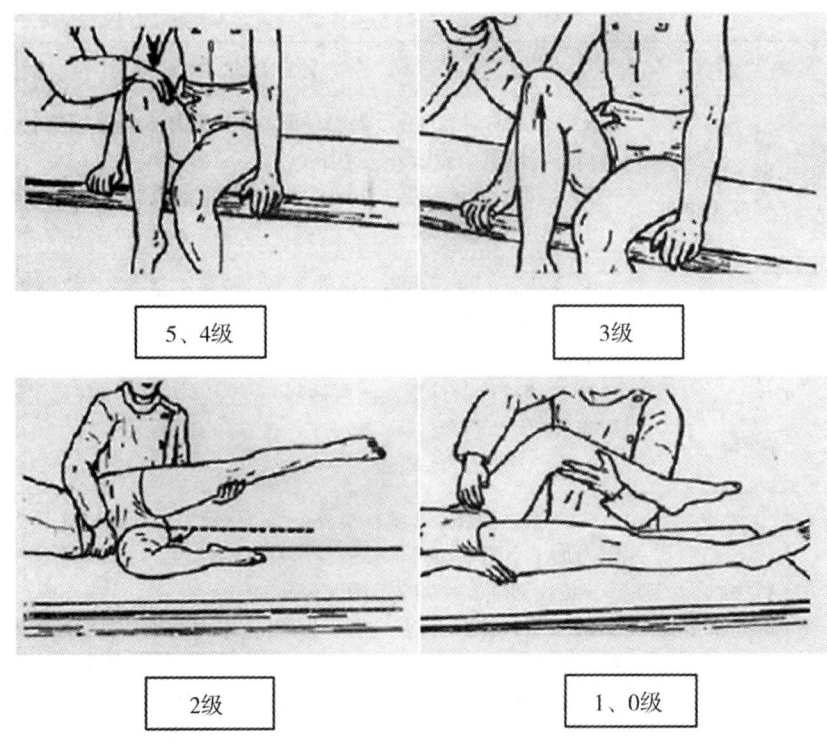

图1-12 髋关节屈曲运动主要肌肉的检查手法

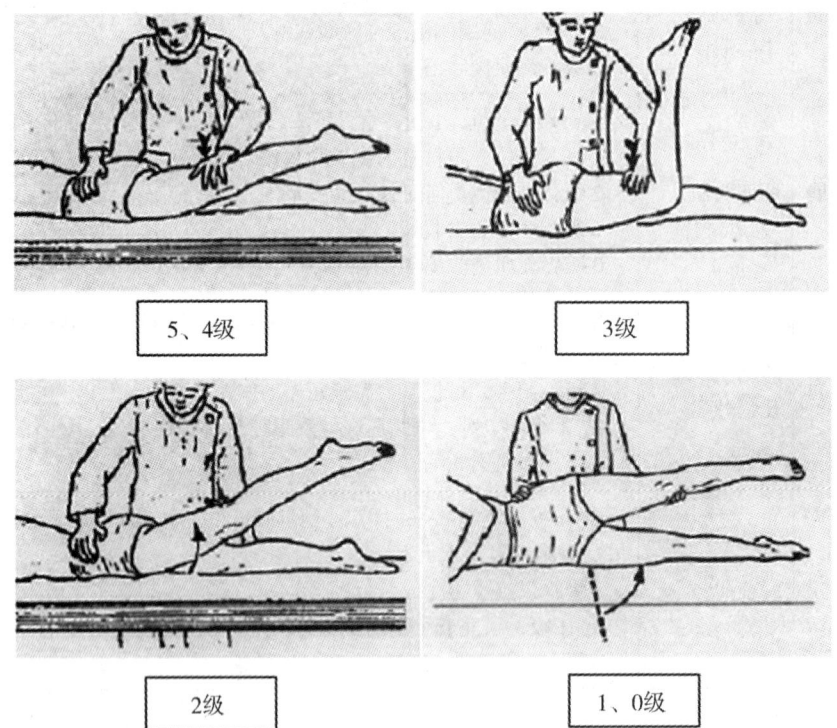

图1-13 髋关节伸展运动主要肌肉的检查手法

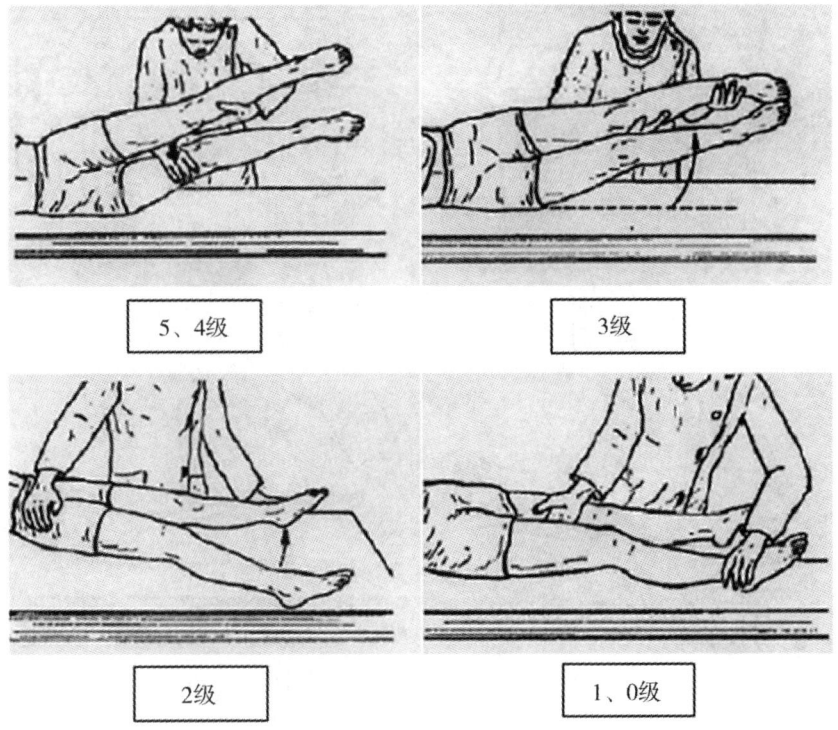

图 1-14　髋关节内收运动主要肌肉的检查手法

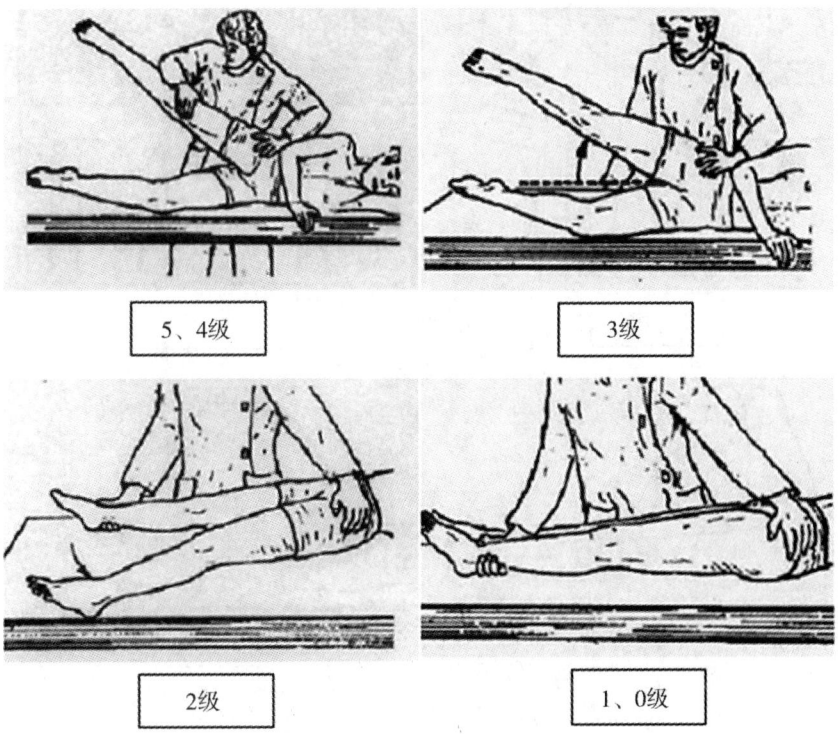

图 1-15　髋关节外展运动主要肌肉的检查手法

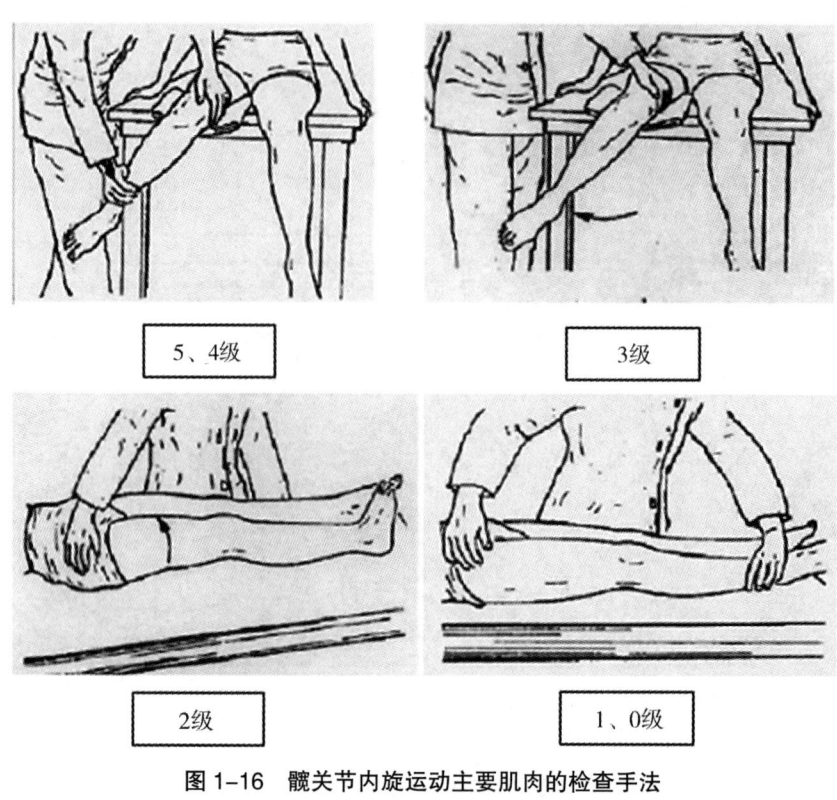

图 1-16 髋关节内旋运动主要肌肉的检查手法

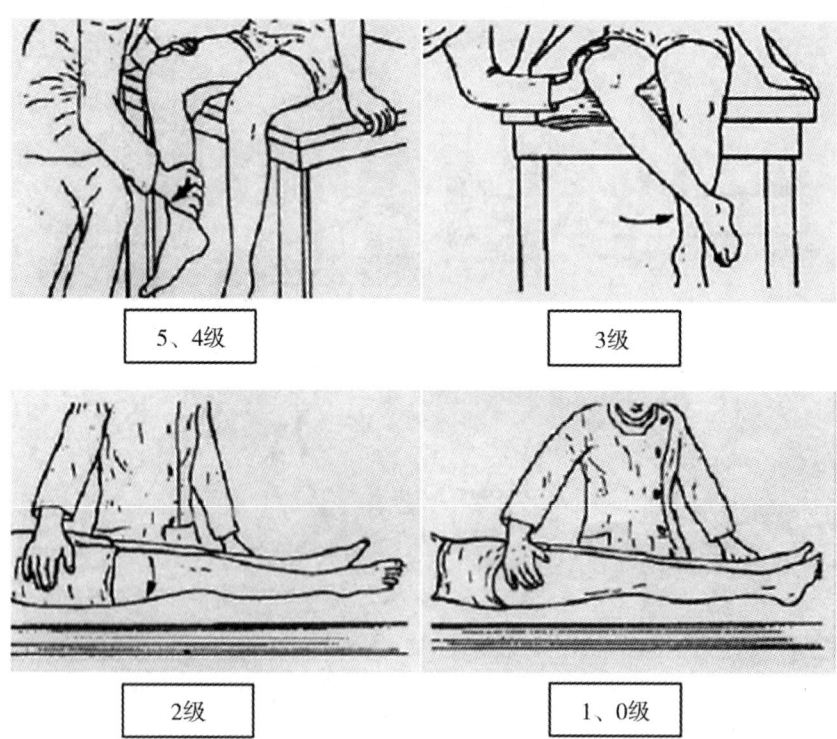

图 1-17 髋关节外旋运动主要肌肉的检查手法

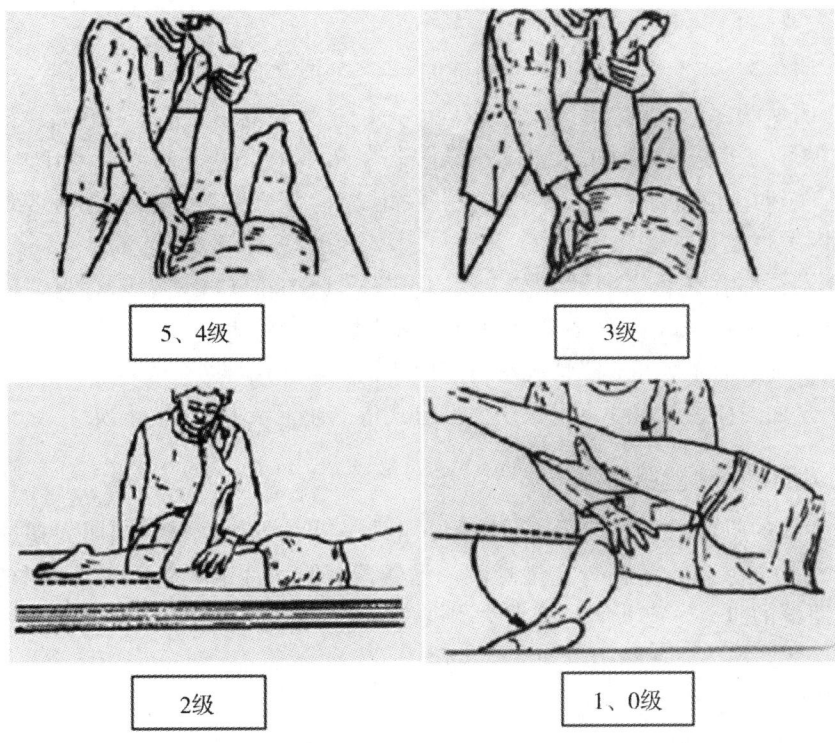

图1-18 膝关节屈曲运动主要肌肉的检查手法

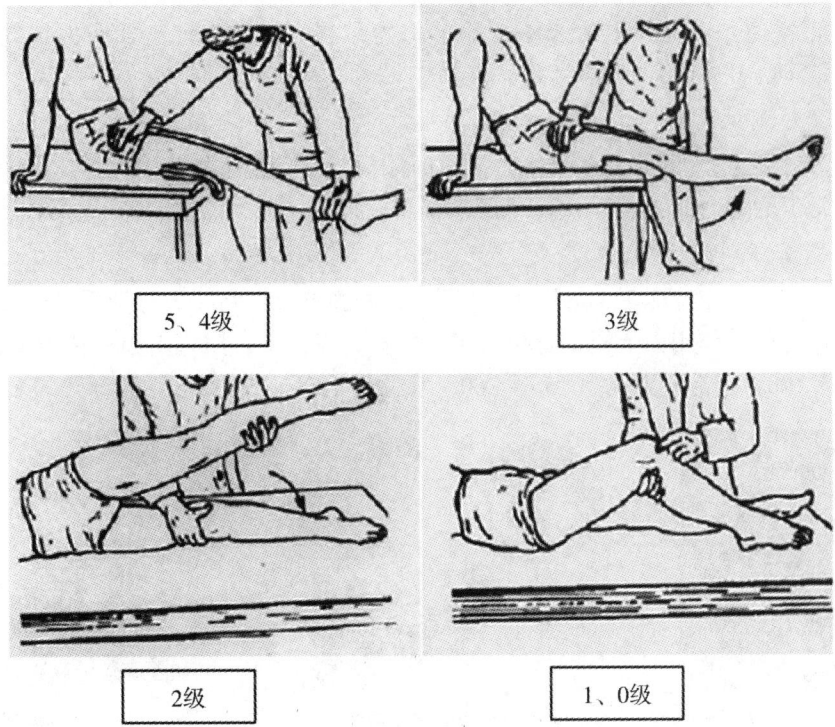

图1-19 膝关节伸展运动主要肌肉的检查手法

3. 记录评定结果

（1）肌力按 0~5 级（或以此为基础加"+"号或"-"）记录。

（2）若所测部位存在被动运动受限时，应记录可动范围的角度，然后再记录该活动范围时的肌力级别，如肘关节被动运动限制在 90°时，其可动范围为 0°~90°，评定肌力为 3 级时，应记录为 0°~90°/3 级。除此之外，对存在的疼痛或肌肉收缩启动位置受限等因素也应有所记录。

（3）若同时存在有痉挛，可加"S"或"SS"（S-spasticity）；若存有挛缩，可加"C"或"CC"（C-contracture），以示存在痉挛或挛缩等情况。

（4）深部肌肉 1 级和 0 级情况有时难以辨别，可加用"？"表示。

（5）全面的徒手肌力评定可采用表格方式依上述记录方法逐一记录。

（二）简单器械的肌力测试

低于 3 级的肌力一般很难用仪器检测，主要靠手法肌力测试。当肌力超过 3 级时可采用专用的器械和设备进行定量测试。虽然器械肌力评定只能用于人体少数部位，且只能做肌群的肌力评定，但它较手法测试的分级半量化指标更客观、更具有可比性，因此在临床实践和体育运动中得到广泛应用。

1. 握力测试

用握力计测定，如图 1-20 所示，测试时取站立位或坐位，上肢在体侧自然下垂，前臂和腕呈中立位，握力计表面向外，将把手握至适当宽度，用力握 2~3 次，取最大数值，正常值一般为体重的 50%。手的握力用握力指数来评定，握力指数 = 握力（kg）/ 体重（kg）×100，正常值大于 50。

2. 捏力测试

用捏力计测定，如图 1-21 所示，测试时用拇指与其他手指相对，捏压捏力计上的指板，正常值为握力的 30%。

3. 背拉力测试

测试时使用拉力计测定，如图 1-22 所示，两膝伸直，将拉力计把手调至膝关节高度，然后做伸腰动作用力上提。背拉力用拉力指数来评定，拉力指数 = 拉力（kg）/ 体重（kg）×100，正常值男性为 150~200，女性为 100~150。

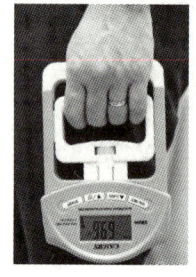
图 1-20 握力测试仪

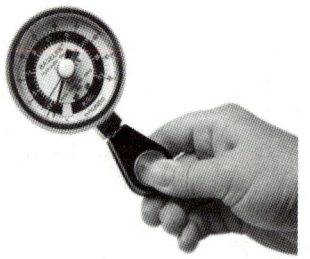
图 1-21 捏力测试仪

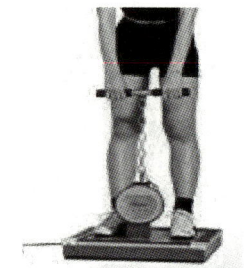
图 1-22 背拉力测试仪

4. 四肢各组肌群的肌力测试

使用便携式测力计测试。

四、注意事项

（1）姿势、肢位、固定：为了只引起受检肌肉（群）及所在关节的运动，要取正确姿势，规定正确的肢位，并在固定关节近端的状态下进行检查。

（2）防止代偿动作：某些疾患如进行性肌营养不良时，某肌肉的运动常由其他肌肉运动所代偿，为了防止代偿动作，须根据解剖学与运动学的知识进行分辨。

（3）在检查时要充分暴露检查部位，并与健侧进行比较。

（4）在肌力达 4 级以上时，阻力应施加于被测关节远端肢体，施加的阻力须与运动方向相反、连续、保持同一强度。

（5）检查 0～1 级肌力时，须进行触诊。为此，须详细了解能够触及肌肉、肌腱的解剖位置。

（6）中枢神经系统病损出现肌肉痉挛时，徒手肌力检查难以准确判断肌力，不宜采用，但当肌肉完全弛缓或痉挛消除出现随意运动时，徒手肌力检查仍可应用。

（7）年老体弱与心血管系统疾病患者慎用肌力检查。

（8）疲劳时或饱餐后不宜进行肌力检查。

（9）老年人存在关节不稳、骨折愈合不良、急性渗出性滑膜炎、严重疼痛、关节活动范围极度受限、急性扭伤、骨关节肿瘤等情况时，不宜进行肌力检查。

任务实施

一、实施条件

表 1-5　肌力评定实施条件

名称	实施条件	要求
实施环境	实训教室	安全、干净、整洁，温湿度适宜
设施设备	PT 床、PT 凳	无损坏、松动
物品准备	签字笔、记录本、手消毒剂	照护者自备工作服、帽子、口罩、发网
人员准备	具备徒手肌力评定的相关知识和操作技能	照护者着装整齐、洗手、剪指甲

二、实施步骤

1. 评估

评估老年人的一般情况,包括年龄、性别、职业、临床诊断、老年人的现病史和既往史。评估老年人意识、精神状态、感觉、认知功能、语言表达能力等;评估老年人的主动性、依从性的态度和情感。通过"问、听、看"初步了解老年人肌力的情况,对比两侧肢体相应区域肌力情况分析肌力下降的原因,可以让老年人分别同时平抬上、下肢,以此判断出乏力的肢体。

照护者先通过查阅老年人病案记录,然后通过交谈以进一步确认最初收集到的关于老年人的背景资料是否正确、完整。交谈时最好邀请老年人家属参加,以防止由于老年人言语交流障碍、认知障碍等造成的表述内容不准确。通过交谈,可以了解老年人的康复愿望等,为后期制订肌力训练目标和选择训练方法提供依据。

2. 用物准备

(1) 环境:安全、安静、干净、整洁。

(2) 着装整齐、洗手。

(3) 物品:签字笔、记录本、手消毒剂。

3. 实施

(1) 沟通交流。

正式评定前应首先与老年人交谈,评估老年人的意识状态,向老年人解释肌力评定的目的、目标、方式、可能的结果等,以争取老年人的理解与配合。

(2) 开始评定。

在完成首次交谈后,可以开始评定。通常采用徒手肌力评定法,检查时要求老年人在特定的体位下,分别在减重力、抗重力和抗阻力的条件下完成标准动作,照护者通过触摸肌肤、观察老年人完成动作以及肌肉对抗肢体自身重力和由照护者施加阻力的能力的情况,了解评定所测肌肉或肌群自主收缩能力。为保证评定的准确性,评定内容应取得老年人充分的配合等。

(3) 评定结束时,跟老年人正确解释评定结果。

(4) 整理用物、洗手、记录。

4. 记录与报告

根据完成的评定量表,记录评定内容,分析总结与报告。为制订肌力训练方案与评估训练效果提供依据。

肌力评定操作视频

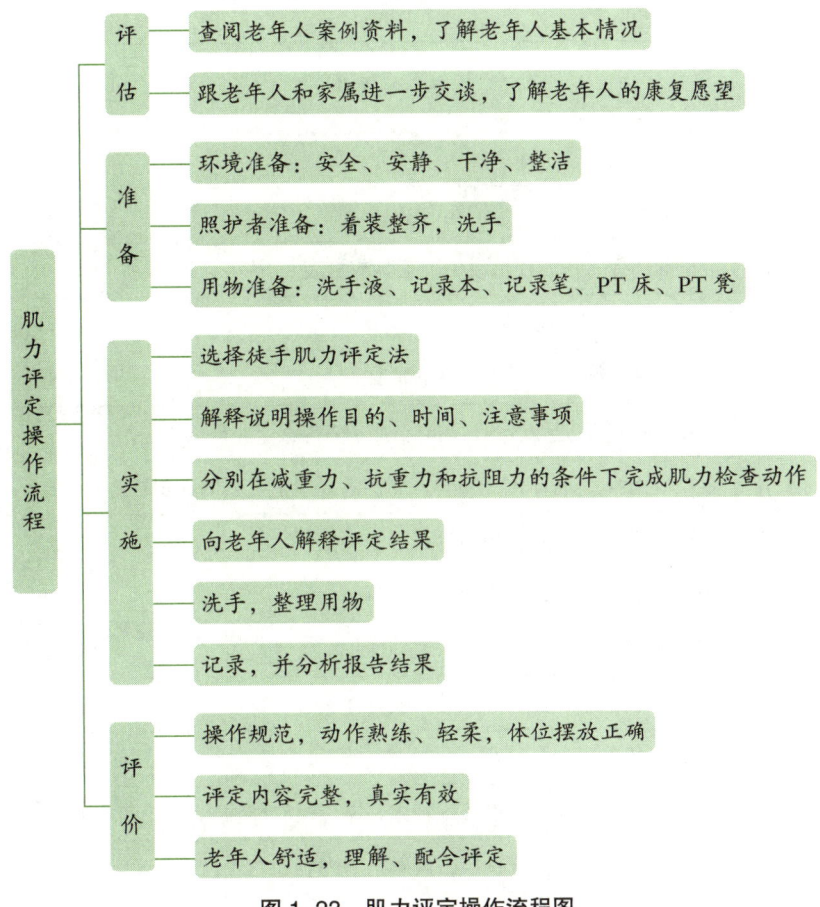

图 1-23　肌力评定操作流程图

三、考核评价

表 1-6　肌力评定考核标准

考核内容		考核点及评分要求	分值	扣分	得分	备注
评估 （20分）	仪表	仪表大方，举止端庄，修饰着装整洁	5			
	沟通	1. 核对姓名	5			
		2. 取得老年人理解与配合	3			
		3. 向老年人说明评估的意义	2			
		4. 将要采取的评估方法告知老年人	2			
		5. 向老年人告知注意事项等	3			

续上表

考核内容		考核点及评分要求	分值	扣分	得分	备注
准备（10分）	环境	安全、安静、干净、整洁	2			
	照护者	着装整齐、洗手	3			
	物品	正确选择、摆放评估设备、工具或量表	5			
实施（50分）	肌力评定	1. 照护者告知老年人正确体位	5			
		2. 照护者体位：站在被检查肢体侧	5			
		3. 老年人在进行肢体运动时，照护者能给予正确的语言指导	5			
		4. 老年人进行体位变换时，照护者要给予必要的保护措施	10			
		5. 评估时照护者言语指令正确	5			
		6. 评估时给予的阻力要适当	10			
		7. 评估时照护者对老年人实施保护	5			
		8. 评估结束后让老年人处于安全体位	5			
评价（20分）		1. 老年人安全、满意	4			
		2. 操作规范，动作熟练、轻柔，体位摆放准确	4			
		3. 沟通有效，配合良好，健康指导内容和方式合适	4			
		4. 语言亲切，态度和蔼，关爱老年人	4			
		5. 在规定时间内完成	4			
总分			100			

知识拓展

超量恢复

超量恢复是苏联学者雅姆波斯卡娅提出来的。她的研究证明：①在适宜的刺激强度下，运动肌糖原消耗量随刺激强度增大而增加；②在恢复期的一个阶段中，会出现被消耗的物质超过原来数量的恢复阶段，称为超量恢复；③超量恢复的数量与消耗过程有关，在一定范围内，消耗越多，超量恢复效果越明显。此后，许多运动生化工作者对肌肉中磷酸肌酸、肌肉蛋白质、肌红蛋白、磷脂、酶活性的超量恢复过程进行了研究，进一步证实超量恢复的基本规律是客观存在的，并且不同物质超量恢复的速度不同。由此提出：①肌肉活动时消耗物质的超量恢复原理；②运动后恢复期物质恢复的异时性原理。

　　我们进行肌力训练时，需要注意老年人的特殊情况，身体基础较差者，不得急于求成。在这种条件下，首先要掌握一些超量恢复的原理和相关知识；另外在追求超量恢复效果时，要注意循序渐进，掌握各种练习技能。同时，我们应在训练中给予老年人更多的关注，倾听他们的心声，这样可以提高康复训练的效果。

同步练习

请扫描下方二维码获取本节练习题。

任务二　肌张力评定

任务情境

　　杨爷爷，68岁，因右侧肢体活动不利伴言语障碍40天入院。患者于2016年4月4日10：30扫墓时，突发右侧肢体无力，在家人扶持下行走，言语不能，遂被送至医院。查体：150/80 mmHg，行头颅CT示：颅内未见任何病灶，予其改善循环不良对症处理后，4月5日患者右侧上肢完全瘫痪，右下肢无法站立，复查头颅CT：左侧半卵圆中心见片状低密度灶，予对症处理后，遗留右侧肢体功能障碍以及言语障碍，为改善功能入住康复科，入院留置导尿，大便干结。查体：T 38.8 ℃，P75次/分，R 17次/分，BP 120/60 mmHg，发育正常，营养中等，神志清，精神可，轮椅推入病房，查体合作。

　　任务：为了能给杨爷爷制订有效的康复计划，我们需要先对杨爷爷右侧瘫痪肢体进行肌张力评定。

任务目标

1. 能根据老年人的功能状况选择肌张力评定量表。
2. 能运用痉挛评定量表进行肌张力评定。
3. 能综合分析评估结果。

任务描述

肌张力（muscle tone）是指肌肉组织在静息状态下的一种不随意的、持续的、微小的收缩。肌张力是维持身体各种姿势和正常活动的基础，是维持肢体位置、支撑体重所必需的，也是保证肢体运动控制能力、空间位置及进行各种复杂运动所必需的条件。临床上所谓的肌张力，是指医务人员对被照护者的肢体进行被动运动时所感觉到的阻力。

一、肌张力的分类

（一）正常肌张力

正常肌张力分类：肌张力是维持身体各种姿势和正常活动的基础，根据身体所处的不同状态，肌张力可分为静止性肌张力、姿势性肌张力和运动性肌张力。

（1）静止性肌张力：肌肉处于不活动状态下所具有的紧张度（弹性、抵抗）。可通过触摸肌肉的硬度、观察肌肉外观、感觉被动牵伸运动时肢体活动受限的程度及其阻力来判断。

（2）姿势性肌张力：人体变换各种姿势（如协调的翻身、由坐到站等）时肌肉所产生的张力。可通过观察肌肉的阻力和肌肉的调整状态来判断。

（3）运动性肌张力：肌肉在运动过程中产生的张力。可通过检查相应关节在被动运动中的阻力来判断。

（二）异常肌张力

根据患者肌张力与正常肌张力水平的比较，可将肌张力异常分为：肌张力弛缓、肌张力增高、肌张力障碍。

1. 肌张力弛缓

（1）定义：肌张力表现为降低或缺乏、被动运动时的阻力降低或消失、牵张反射减弱、肢体处于关节频繁地过度伸展而易于移位等现象，称为肌张力弛缓。

（2）原因：小脑或锥体束的上运动神经元损害，可为暂时性状态（如脊髓损伤的脊髓休克阶段或颅脑外伤、脑卒中早期），决定于中枢神经系统损伤的部位；外周神经系统的下运动神经元损害，此时除了低张力表现外，可伴有肌力弱、瘫痪、反射性降低和肌肉萎缩等表现；原发性肌病（如重症肌无力）。

（3）特征：因对感觉刺激和神经系统传出指令的低应答性所导致的肌张力降低，临床上肌肉表现为柔软、弛缓和松弛，加之邻近关节周围肌肉共同收缩能力的减弱，导致被动关节活动范围扩大，腱反射缺乏或消失。

2. 肌张力增高

（1）痉挛。

①定义：痉挛是肌张力增高的一种形式，是一种由牵张反射高兴奋性所致的、以速度依赖的紧张性牵张反射增强伴腱反射异常为特征的运动障碍。所谓痉挛的速度依赖是指伴随肌肉牵伸速度的增加，痉挛肌的阻力（痉挛的程度）也增加。

②原因：上运动神经元损伤所致，肌痉挛是指由于锥体束下行性控制丧失，脊髓牵张反射亢进，肌肉张力增高。常见于脊髓损伤、脱髓鞘疾病、脑卒中、脑外伤、脑瘫等。

③特征：牵张反射异常，紧张性牵张反射的速度依赖性增加，腱反射异常，具有选择性，并由此导致肌群间的失衡而进一步引发协同运动功能障碍。临床上表现为肌张力增高、腱反射活跃或亢进、阵挛、被动运动阻力增加、运动协调性降低。

痉挛的特殊表现包括巴宾斯基反射（babinski）、折刀样反射（clasp-knife reflex）、阵挛（clonus）、去大脑强直（decerebrate rigidity）和去皮层强直（decorticate rigidity）。

（2）僵硬。

①定义：是主动肌和拮抗肌张力同时增加，各个方向的关节被动活动阻力均增加的现象。

②原因：常为锥体外系的损害所致，帕金森病是僵硬最常见的病因。

③特征：关节任何方向的被动运动，整个关节活动范围阻力都增加；相对持续，且不依赖牵张刺激的速度；表现包括齿轮样僵硬和铅管样强直。齿轮样僵硬的特征是在僵硬的基础上存在震颤，从而导致在整个关节活动范围中收缩、放松交替出现；铅管样强直的特征是在关节活动范围内存在持续的僵硬，无收缩、放松交替现象出现；僵硬和痉挛可在某一肌群同时存在。

3. 肌张力障碍

（1）定义：肌张力障碍是一种以张力损害、持续同时伴有扭曲的不自主运动为特征的肌肉运动功能亢进性障碍。

（2）原因：中枢神经系统病变（如脑血管疾病）；遗传因素（如原发性、特发性肌张力障碍）；神经退行性疾患（如肝豆状核变性）；代谢性疾患（如氨基酸或脂质代谢）；其他（如张力性肌肉奇怪变形或痉挛性斜颈）。

（3）特征：肌肉收缩可快或慢，且表现为重复、扭曲；肌张力以不可预料的形式由低到高变动，其中张力障碍性姿态为持续扭曲畸形，可持续数分钟或更久。

二、影响肌张力的因素

（1）体位因素：不良的姿势和肢体的位置可使肌张力增高（如痉挛期的脑卒中患者，仰卧位时患侧下肢伸肌肌张力可增加）。

（2）精神因素：紧张和焦虑情绪以及不良的心理状态都可以使肌张力增高。

（3）局部压力改变的因素：局部肢体受压可使肌张力增高（如穿紧而挤的衣服和鞋子）。

（4）神经状态因素：中枢抑制系统和中枢易化系统的失衡，可使肌张力发生变化。

（5）并发症的因素：有尿路结石、感染、膀胱充盈、便秘、压疮、静脉血栓、疼痛、关节挛缩等并发症时，肌张力可增高。

（6）疾病的因素：如骨折、脱位、异位骨化等外伤或疾病可使肌张力增高。

（7）药物的因素：如烟碱能明显增加脊髓损伤患者的痉挛程度；巴氯芬则有抑制脊髓损伤患者痉挛发生和降低频率、强度的作用。

（8）外界环境的因素：当气温发生剧烈变化时，肌张力可增高。

（9）主观因素：患者对运动的主观控制作用，肌张力可发生变化。

三、评定目的

（1）确定病变部位，预测康复疗效；

（2）根据评定结果，制定康复治疗计划；

（3）及时治疗，避免并发症的发生；

（4）评定结果反馈，增强自信心。

四、评定方法

（一）肌张力的检查方法

1. 肌张力弛缓

照护者拉伸老年人肌群时几乎感受不到阻力；老年人不能自己抬起肢体，或当肢体运动时可感到柔软、沉重感；当肢体下落时，肢体即向重力方向下落，无法保持原有的姿势；肌张力显著降低时，肌肉不能保持正常肌的外形和弹性，表现松弛软弱。

2. 肌张力增高

肌腹丰满、硬度增高；老年人在肢体放松的状况下，照护者以不同的速度对老年人的关节做被动运动时，感觉有明显阻力，甚至无法进行被动运动；照护者松开手时，肢体被拉向肌张力增高一侧；长时间的肌张力增高可能会引起局部肌肉、肌腱的挛缩，影响肢体的活动；痉挛肢体的腱反射常表现为亢进。

（二）肌张力的评价标准

1. 弛缓性肌张力评定标准

表 1-7　弛缓性肌张力的分级及评定标准

级别	评定标准
轻度	肌张力降低；肌力下降；将肢体置于可下垂的位置上并放开时，肢体只能保持短暂的抗重力，旋即落下；仍存在一些功能活动
中到重度	肌张力显著降低或消失；肌力 0 级或 1 级；把肢体放在抗重力肢位，肢体迅速落下，不能维持规定肢位；不能完成功能性活动

2. 痉挛的评定标准

由于痉挛评定受到来自老年人、评定人员的多种因素的影响，因此，痉挛的量化评定有一定困难，由此也形成了不少量化评定的方法及评定标准。痉挛评定大多采用被动关节活动范围检查法、改良 Ashworth 分级法。其中，改良 Ashworth 分级法可信度较高。

使用改良的 Ashworth 分级法评定时要求将被动运动的速度控制在 1s 内通过全关节活动范围，具体见表 1-8。

表 1-8　改良 Ashworth 痉挛评定标准

痉挛级别	肌张力程度	评定标准
0 级	无肌痉挛	无肌张力的增高
1 级	轻微增加	被动活动肢体到终末端时有轻微的阻力
1+ 级	轻度增加	被动活动肢体在前 1/2 ROM 中突然有轻微"卡住"的感觉，在此后的运动中有轻微的阻力
2 级	明显增加	通过关节活动范围的大部分时均能明显感受到阻力，但受累部分仍能较容易地进行被动活动
3 级	严重增高	被动活动肢体在整个 ROM 运动中均有阻力，活动比较困难
4 级	僵直	僵直部分呈现屈曲或伸直状态，不能活动

五、注意事项

（1）由于被动运动老年人常处于缺乏自控的条件下，因此应要求其尽量放松，由照护者支持和移动肢体。

（2）所有的运动均应予以评定，且特别要注意在初始视诊时被确定为有问题的部位。

（3）照护者应保持固定形式和持续的徒手接触，并以恒定的速度移动老年人肢体。

（4）有时老年人可能难以放松，因此可能被误诊为痉挛。若欲与挛缩鉴别，可加用拮抗肌的肌电图检查。

（5）在评定过程中，照护者应熟悉正常反应的范围，以便建立评估异常反应的恰当参考。

（6）在局部或单侧功能障碍（如偏瘫）时，注意不宜将非受累侧作为"正常"肢体进行比较。

任务实施

一、实施条件

表1-9　肌张力评定实施条件

名称	实施条件	要求
实施环境	实训教室	安全、干净、整洁，温湿度适宜
设施设备	PT床、PT凳、叩诊锤	无损坏、松动
物品准备	签字笔、记录本、手消毒剂	照护者自备工作服、帽子、口罩、发网、挂表
人员准备	具备肌张力评估的相关知识和操作技能	照护者着装整齐、洗手、剪指甲

二、实施步骤

1. 评估

评估老年人的性别、年龄、现病史、既往史、临床诊断、就医经过及做过的检查项目，有无康复训练经历，康复效果如何。评估老年人感觉功能、认知功能等。评估老年人有无并发症、有无用药史。评估老年人的主动性、依从性的态度和情感，以及是否需要专门的评估设备。

照护者先通过查阅老年人病案记录，然后通过交谈以进一步确认最初收集到的关于老年人的背景资料是否正确、完整。交谈时最好邀请老年人家属参加，以防止由于老年人言语交流障碍、认知障碍等造成的表述内容不准确。通过交谈，可以了解老年人的生活习惯、就医经历以及康复愿望等，为后期制订运动功能训练目标和选择训练方法提供依据。交谈收集的资料还要包括：老年人以前的就业史与生活史、回家后独立生活的愿望、家人能提供的照顾、居住环境、实际能力在现实环境中的障碍等。

2. 用物准备

（1）环境：安全、安静、干净、整洁。

（2）着装整齐、洗手。

（3）物品：签字笔、记录本、工具或量表、手消毒剂。

3. 实施

（1）沟通交流。

正式评定前应首先与老年人交谈，向老年人解释肌张力评定的目的、目标、方式、可能的结果等，以争取老年人的理解与配合。

（2）开始评定。

在完成首次交谈后，可以开始评定。通常采用手法检查，通过对关节进行被动运动时所感受到的阻力来进行肌张力分级评定。

（3）评定结束时，跟老年人正确解释评定结果。

（4）整理用物、洗手、记录。

4. 记录与报告

根据完成的评定结果，记录评定内容，分析总结与报告。可以根据评定结果选择适当的方法使肌张力恢复至正常水平，也为肢体的功能训练方案提供依据。

肌张力评定操作视频

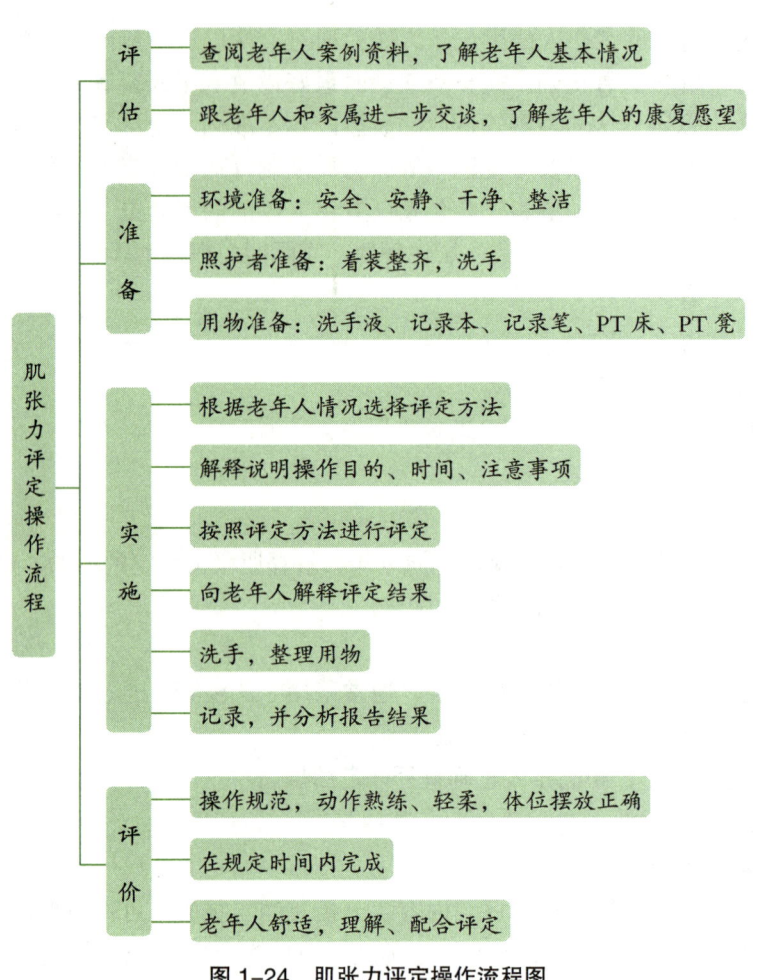

图 1-24　肌张力评定操作流程图

三、考核评价

表 1-10　肌张力评定考核标准

考核内容		考核点及评分要求	分值	扣分	得分	备注
评估 （20分）	仪表	仪表大方，举止端庄，修饰着装整洁	5			
	沟通	1. 核对姓名	5			
		2. 取得老年人理解与配合	3			
		3. 向老年人说明评估的意义	2			
		4. 将要采取的评估方法告知老年人	2			
		5. 向老年人告知注意事项等	3			

（续上表）

考核内容		考核点及评分要求	分值	扣分	得分	备注
准备（10分）	环境	安全、安静、干净、整洁	2			
	照护者	着装整齐、洗手	3			
	物品	正确选择、摆放评估设备、工具或量表	5			
实施（60分）	实施过程	1. 评估时正确摆放老年人体位	5			
		2. 照护者体位：站在老年人患侧	5			
		3. 在进行肌张力评估前，嘱老年人放松	5			
		4. 在进行肌张力评估时，每块肌肉的评估在一秒钟内完成	20			
		5. 评估时照护者言语指令正确	5			
		6. 评估时双侧进行对比	5			
		7. 评估时照护者对老年人实施保护	5			
		8. 评估结束后让老年人处于安全体位	5			
	记录报告	记录评估内容，分析总结与报告	5			
评价（10分）		1. 老年人安全、满意	2			
		2. 操作规范，动作熟练、轻柔，体位摆放准确	2			
		3. 沟通有效，配合良好，健康指导内容和方式合适	2			
		4. 语言亲切，态度和蔼，关爱老年人	2			
		5. 在规定时间内完成	2			
总分			100			

知识拓展

抽筋

抽筋的学名是"肌肉痉挛"，是指肌肉突然不自主地用力收缩，导致肌肉僵硬及剧烈疼痛的现象，最常见于大小腿及脚趾部位，手臂、手掌、手指或腹部也间有发生，是一种肌肉自发的强直性收缩。抽筋常见的原因：①寒冷刺激；②肌肉连续收缩过快而放松不足，实为不完全强直收缩；③出汗过多。导致体内电解质大量丢失，引起肌肉兴奋性增高，发生肌肉痉挛；④疲劳过度；⑤缺钙。

预防腿脚抽筋，平时应注意以下几点：①要注意保暖，不让局部肌肉受寒。②注意睡眠姿势。③走路或运动时间不可过长。④锻炼时要充分做好准备活动，让身体都活动开，下肢的血液循环顺畅时，再参加各种激烈运动或比赛，就能尽量避免腿抽筋。⑤要注意补充钙和维生素D，可吃钙片，也可吃含钙丰富的食物如虾皮、牛奶、豆制品等。但是腿抽筋未必都是缺钙，中老年人腿抽筋很可能是患了下肢动脉粥样硬化闭塞症。

同步练习

请扫描下方二维码获取本节练习题。

任务三 关节活动度评定

任务情境

王奶奶，58岁，10年前自己在上下楼梯或下蹲时两膝酸痛，原因不明，后日益加重，晨起时感膝关节僵硬，屈伸困难并伴有疼痛，左膝关节明显，行走困难，时有跛行，夜间也常有疼痛。行走时膝关节内有摩擦感。

任务：为了能给王奶奶制订有效的康复计划，帮助她尽快恢复行动自如的能力，我们需要先了解王奶奶膝关节的关节活动范围，对王奶奶进行关节活动度评估。

任务目标

1. 能根据老年人情况确定评定部位、选择合适的量角器。
2. 能运用量角器进行关节活动度的测量。
3. 能综合分析评估结果。

> 任务描述

一、概述

关节活动范围（range of motion，ROM）是指关节从起始端到终末端的正常运动范围，常以度数表示，亦称关节活动度。关节活动度的评定是针对一些引起关节活动受限的身体功能障碍性疾病的首要评定过程，如关节炎、骨折、烧伤以及手外伤等。因关节活动有主动与被动之分，所以关节活动范围亦分为主动的关节活动范围与被动的关节活动范围。主动的关节活动范围（active range of motion，AROM）是指在没有外力的作用下通过支配某关节的肌肉收缩来完成关节活动度。被动的关节活动范围（passive joint range of motion，PROM）是指肌肉无收缩而是在外力的作用下完成关节活动度。通常被动的关节活动范围比主动的关节活动范围稍大些。

二、影响关节活动范围的因素

影响关节活动范围的因素包括：一是关节的解剖结构情况，二是产生关节运动的原动肌的肌力，三是与原动肌相对抗的拮抗肌伸展性。此外，性别、年龄、职业对关节活动范围也有影响，如儿童和少年比成人大，女性比男性大，运动员比一般人大。

关节活动范围异常常见原因，如关节、软组织、骨骼病损所致的疼痛与肌肉痉挛；制动、长期保护性痉挛、肌力不平衡及慢性不良姿势等所致的软组织缩短与痉挛；关节周围软组织疤痕与粘连；关节内损与积液、关节周围水肿；关节内游离体；关节结构异常；各种病损所致的肌肉瘫痪或无力；运动控制障碍等。

三、评定目的

（1）确定功能受限或引起不适的程度。
（2）确定恢复功能或减少不适所需的角度。
（3）记录功能的恢复情况。
（4）从客观上判断疗效。
（5）制订适当的康复目标。
（6）选择适当的治疗技术、摆放技术和其他减少受限的方法。
（7）确定是否需要夹板和其他辅助器具。

四、评定方法

（一）评定工具

通用量角器为临床应用最普遍的一种工具，量角器由一个带有半圆形（0°~180°）或圆形（0°~360°）角度计的固定臂（近端臂）及一个移动臂（远端臂）组成。移动臂通过铆钉固定在角度计上并随着远端肢体的运动在角度计上读出关节活动度数。

（二）评定方式

确定关节活动的起点及"0"点十分重要。通常对所有关节来说，0°是开始位置。对大多数运动来说，解剖位就是开始位，180°是重叠在发生运动的人体一个平面上的半圆。关节的运动轴心就是这个半圆或运动弧的轴心，所有关节运动均是在0°开始并向180°方向增加。

（三）主要关节活动度的评定方法（见表1-11，表1-12）

表1-11　上肢主要关节活动范围的评定方法

关节	运动	受检体位	量角器放置方法			正常值
			轴心	固定臂	移动臂	
肩	屈/伸	坐或立位，臂置于体侧，肘伸展	肩峰	与腋中线平行	与肱骨纵轴平行	屈：0°~180°；伸：0°~50°
	外展	坐或立位，臂置于体侧，肘伸展	肩峰	与身体中线平行	与肱骨纵轴平行	0°~180°
	内旋/外旋	仰卧，肩外展90°，肘屈曲90°	鹰嘴	与腋中线平行	与前臂纵轴平行	各0°~90°
肘	屈/伸	仰卧、坐位或立位，臂取解剖位	肱骨外上髁	与肱骨纵轴平行	与桡骨纵轴平行	0°~150°
前臂	内旋/外旋	坐位，肩内收肘屈曲90°，前臂中立位	中指尖	与地面垂直	紧贴掌背	各0°~90°
腕	屈/伸	坐或站位，前臂完全旋前	桡骨茎突	与前臂纵轴平行	与第2掌骨纵轴平行	屈：0°~90°；伸：0°~70°
	桡/尺侧偏	坐位，屈肘，前臂旋前，腕中立位	腕背侧中点	前臂背侧中线	第3掌骨纵轴	桡偏0°~25°；尺偏0°~55°

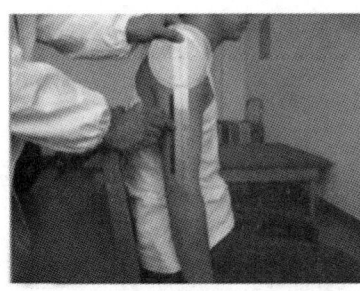

（A）起始位　　　　　　（B）终末位

图 1-25　肩关节前屈关节活动度测量

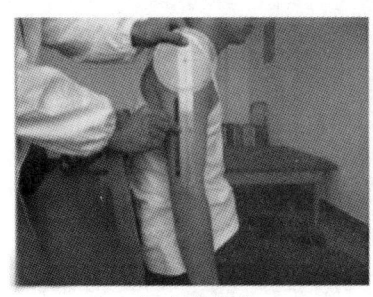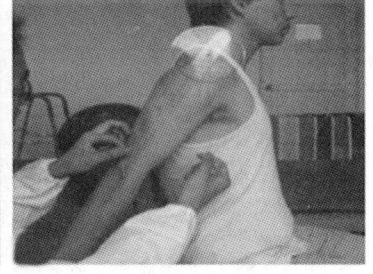

（A）起始位　　　　　　（B）终末位

图 1-26　肩关节后伸关节活动度测量

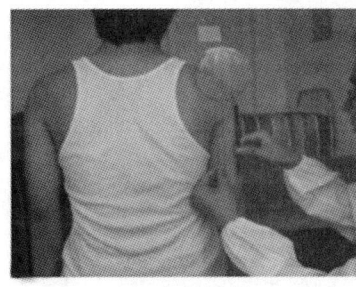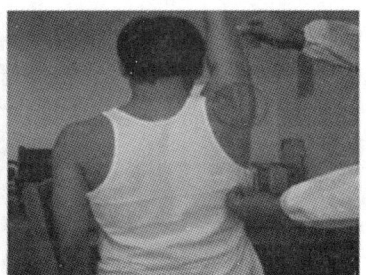

（A）起始位　　　　　　（B）终末位

图 1-27　肩关节外展关节活动度测量

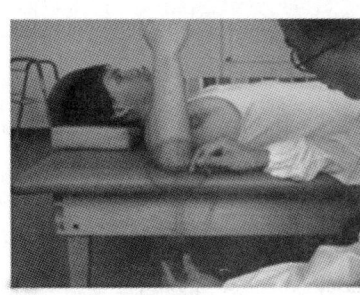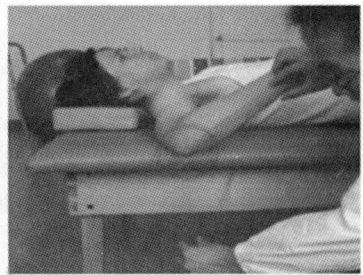

（A）起始位　　　　　　（B）终末位

图 1-28　肩关节内旋关节活动度测量

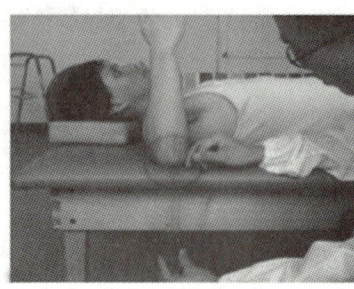

（A）起始位　　　　　　（B）终末位

图 1-29　肩关节外旋关节活动度测量

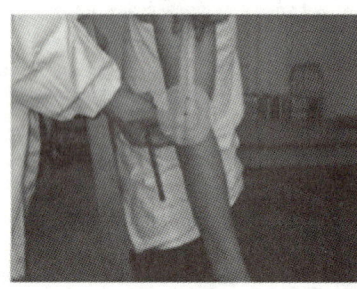 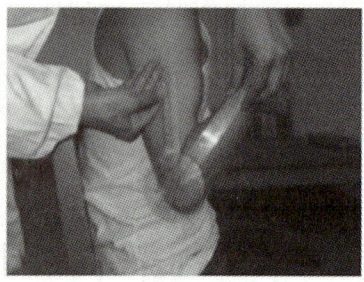

（A）起始位　　　　　　（B）终末位

图 1-30　肘关节屈曲关节活动度测量

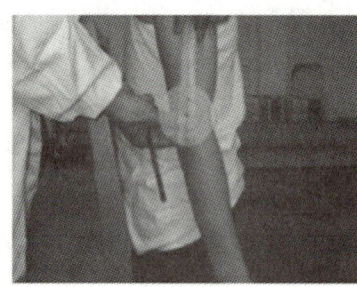 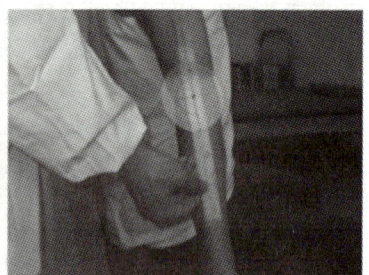

（A）起始位　　　　　　（B）终末位

图 1-31　肘关节伸展关节活动度测量

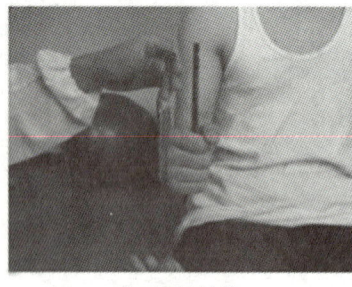 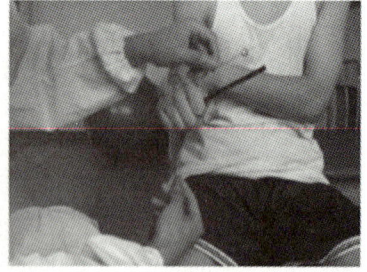

（A）起始位　　　　　　（B）终末位

图 1-32　前臂旋前关节活动度测量

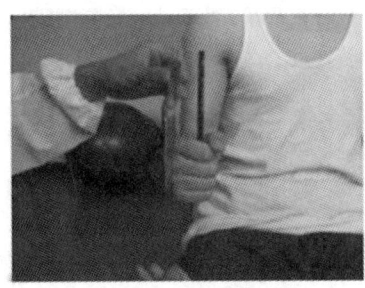

（A）起始位　　　　　　　（B）终末位

图 1-33　前臂旋后关节活动度测量

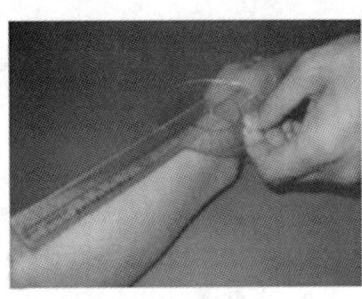 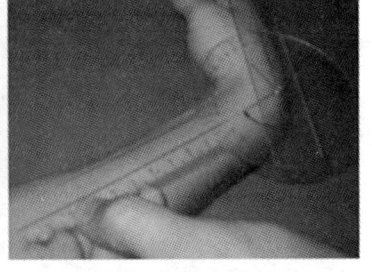

（A）起始位　　　　　　　（B）终末位

图 1-34　腕关节掌屈关节活动度测量

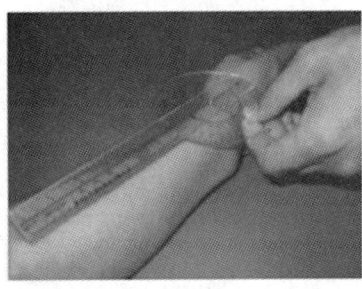 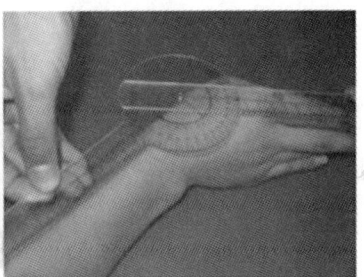

（A）起始位　　　　　　　（B）终末位

图 1-35　腕关节背伸关节活动度测量

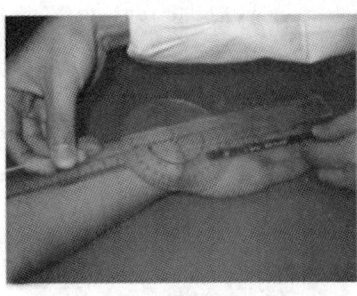 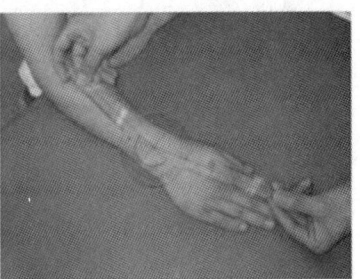

（A）起始位　　　　　　　（B）终末位

图 1-36　腕关节桡偏关节活动度测量

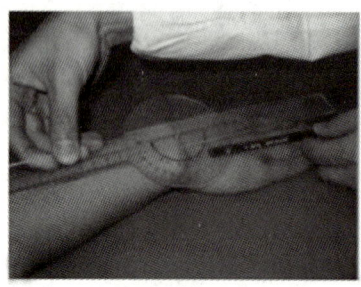 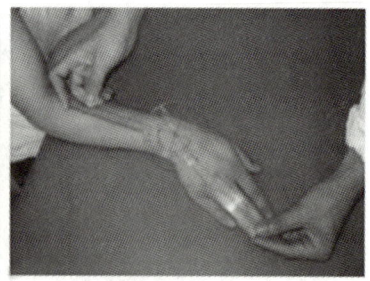

（A）起始位　　　　　　　　（B）终末位

图 1-37　腕关节尺偏关节活动度测量

表 1-12　下肢主要关节活动范围的评定方法

关节	运动	受检体位	量角器放置方法			正常值
			轴心	固定臂	移动臂	
髋	屈	仰卧或侧卧，对侧下肢伸展	股骨大转子	与身体纵轴平行	与股骨纵轴平行	0°~125°
	伸	被测下肢在上	股骨大转子	与身体纵轴平行	与股骨纵轴平行	0°~15°
	内收/外展	仰卧	髂前上棘	左右髂前上棘连线的垂线	髂前上棘至髌骨中心的连线	各0°~45°
	内旋/外旋	坐位，足位于床沿外下垂	髌骨下端	与地面垂直	与胫骨纵轴平行	各0°~45°
膝	屈/伸	俯卧、侧卧或坐在椅子边缘	股骨外髁	与股骨纵轴平行	与胫骨纵轴平行	屈：0°~150°；伸：0°
踝	背屈/跖屈	仰卧，踝处于中立位	腓骨纵轴线与足外缘交叉处	与腓骨纵轴平行	与第5跖骨纵轴平行	背屈：0°~20°；跖屈：0°~45°
	外翻/内翻	俯卧，足位于床沿外	踝后方两踝终点	小腿后纵轴	轴心与足跟终点连线	内翻：0°~35°；外翻：0°~25°

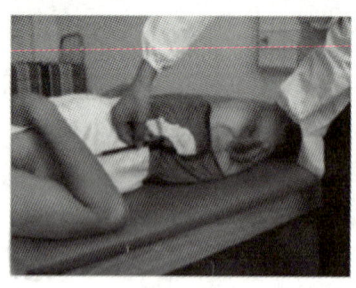 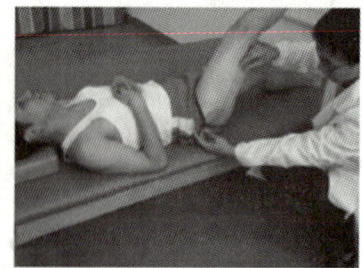

（A）起始位　　　　　　　　（B）终末位

图 1-38　髋关节前屈关节活动度测量

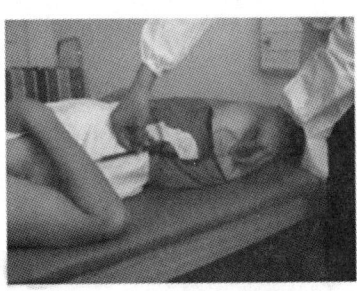

（A）起始位　　　　　　　（B）终末位

图 1-39　髋关节后伸关节活动度测量

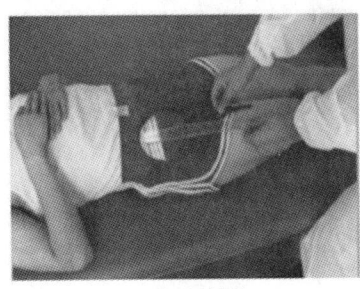 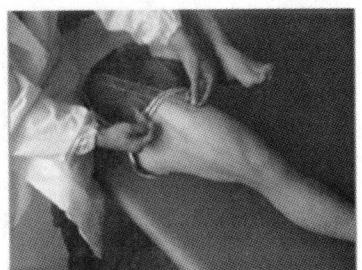

（A）起始位　　　　　　　（B）终末位

图 1-40　髋关节内收关节活动度测量

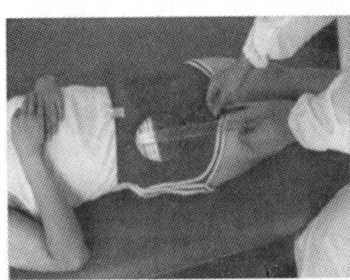 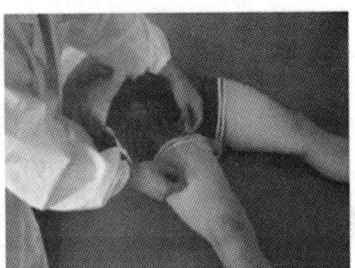

（A）起始位　　　　　　　（B）终末位

图 1-41　髋关节外展关节活动度测量

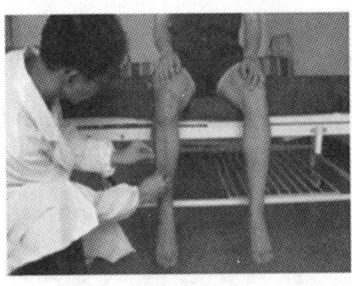 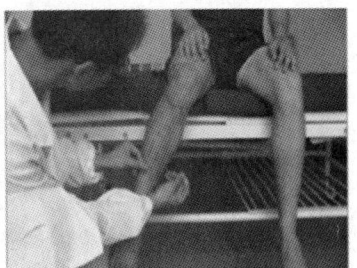

（A）起始位　　　　　　　（B）终末位

图 1-42　髋关节内旋关节活动度测量

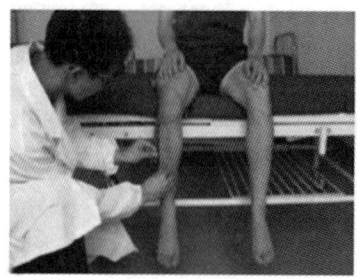

（A）起始位　　　　　　（B）终末位

图 1-43　髋关节外旋关节活动度测量

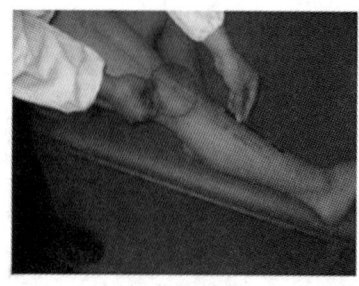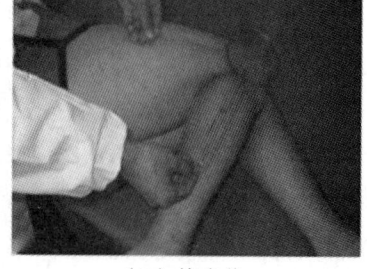

（A）起始位　　　　　　（B）终末位

图 1-44　膝关节屈曲关节活动度测量

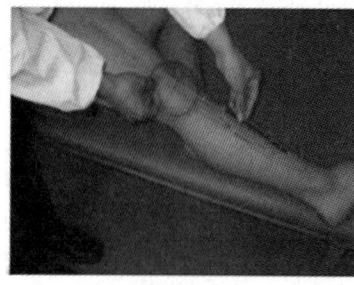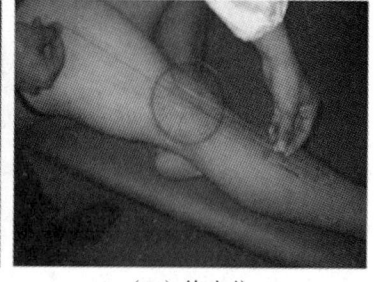

（A）起始位　　　　　　（B）终末位

图 1-45　膝关节伸展关节活动度测量

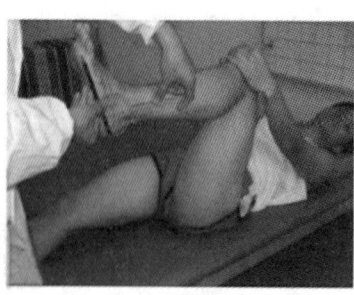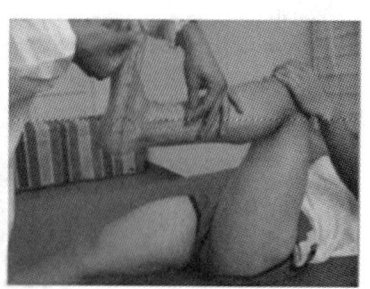

（A）起始位　　　　　　（B）终末位

图 1-46　踝关节背屈关节活动度测量

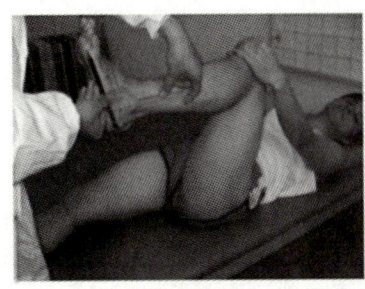 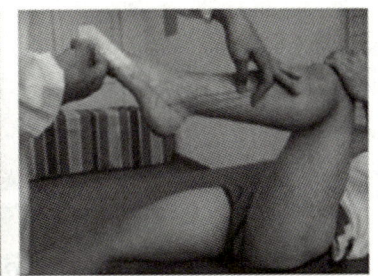

（A）起始位　　　　　　　　（B）终末位

图 1-47　踝关节跖屈关节活动度测量

（四）评定原则

（1）照护者应掌握老年人关节活动度的范围、关节的运动方向以及测量时肢体的摆放位置。如果测量的关节所需肌肉的肌力达到 3 级或以上，在测量之前照护者应首先了解老年人主动运动能达到的最大角度。测量时照护者应注意观察关节是如何运动的。

（2）关节的测量方式并不适合所有的老年人。当老年人因关节活动受限或残疾而不能摆放在正确测量关节活动度的体位时，照护者可以通过视觉来观察老年人的主动关节活动度和被动关节活动度。

（3）正常的关节活动度因人而异。年龄、性别、身体状况、肥胖和遗传等因素均可影响正常的关节活动度。照护者可以通过测量老年人的正常一侧关节来确定正常的关节活动度的大小，也可参考相关资料的正常关节活动度的平均值。

（4）照护者应注意检查和回顾老年人的既往史，确定老年人是否有其他引起关节受限的疾病。在测量时如老年人出现关节抵抗，照护者切忌使用蛮力。疼痛可能使关节活动度减少。

五、注意事项

（1）同一老年人应由专人测量，每次测量应取相同位置，两侧对比，亦应测量患部上下关节的活动范围。

（2）采取正确的测量姿势体位，防止邻近关节的影响或替代动作。

（3）固定好量角器，其轴心应对准关节中心或规定的标志点，关节活动时要防止量角器固定臂移动。

（4）通常应先测量关节的主动活动范围，后测量被动活动范围。当关节的主动活动度与被动活动度不一致时，提示有关节外的肌肉瘫痪、肌腱挛缩或粘连等问题存在，应以关节的被动活动度为准，或同时记录主动及被动的关节活动度。

（5）避免在按摩、不同方法及其他康复治疗后立即进行检查。

（6）不同器械、不同方法测得的关节活动度值有差异，不宜互相比较。

任务实施

一、实施条件

表 1-13　关节活动度评定实施条件

名称	实施条件	要求
实施环境	实训教室	安全、干净、整洁，温湿度适宜
设施设备	量角器、PT 床、PT 凳	无损坏、松动
物品准备	关节活动度记录表、签字笔、手消毒剂	照护者自备工作服、帽子、口罩、发网、挂表
人员准备	具备关节活动度测量的相关知识和操作技能	照护者着装整齐、洗手、剪指甲

二、实施步骤

1. 评估

评估老年人的性别、年龄、职业、病史、影像学检查结果、临床诊断。评估老年人的就医经历、康复训练经历。评估关节主动及被动活动范围（两侧对比），活动时有无疼痛。评估老年人认知功能、日常生活活动能力等。评估老年人的生活方式、有无并发症。评估老年人的主动性、依从性的态度和情感。

照护者先通过查阅老年人病案记录，然后通过交谈以进一步确认最初收集到的关于老年人的背景资料是否正确、完整。通过交谈，可以了解老年人的康复意愿与期望值等，为后期制订 ROM 训练的康复目标和选择训练方法提供依据。

2. 用物准备

（1）环境：安全、安静、干净、整洁。

（2）着装整齐、洗手。

（3）物品：量角器、签字笔、记录本、手消毒剂。

3. 实施

（1）沟通交流。

正式评估前首先应与老年人交谈，向老年人解释 ROM 评定的目的、目标、方式等，以争取患者的理解与配合。

（2）开始评估。

在完成首次交谈后，可以开始评估。通常采用 ROM 角度尺，通过确定轴心、固定臂和移动臂的方法进行主动和被动关节活动度的测量，测量后记录结果，双侧对比。

为保证评定的准确性,从头至尾应由同一位照护者进行测量,读取数据时注意老年人体位,避免代偿。

(3)评定结束时,跟老年人正确解释评定结果。

(4)整理用物、洗手、记录。

4. 记录与报告

根据完成的评定结果,记录评定内容,分析总结与报告。为肢体的功能训练方案与评估训练效果提供依据。

关节活动度评定操作视频

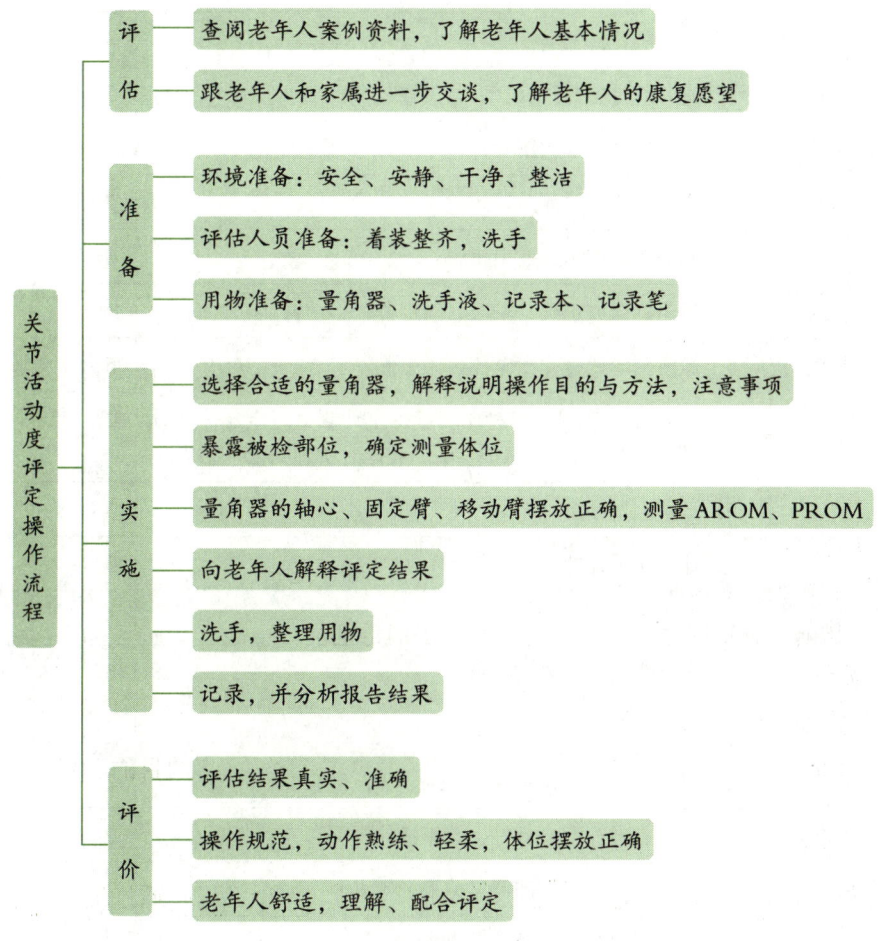

图1-48 关节活动度评定操作流程图

三、考核评价

表 1-14 关节活动度（ROM）考核标准

考核内容		考核点及评分要求	分值	扣分	得分	备注
评估（20分）	仪表	仪表大方，举止端庄，修饰着装整洁	5			
	沟通	1. 核对姓名	5			
		2. 取得老年人理解与配合	3			
		3. 向老年人解释评估的意义	2			
		4. 将要采取的评估方法告知老年人	2			
		5. 告知老年人评估的注意事项等	3			
准备（10分）	环境	安全、安静、干净、整洁	2			
	照护者	着装整齐、洗手	3			
	物品	正确选择、摆放评估设备、工具或量表	5			
实施（60分）	关节活动度测量	1. 老年人体位摆放正确	5			
		2. 充分暴露被检测关节	5			
		3. 照护者动作指令发出正确	5			
		4. 量角器摆放正确：轴心、固定臂、移动臂	10			
		5. 做两侧对比，先做健侧再做患侧	5			
		6. 患侧做主动、被动对比测量，主动测量以老年人主动运动为准，被动测量以照护者活动肢体时所感到抵抗感为准	10			
		7. 记录测量结果	5			
	测量后处理	1. 让老年人保持安全体位	5			
		2. 测量工具整理收纳	5			
		3. 向老年人说明测量结果	5			
评价（10分）		1. 老年人安全、满意	2			
		2. 操作规范、动作熟练、轻柔，体位摆放准确	2			
		3. 沟通有效，配合良好，健康指导内容和方式合适	2			
		4. 语言亲切，态度和蔼，关爱老年人	2			
		5. 在规定时间内完成	2			
总分			100			

知识拓展

皮格马利翁效应

皮格马利翁效应是指由期望而产生实际效果的现象。皮格马利翁效应是由美国著名心理学家罗森塔尔发现的。有一次他来到一所小学,声称要进行一个"未来发展趋势测验",并以赞赏的口吻将一份"最有发展前途者"的名单交给了校长和相关教师,叮嘱他们要保密。其实他撒了一个"权威性谎言",因为名单上的学生根本就是随机挑选出来的。8个月后,奇迹出现了,凡是上了名单的学生,各科成绩都有了较大的进步,而且各方面都很优秀。心理学家威廉·詹姆斯说过,人性最深切的渴望就是获得他人的赞赏,这是人类有别于动物的地方。

我们进行关节活动度测量和训练时,需要注意老年人也会因皮格马利翁效应使原本在日常训练中不能完成的任务,在评估中得以完成。同时,我们也可以利用皮格马利翁效应在关节活动度训练中给予老年人更多的赞赏和鼓励,倾听他们的心声,可以提高康复训练的效果。

同步练习

请扫描下方二维码获取本节练习题。

任务四 平衡与协调功能评定

任务情境

余伯伯,62岁,6个月前无明显诱因出现头部不适,继而出现恶心、呕吐、意识障碍,急至当地人民医院查头颅CT示:脑出血。急行手术引流,并给予改善脑代谢、营养神经及对症支持治疗,9天后拔除引流管,半个月后患者意识转清,病情稳定,但遗留右侧肢体活动不能,言语不清,之后转至康复中心积极进行康复治疗。

目前该老年人神志清，精神可，右侧下肢功能较前改善，可独站，辅助下行走，右上肢无主动运动，言语不清，饮食睡眠正常，大小便正常，情绪悲观。既往"糖尿病"病史 10 年，血糖控制良好。

任务：为了能给余伯伯制订有效的康复计划，满足余伯伯"独立行走""自己穿衣"的康复愿望，我们将先了解影响余伯伯平衡与协调功能的原因是什么，平衡和协调功能受限的程度有多大。

任务目标

1. 根据老年人情况选择合适的平衡与协调功能评估方法。
2. 能采用正确的方式进行平衡与协调能力评估。
3. 能综合分析评估结果。

任务描述

平衡功能是指人体保持各种姿势状态稳定的一种能力，是一种自发的、无意识的或反射性的活动，受重心和支撑面两个条件的制约。一个人的平衡功能正常时，能够始终保持重心垂直地落在支撑面上方或范围以内。人体的平衡可以分为静态平衡、自我动态平衡、他人动态平衡三类，又分别称为一级平衡、二级平衡、三级平衡。

什么是平衡功能

协调是指人体产生平滑、准确、有控制的运动的能力，协调与平衡密切相关。协调功能障碍又称共济失调，是指以笨拙的、不平衡的和不准确的运动为特点的异常运动。在临床上，根据中枢神经系统的病变部位不同将共济失调分为：小脑性共济失调、大脑性共济失调和感觉性共济失调。

什么是协调功能

在生活中，平衡与协调是人体完成运动、起居、步行等日常生活动作的基本保证，要使身体在这些活动中保持平衡、准确，就必须有良好的平衡与协调功能，二者关系密切，相互联系，相互影响，共同维持人体正常活动。

一、评定目的

（1）确定老年人是否存在平衡与（或）协调功能障碍。
（2）帮助了解平衡与协调功能障碍的程度、类型，分析引起功能障碍的原因。
（3）拟定合适的治疗目标，确定适当的康复治疗与训练计划。

（4）评价康复效果，修正或重新制订康复方案。
（5）判断预后。
（6）预测老年人发生跌倒的危险性。

二、评定方法

（一）平衡功能评定方法

平衡功能的评定可以在坐位、跪位、双腿站立位、单腿站立位下进行，评定方法分为主观评定和客观评定两个方面。主观评定以观察法和量表法为主，客观评定需要借助设备如平衡测试仪等进行测评。

1. 观察法

通过观察老年人在不同条件下的平衡表现，进行平衡功能评定。此法易于掌握，应用简便，适用于对平衡功能障碍的老年人进行粗略筛查。

在静止状态下能否保持平衡。例如：睁、闭眼坐，睁、闭眼站立（即 Romberg 征），双足靠拢站，足跟对足尖站，单足交替站等。

在运动状态下能否保持平衡。例如：坐、站立时移动身体，在不同条件下行走，包括足跟对足尖走、足尖着地走、直线走、沿标记物走、侧方走、倒着走、环形走等。

自发姿势反应。老年人取站立位，照护者向左、右、前、后方向推动老年人身体。阳性反应：为维持平衡，老年人脚快速向侧方、前方、后方跨出一步，头部和躯干出现调整。阴性反应：不能为维持平衡而快速跨出一步，头和躯干不出现调整。

2. 量表法

常用的量表有简易平衡三级评分法、Berg 平衡量表（BBS）测试、Fugl-Meyer 平衡反应测试、MAS 平衡测试、Tinnetti 活动能力量表、"站起—走"计时测试（the timed "Up & Go" test）、脑卒中患者姿势评定量表（PASS）等。

3. 平衡仪测试法

平衡仪测试法是近年来国际上发展较快的定量评定平衡能力的一种测试方法，包括静态平衡测试和动态平衡测试。采用高精度的压力传感器和电子计算机技术，整个系统由受力平台即压力传感器、显示器、电子计算机及专用软件构成。受力平台可以记录到身体的摇摆情况，并将记录到的信号转化成数据输入计算机，计算机在应用软件的支持下，对接收到的数据进行分析，实时描记压力中心在平板上的投影与时间的关系曲线，其结果以数据及图的形式显示，称为静态姿势图。在静态平衡仪基础上将测试者固定，受力平台控制后进行前后、水平方向移动或以踝关节为轴旋转，记录人体在不同运动状态和姿势改变时的重心改变情况，称为动态平衡测试。

（二）协调功能评定方法

协调功能评定是评定肌肉或肌群共同完成一种作业或功能活动的能力。常用的评定方法有观察法、平衡性协调试验、非平衡性协调试验等。

1. 观察法

观察老年人的姿势、步行和日常生活活动，并通过与正常健康人的比较，判断老年人是否存在协调功能障碍。协调功能正常的依据：多样性的运动方式；良好的平衡反应能力；各种体位和姿势下的启动和停止动作准确、顺畅，无震颤。

2. 平衡性协调试验

评估身体在直立时的姿势、平衡以及静和动的成分。

（1）试验方法。

可根据老年人身体情况，适当选择以下动作：正常舒适站立；双足并拢站立；足跟对另一足尖站立；站立位下，上肢交替地放在身旁、头上方或腰部；弯腰，返回直立位；睁眼和闭眼站立；身体侧弯；变换速度走；足尖或足跟走等。

（2）评分标准。

4分：能完成活动；3分：能完成活动，但需要较少的身体接触加以保护；2分：能完成活动，但需要大量的身体接触加以保护；1分：不能完成活动。

3. 非平衡性协调试验

评估身体不在直立位时的姿势、平衡以及静和动的成分。

（1）试验方法。

①指鼻试验：老年人肩关节外展90°，肘关节伸直，然后用食指头触及自己鼻尖。

②指指试验：让老年人双肩外展90°，肘伸直，然后双手靠近，用一手食指触及另一手食指头。

③对指试验：让老年人用拇指头依次触及其他手指头，并逐步增加对指速度。

④轮替试验（前臂的旋前与旋后）：老年人双手张开，一手向上，一手向下，交替转动，速度逐渐加快。

⑤跟—膝—胫试验：老年人仰卧，抬起一侧下肢，先将足跟放在对侧下肢的膝盖上，再沿着胫骨前缘向下推移。

⑥画圆或横"8"字试验：老年人用上肢或下肢在空气中绘一圆或横"8"字；测评下肢时取仰卧位。

⑦拍地试验：老年人足跟触地，脚尖抬起做拍地动作，可以双脚同时或分别做。

⑧肢体保持试验：该试验适合于偏瘫老年人。

⑨上肢保持试验：老年人取坐位，照护者将其上肢保持在向前水平伸直位，突然松手，观察肢体坠落情况。

⑩下肢保持试验：老年人仰卧位，将一侧下肢向上屈膝，脚跟着床，照护者突然松手，瘫痪的肢体不能自动伸直，且向外倾倒；无瘫痪的肢体则能保持在伸直位。

（2）评分标准。

每个试验分别进行评分。5 分：正常；4 分：轻度障碍，能完成指定的活动，但速度和熟练程度比正常稍差；3 分：中度障碍，能完成指定的活动，但协调缺陷极明显，动作慢、笨拙和不稳定；2 分：重度障碍，只能发起运动而不能完成；1 分：不能活动。

三、常用的评定量表

临床上用来进行平衡与协调功能评定的量表有很多，其中简易平衡三级评分法属于主观评定后的记录方法，评分简单，结果量化，应用方便，故临床普遍适用。Berg 平衡量表（BBS）既可用来评定老年人在静态和动态的平衡功能，也可以用来测试正常情况下老年人摔倒的可能性。"站起—走"计时测试不仅是一种快速定量评定功能性步行能力的方法，也可评定老年人在行走中的动态平衡情况。

（一）简易平衡三级评分法（表 1-15）

表 1-15　简易平衡三级评分法

体位	分级	表现
坐位	Ⅰ	静态维持自身平衡 10s 以上
	Ⅱ	自身动态维持平衡 10s 以上（伴随上肢运动可以维持平衡）
	Ⅲ	轻外力作用下维持平衡 10s 以上（被轻推时，老年人可以维持平衡）
站位	Ⅰ	静态维持自身平衡 10s 以上
	Ⅱ	自身动态维持平衡 10s 以上
	Ⅲ	轻外力作用下维持平衡 10s 以上

（二）Berg 平衡量表（BBS）

该表由 Katherine Berg 于 1989 年首先报道，包括站起、坐下、独立站立、闭眼站立、上臂前伸、转身一周、双足交替踏台阶、单腿站立等 14 个项目，测试一般可在 20 分钟内完成。测试时工具包括一块秒表、一根软尺、两把高度适中的椅子、一个台阶。具体评定内容及标准见表 1-16。

表 1-16 Berg 平衡量表评定方法及评分标准

检查项目	完成情况	评分
1. 由坐到站	不用手扶持独立稳定地站起	4
	用手扶持独立地站起	3
	经过几次努力用手扶持站立	2
	需要较少的帮助站立	1
	需要中度或最大的帮助站立	0
2. 独立站立	安全站立 2 分钟	4
	监护下站立 2 分钟	3
	无扶持下站立 30 秒	2
	经过几次努力能独立站立	1
	无扶持不能站立 30 秒	0
3. 独立坐	安全坐 2 分钟	4
	监护下坐 2 分钟	3
	坐 30 秒	2
	坐 10 秒	1
	没有支撑不能坐 10 秒	0
4. 从站到坐	少量用手帮助安全地坐下	4
	用手帮助控制身体下降	3
	双腿后侧靠着椅子控制身体下降	2
	独立地坐，但不能控制身体下降速度	1
	扶持下坐	0
5. 床—椅转移	少量用手帮助下安全转移	4
	大量用手帮助下安全转移	3
	口头提示或监护下转移	2
	需要 1 人帮助下转移	1
	需要 2 人帮助下转移	0

（续上表）

检查项目	完成情况	评分
6. 闭目站立	安全站立 10 秒	4
	监护下站立 10 秒	3
	站立 3 秒	2
	站立稳定，但闭眼不超过 3 秒	1
	需要帮助以防摔倒	0
7. 双脚并拢站立	独立并拢双脚安全站立 1 分钟	4
	独立并拢双脚监护下站立 1 分钟	3
	独立并拢双脚站立不超过 30 秒	2
	帮助下并拢双脚站立 15 秒	1
	帮助下并拢双脚站立不超过 15 秒	0
8. 站立位时上肢前伸	向前伸超过 25 cm	4
	向前伸超过 12 cm	3
	向前伸超过 5 cm	2
	监护下向前伸手	1
	尝试向前伸手时失去平衡	0
9. 站立位从地上拾物	轻松安全地捡起物体	4
	监护下捡起物体	3
	离物体 2~5 cm 不能捡起物体，但能独立保持平衡	2
	不能捡起物体，尝试时需要帮助	1
	不能尝试或需要帮助维持平衡以防摔倒	0
10. 转身向后看	看到双侧后方，重心转移良好	4
	看到一侧后方，另一侧缺乏重心转移	3
	只能向侧方转身，可维持平衡	2
	转身时需要监护	1
	需要帮助以避免失去平衡或跌倒	0

（续上表）

检查项目	完成情况	评分
11. 转身一周	能在两个方向用 4 秒或更短时间安全转一圈	4
	只能一个方向用 4 秒或更短时间安全转一圈	3
	安全地转一圈但超过 4 秒	2
	口头提示或监护下转身	1
	帮助下转身	0
12. 双足交替踏台阶（左右脚交替放到台阶上，直到每只脚都踏过 4 次）	独立安全地站立，20 秒内完成 8 个	4
	独立站立，完成 8 个的时间超过 20 秒	3
	在监护下不需要帮助完成 4 个	2
	少量帮助下完成 2 个或以上	1
	需要帮助以防摔倒或不能尝试	0
13. 双足前后站立	独立地将一只脚放在另一只脚的正前方保持 30 秒	4
	独立地将一只脚放在另一只脚前方保持 30 秒	3
	独立地将一只脚向前迈一小步保持 30 秒	2
	帮助下向前迈步保持 15 秒	1
	站立或迈步时失去平衡	0
14. 单足站立	独立单脚站立超过 10 秒	4
	独立单脚站立 5~10 秒	3
	独立单脚站立 3~5 秒	2
	尝试抬腿，不能保持 3 秒，但能独立站立	1
	不能尝试或需要帮助以防摔倒	0

说明：Berg 平衡量表共 14 个项目，每个项目最低分 0 分，最高分 4 分，满分 56 分，评分越低，表示平衡功能障碍越严重。根据所代表的活动状态，将评分结果分为四类。

0~20 分：平衡功能差，只能坐轮椅。

21~40 分：平衡功能可，能辅助步行。

41~56 分：平衡功能好，能独立行走。

＜40 分：预示有跌倒的危险。

（三）Fugl-Meyer 平衡反应测试

由瑞典医生 Fugl-Meyer 等人在 Brunnstrom 评定基础上发展而来，常用于测试上运动神经元损伤的偏瘫老年人。评定内容及标准见表 1-17。

表 1-17　Fugl-Meyer 平衡反应测试

评定内容	评定标准	
支持坐位	0 分 1 分 2 分	不能保持平衡 能保持平衡，但时间短，不超过 5 分钟 能保持平衡，超过 5 分钟
健侧展翅反应	0 分 1 分 2 分	被推动时，无肩外展及伸肘 健肢有不完全反应 健肢有正常反应
患侧展翅反应	0 分 1 分 2 分	被推动时，患肢无外展及伸肘 患肢有不完全反应 患肢有正常反应
支持站立	0 分 1 分 2 分	不能站立 完全在他人帮助下站立 1 人帮助站立 1 分钟
无支持站立	0 分 1 分 2 分	不能站立 站立少于 1 分钟或身体摇摆 站立平衡多于 1 分钟
健肢站立	0 分 1 分 2 分	维持平衡少于 1~2 秒 维持平衡 4~9 秒 维持平衡多于 9 秒
患肢站立	0 分 1 分 2 分	维持平衡少于 1~2 秒 维持平衡 4~9 秒 维持平衡多于 9 秒

说明：Fugl-Meyer 平衡量表主要适用于偏瘫老年人的平衡功能评定，此法对老年人进行七个项目的检查，最高 14 分，最低 0 分。少于 14 分，说明平衡功能有障碍，评分越低，表示平衡功能障碍越严重。

任务实施

一、实施条件

表 1-18　平衡与协调功能评估实施条件

名称	实施条件	要求
实施环境	模拟病房、实训教室	安全、干净、整洁，温湿度适宜 地面平整、防滑
设施设备	PT床或普通病床、椅子、台阶	无损坏、松动
物品准备	签字笔1支、记录本1本、手消毒剂、秒表、软尺	照护者自备工作服、帽子、口罩、发网、挂表
人员准备	具备平衡与协调功能评定的操作技能和相关知识	照护者着装整齐、洗手、剪指甲

一、实施步骤

1. 评估

评估老年人的性别、年龄、职业、诊断，老年人的家庭环境、工作环境、社会环境和居住环境，老年人以往的社会角色及疾病史。评估老年人的主动性、依从性和心理状态，告知平衡与协调功能评定的目的和配合方法。

照护者先通过查阅老年人病案记录，然后通过交谈以进一步确认最初收集到的关于老年人的背景资料是否正确、完整。评估时最好邀请老年人家属参加，以防止由于老年人言语交流障碍、认知障碍等造成的动作完成不准确。可以通过交谈，了解老年人的康复愿望等，为后期制订平衡与协调功能训练目标和选择训练方法提供依据。

2. 用物准备

（1）环境：安全、安静、干净、整洁。

（2）着装整齐、洗手。

（3）物品：签字笔、记录本、手消毒剂、秒表、软尺。

3. 实施

（1）沟通交流。

正式评定前应首先与老年人交谈，评估老年人的病情、意识、心理状态，向老年人解释平衡与协调功能评定的目的、目标、方式、可能的结果等，以争取老年人的理解与配合。

（2）开始评定。

在完成首次交谈后，可以开始平衡功能的评定。通常先采用观察法，根据简易平衡三级评分法的内容（见表1-19），对老年人进行坐位、立位下的平衡观察。再根据老年人的表现和病情需要，选择适当的量表进行评定。协调功能的评定多采用观察法，通过平衡性协调试验和非平衡性协调试验进行评定。

（3）评定结束时，跟老年人正确解释评定结果。

（4）整理用物、洗手、记录。

4. 记录与报告

根据完成的评定量表，记录评定内容，分析总结与报告。为制订平衡与协调训练方案与评估训练效果提供依据。

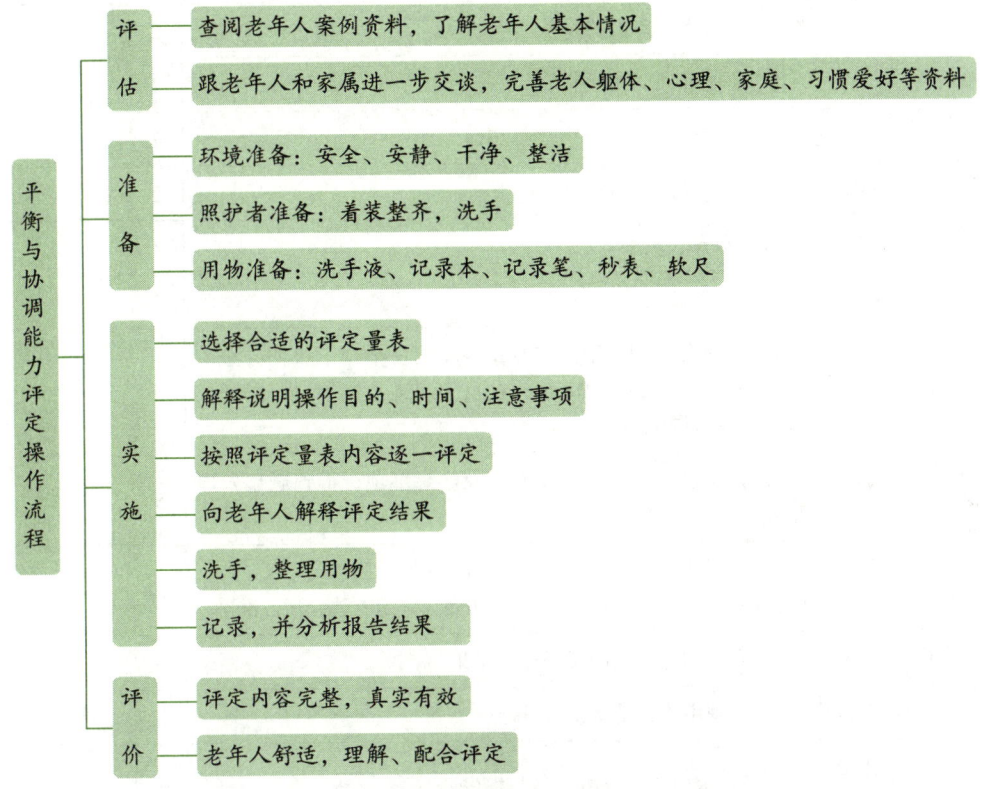

图1-49　平衡与协调能力评定操作流程图

三、考核评价

表1-19 平衡与协调功能评定考核标准

考核内容		考核点及评分要求	分值	扣分	得分	备注
评估（20分）	老年人	1. 性别、年龄、职业、诊断，所处的家庭环境、工作环境、社会环境和居住环境，老年人以往的社会角色及疾病史	5			
		2. 意识状态、认知功能、语言功能、肌力、肌张力、关节活动范围、感觉功能等	5			
		3. 主动性、依从性的态度和情感	3			
		4. 是否需要专门的设备	2			
		5. 态度和蔼，沟通有效	2			
		6. 内容全面完整	3			
准备（10分）	环境	安全、安静、干净、整洁	2			
	照护者	着装整齐、洗手	3			
	物品	用物准备齐全	5			
实施（60分）	实施过程	1. 选择合适的评定方法及量表（简易平衡三级评分法、Berg平衡量表、Fugl-Meyer平衡反应测试、平衡性协调试验、非平衡性协调试验等）	5			
		2. 说明操作目的，需要时间及注意事项，得到老年人理解并配合	5			
		3. 按照评定方法及量表的内容逐一进行评定，内容完整全面，每少一项内容扣5分，直到扣完。评定方法合适、准确	40			
		4. 有效沟通，正确解释评定结果	3			
		5. 整理用物，洗手	2			
	记录报告	记录评定内容，分析总结与报告	5			
评价（10分）		1. 操作规范，动作熟练	3			
		2. 评价方式正确有效	3			
		3. 态度和蔼，关爱老年人	2			
		4. 与家属沟通有效，取得合作	2			
总分			100			

知识拓展

人体维持平衡的机制

一般认为，保持人体平衡需要三个环节的参与：感觉输入、中枢整合和运动控制（输出）。而前庭系统、视觉调节系统、躯体本体感觉系统、大脑平衡反射调节、小脑共济协调系统以及肌群的力量在人体平衡功能的维持上都起到了重要作用。

1. 感觉输入

正常情况下，人体通过视觉、躯体觉、前庭觉的传入来感知站立时身体所处的位置以及与地球引力和周围环境的关系。因此，适当的感觉输入，特别是视觉、躯体和前庭信息对平衡的维持和调节具有正负反馈的调节作用。

2. 中枢整合

三种信息输入在脊髓、前庭核、内侧纵束、脑干网状结构、小脑及大脑皮质等多级平衡觉神经中枢进行整合加工，并形成运动的方案。

3. 运动控制（输出）

中枢神经系统在对多种感觉信息进行分析整合后下达运动指令，运动系统以不同的协同运动模式控制姿势变化，将身体重心调整回原来的范围或重新建立新的平衡。当平衡发生变化时，人体可以通过踝调节、髋调节、跨步调节三种机制调整身体重心和保持平衡。

同步练习

请扫描下方二维码获取本节练习题。

任务五 步态分析

任务情境

王大爷，68岁，6个月前晨起发现右侧肢体无法抬起，行走不能，急至当地医院，被诊断为"左侧脑梗死"，经内科保守治疗1个月后好转出院，出院时可短距离步行15米，自行居家康复至今。现表现为行走时躯干左右摇摆，右侧下肢划圈样，伴有膝过伸、足下垂等。

任务：为了能给王大爷制订有效的康复计划，帮助他进一步改善步态，我们将先了解王大爷目前为哪种异常步态。

任务目标

1. 能掌握步行周期的特征。
2. 能熟悉步行时重心转移、身体各部位的运动及人体关节角度的变化。
3. 能学会步态的目测分析法，学会异常步态的分析方法。

任务描述

步态（gait）就是行走时的姿态，它是人体的结构、功能、运动调节系统、行为以及心理活动在行走时的外在表现。行走是人类日常生活中重复最多的一种动作，四肢、躯干、神经调节系统或某些全身性疾病和损伤都会影响一个人的步行及步态，步行障碍是对病、伤、残者日常生活活动影响最大的功能障碍之一，步行能力的恢复是病、伤、残者最迫切的需要。

步态分析（gait analysis）是利用力学原理和人体解剖学知识对人类行走进行对比分析的一种方法，包括定性分析和定量分析。通过分析研究可以揭示步态异常发生的原因，制订有针对性的步态矫正方案，也可以判断预后及训练效果。

一、正常步态

正常步态是人体在中枢神经系统控制下通过骨盆、髋、膝、踝及足趾等一系列活动完成的。正常步态具有周期性、稳定性、协调性，但神经系统、骨、关节及肌肉病变时会形成异常步态。

（一）步行周期

步行周期是指从一侧足跟触地到同侧足跟再次触地所经历的时间，分为站立相（支撑相）和摆动相。站立相是指同侧足跟着地到足尖离地，即足与支撑面接触的时间，约占步行周期的60%。摆动相是指从足尖离地到足跟着地，即足离开支撑面的时间，约占步行周期的40%。见图1-50。

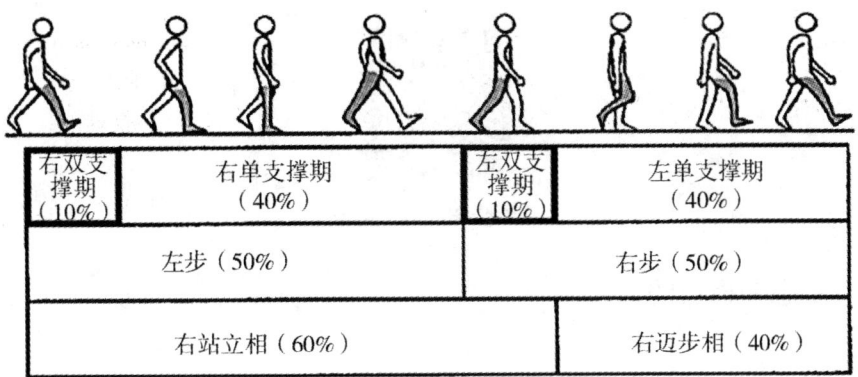

图1-50 步行周期

步行周期

（二）步态参数（见图1-51）

（1）步长：行走时一侧脚跟着地到紧接着的对侧脚跟着地平均的距离。正常人平地行走时，一般步长约为50～80 cm。

（2）步幅：行走时，由一侧脚跟着地到该侧脚跟再次着地的距离。通常为单步长的两倍。

（3）步宽：在行走中左、右两足间的横向距离称为步宽。正常人为（8±3.5）cm。

（4）足偏角：在行走中人体前进的方向与足的长轴所形成的夹角。正常人为6.7°。

（5）步频：又称步调，指单位时间内行走的步数，通常用steps/min表示，健全人通常步频是95～125 steps/min，东方男性的步频平均约为（112±8.9）steps/min，女性平均为（123.4±8.0）steps/min。

（6）步速：即步行的速度，是指单位时间内行走的距离，正常人大约为65～100 m/min。测试时，一般让老年人以平常的速度步行10米的距离，测量所需的时间，按照公式（步速＝距离/所需时间）计算出步行速度。

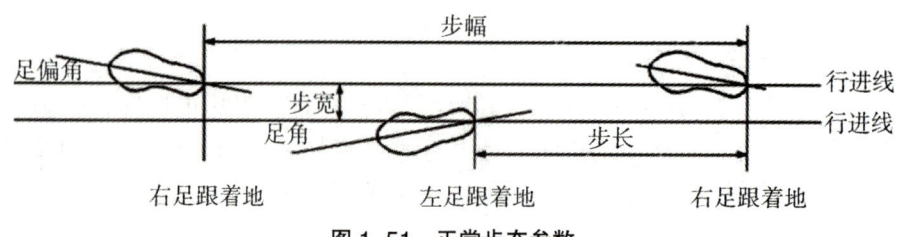

图 1-51　正常步态参数

正常步态的时空参数

二、步态分析目的

（1）确定有无异常步态。
（2）了解异常步态的性质与程度。
（3）分析异常步态的原因。
（4）为制订计划和治疗方案提供依据。
（5）评估治疗效果。

三、步态分析方法

（一）评定前准备

（1）病史回顾：病史是判断步态障碍的前提。步态分析前，仔细询问老年人现病史、既往史、手术史、康复治疗措施等基本情况，分析诱发步态异常和改善步态的相关因素。

（2）体格检查：体格检查是判断步态障碍的基础，特别是神经系统和骨关节系统的检查。着重检查老年人的生理反射和病理反射、肌力和肌张力、关节活动度、感觉（触觉/痛觉/本体感觉）、压痛、肿胀及皮肤状况（溃疡/颜色）等。

（二）目测定性分析法

让老年人按习惯方式来回行走，检查者从前面、侧面和后面分别观察行走的姿势和下肢各关节的运动，通过检查表或简要描述的方式记录步行周期中存在的问题；然后让老年人做变速行走、慢速、快速、随意放松步行，分别观察有无异常。根据老年人的基本情况，还可以选择让老年人行走中突然停下，转身行走、上下楼梯或斜坡、绕过障碍物，坐下和站起，原地踏步或原地站立，使用助行器行走等方法进行观察和评估。步态观察要点见表 1-20。

表 1-20　步态观察要点

观察内容	观察要点
步行周期	时相是否合理、左右是否对称，行进是否稳定和流畅
步行节律	节奏是否匀称，速率是否合理，时相是否流畅
疼痛	是否干扰步行，部位、性质、程度，发作时间，与步行障碍的关系
肩、臂	塌陷或抬高，前后退缩，肩活动过度或不足
躯干	前屈或侧屈，扭转，摆动过度或不足
骨盆	前、后倾斜，左、右抬高，旋转或扭转
膝关节	摆动相是否可屈曲，支撑相是否可伸直，关节是否稳定
踝关节	摆动相是否可背屈或跖屈，是否足下垂、足内翻或足外翻，关节是否稳定
足	是否为足跟着地，是否为足趾离地，是否稳定
足接触面	是否全部着地，两足间距是否合理，是否稳定

（三）测量法

测量法是一种简单定量的方法。可以测定时间参数，即让老年人在规定距离的道路上行走，用秒表计时，实测行走距离不少于 10 米，两端应至少再加 2~3 米以便老年人起步加速和减速停下。亦可用足印法测定距离参数，即在双足蘸上滑石粉，使老年人行走时留下足印，测试距离至少 6 米，每侧足不少于 3 个连续足印，根据足印记分析两侧下肢的步态参数。

（四）步行能力评定

步行能力评定是一种相对精细的半定量评定，常用 Hoffer 步行能力分级（见表 1-21）、Holden 步行功能分类（见表 1-22）。

表 1-21　Hoffer 步行能力分级

分级	评定标准
Ⅰ 不能步行	完全不能步行
Ⅱ 非功能性步行	借助于膝—踝—足矫形器（KAFO）、手杖等能在室内行走，又称治疗性步行
Ⅲ 家庭性步行	借助于踝—足矫形器（AFO）、手杖等能在室内行走自如，但在室外不能长时间行走
Ⅳ 社区性步行	借助于 AFO、手杖或独立可在室外和社区内行走、散步、去公园、去诊所、去购物等活动，但时间不能持久，如需要离开社区长时间步行仍需坐轮椅

表 1-22　Holden 步行功能分类

级别	表现
0 级：无功能	不能走，需要轮椅或 2 人协助才能走
Ⅰ级：需大量持续性的帮助	需使用双拐或需要 1 个人连续不断地搀扶才能行走或保持平衡
Ⅱ级：需少量帮助	能行走但平衡不佳，不安全，需 1 人在旁给予持续或间断的接触身体的帮助或需使用膝—踝—足矫形器、踝—足矫形器、单拐、手杖等以保持平衡和保证安全
Ⅲ级：需监护或语言指导	能行走，但不正常或不够安全，需 1 人监护或用语言指导，但不接触身体
Ⅳ级：平地上独立	在平地上能独立行走，但在上下斜坡、在不平的地面上行走或上下楼梯时仍有困难，需他人帮助或监护
Ⅴ级：完全独立	在任何地方都能独立行走

（五）实验室步态分析

实验室步态分析主要是对步态进行动力学分析，常用的方法有：

（1）同步摄像分析：在 4～8 米的步行通道周围设置 2～6 台摄像机，同时记录老年人步行图像，并采用同步慢放的方式，对老年人的动作分解观察和分析。

（2）三维数字化分析：通过 2～6 台数字化检测仪或特殊摄像机连续获取老年人步行时关节标记物的信号，通过计算机转换为数字信号，分析老年人的三维运动特征。输出结果包括：数字化重建的三维步态、各关节三维角度变化、速率和时相。

（3）动态肌电图：在步行状态下同步检测多块肌肉的电活动，可以鉴别是原发性神经肌肉功能障碍导致的步态异常，还是骨关节功能障碍或继发性肌肉活动异常引发的步行障碍。

四、常见异常步态分析

（一）中枢神经系统损伤所致的异常步态

（1）偏瘫步态：多见于各种原因所致的脑损伤。由于下肢伸肌紧张导致步态周期中髋、膝关节痉挛，膝不能屈曲，髋内旋，踝不能背屈并内翻。行走时患侧腿摆动相向前迈步时下肢由外侧回旋向前，故又称划圈步态。

（2）截瘫步态：多见于脊髓损伤。T_{10}以下截瘫老年人，通过训练，借助手杖、支具等可达到功能性步行，但截瘫较重的老年人，双下肢可因肌张力高而始终保持伸直，行走时可出现剪刀步，甚至于足着地时伴有踝阵挛，而使行走更加困难，又称交叉步或剪刀步。

（3）脑瘫步态：见于脑性瘫痪。由于髋内收肌痉挛，导致行走中两膝常互相摩擦，步态不稳，呈剪刀步或交叉步。

（4）蹒跚步态：见于小脑损伤导致的共济失调，行走时摇晃不稳，不能走直线，状如醉汉，又称酪酊步态或醉酒步态。

（5）慌张步态：见于帕金森式病或基底节病变，行走时上肢缺乏摆动动作，步幅短小，并出现阵发性加速，不能随意停止或转向，又称前冲步态。

（二）周围神经受损所致的异常步态

（1）臀大肌步态：由于伸髋肌群无力，行走时躯干用力后仰，重力线通过髋关节后方以维持被动伸髋，并控制躯干的惯性向前，形成仰胸凸肚的姿态。

（2）臀中肌步态：由于髋外展肌群无力，不能维持髋的侧向稳定，行走时上身向患侧弯曲，重力线通过髋关节的外侧，依靠内收肌来保持侧方稳定，并防止对侧髋下沉，带动对侧下肢摆动，如果双侧臀中肌均无力，步行时上身左右摇摆，形如鸭子走步，又称鸭步。

（3）股四头肌步态：由于伸膝肌无力，行走时患腿在支撑期不能保持伸膝稳定，上身前倾，重力线通过膝关节的前方，使膝被动伸直，有时老年人通过稍屈髋来加强臀肌及股后肌群的张力，使股骨下端后摆，帮助被动伸膝，如果同时合并伸髋肌无力，老年人则需要俯身向前，用手按压大腿使膝伸直。

（4）胫前肌步态：由于踝背伸肌无力，患侧下肢在摆动期呈现足下垂，早期足跟着地之后不久"拍地"，摆动相通过增加屈髋和屈膝来防止足尖拖地，又称跨门槛步或跨栏步。

（三）其他原因引起的异常步态

（1）短腿步态：如一侧下肢缩短超过 2.5 cm 时，患腿支撑期可见同侧骨盆及肩下沉，摆动期则有患足下垂。

（2）疼痛步态：当各种原因引起患腿负重时疼痛，老年人尽量缩短患腿的支撑期，使对侧下肢跳跃式摆动前进，步长缩短，又称短促步。

任务实施

一、实施条件

表1-23 步态分析实施条件

名称	实施条件	要求
实施环境	实训教室	安全、干净、整洁，温湿度适宜
设施设备	15米长空地、简易台阶、模拟坡道	地面平整、防滑、无障碍物
物品准备	秒表、皮尺、量角器、滑石粉、腋拐、手杖等助行器	照护者自备工作服、帽子、口罩、发网、挂表
人员准备	需照护者和辅助照护者2人；均具备步态分析的操作技能和相关知识	照护者着装整齐、洗手、剪指甲

二、实施步骤

1. 评估

评估老年人的性别、年龄、职业、诊断，老年人的家庭环境、工作环境、社会环境和居住环境，老年人以往的社会角色及疾病史。评估老年人肌力、肌张力、关节活动范围、平衡性、协调性、感觉、认知功能等，评估老年人的主动性、依从性的态度和情感，以及是否需要专门的步行辅助设备。

以下情况的老年人禁忌进行步行分析：站立平衡功能障碍者；下肢骨折未愈合者；各种原因导致的下肢关节不稳者；严重心肺功能障碍者；意识障碍不能配合者等。

2. 用物准备

（1）环境：安全、安静、干净、整洁。

（2）着装整齐、洗手。

（3）物品：签字笔、记录本、手消毒剂、皮尺、量角器、滑石粉、助行器。

3. 实施

（1）沟通交流。

正式评定前应首先与老年人交谈，向老年人解释步态评定的目的、目标、方式、可能的结果等，以争取老年人的理解与配合。

（2）开始评定。

在完成首次交谈后，可以开始评定。通常采用目测定性分析法，让老年人按习惯的方式来回行走，照护者从不同方向（正、背、侧面）观察，注意其全身姿势和下肢各关节的活动，还可以让老年人做变速行走，慢速、快速、随意放松步行，分别观察有无异常。步行中，可以让老年人停下、转身行走、上下楼梯或上下斜坡、绕过障碍物、坐下和站起、原地踏步或原地站立、闭眼站立等。用助行器行走的老年人，如有可能，尽量分别观察使用和不使用助行器行走情况。辅助照护者全程于老年人患侧做好防护，以免发生意外。通过简要描述的方式记录步态周期中存在的问题，也可进行 Hoffer 步行能力分级或 Holden 步行功能分类，或通过足印法测定距离参数。

（3）评定结束时，跟老年人及家属正确解释评定结果。

（4）整理用物、洗手、记录。

4. 记录与报告

根据记录评定内容，完成评定量表，分析总结与报告。为制订步行训练方案与评估训练效果提供依据。

5. 注意事项

（1）嘱老年人尽量放松，以平时正常步行的感觉完成评定。

（2）目测观察时，不仅要观察患侧下肢，亦要观察健侧下肢，以便比较。

（3）行走时，老年人衣着尽量少，充分暴露下肢，以便准确观察老年人步态特征。

（4）根据老年人的实际情况选择适当的步态分析方法，目测分析法属于定性分析，有一定局限性，必要时进一步采用定量分析法。

（5）正式检查前，让老年人试行至自然行走方式再测试。

（6）老年人每一次行走至少包括 6 个步行周期。

（7）如老年人步态不稳，行走中要注意监护，以防跌倒。

步态分析操作视频

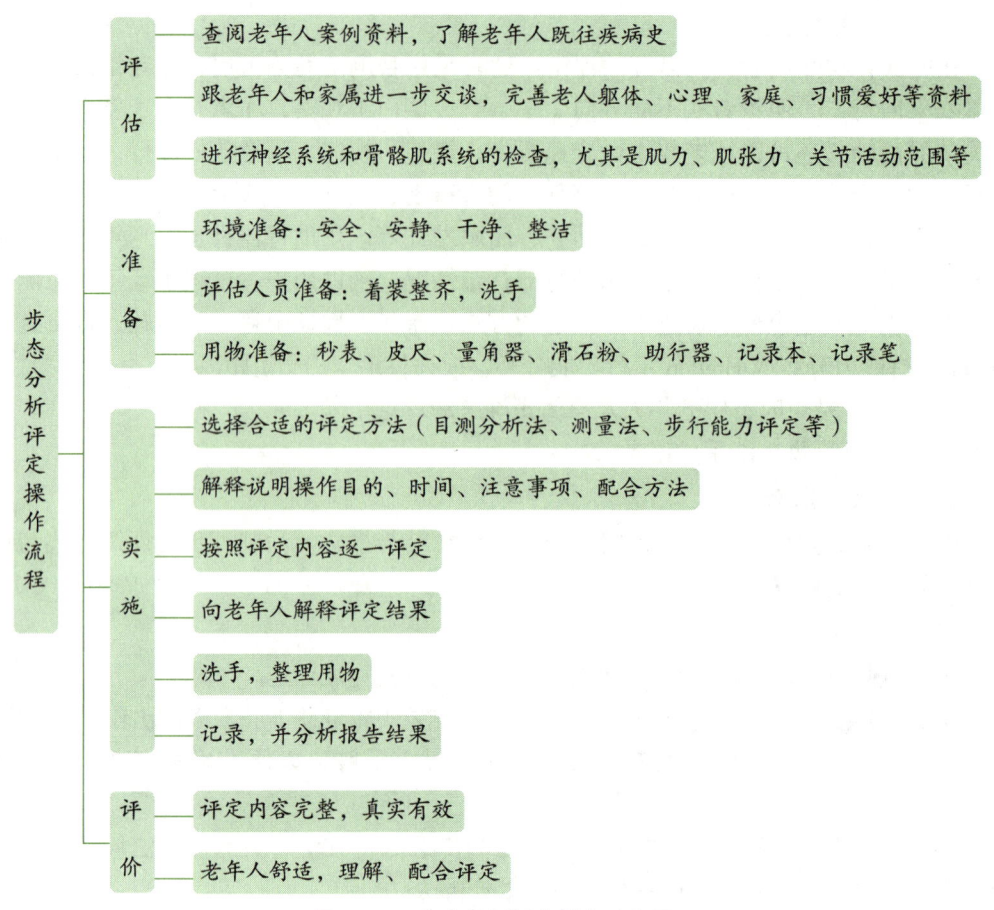

图 1-52　步态分析评定操作流程图

三、考核评价

表 1-24　步态分析考核标准

考核内容		考核点及评分要求	分值	扣分	得分	备注
评估 （20分）	老年人	1. 性别、年龄、职业、诊断，所处的家庭环境、工作环境、社会环境和居住环境，老年人以往的社会角色及疾病史	5			
		2. 意识状态、认知功能、言语、肌力、肌张力、关节活动范围、平衡性、协调性、感觉等	5			
		3. 主动性、依从性的态度和情感	3			
		4. 是否需要专门的设备	2			
		5. 态度和蔼，沟通有效	2			
		6. 内容全面完整	3			

（续上表）

考核内容		考核点及评分要求	分值	扣分	得分	备注
准备（10分）	环境	安全、安静、干净、整洁	2			
	照护者	着装整齐、洗手	3			
	物品	用物准备齐全	5			
实施（60分）	实施过程	1. 选择合适的步态分析方法（目测分析法、测量法、步行能力评定等）	5			
		2. 说明操作目的、需要时间及注意事项，得到老人的理解和配合	5			
		3. 按照评定方法或量表的内容逐一进行评定，内容完整全面，每少一项内容扣5分，直到扣完。评定方法合适、准确	40			
		4. 有效沟通，正确解释评定结果	3			
		5. 整理用物，洗手	2			
	记录报告	记录评定内容，分析总结与报告	5			
评价（10分）		1. 操作规范，动作熟练	3			
		2. 评价方式正确有效	3			
		3. 态度和蔼，关爱老年人	2			
		4. 与家属沟通有效，取得合作	2			
总分			100			

知识拓展

治疗性行走

治疗性行走是指在有辅助器具的帮助下，老年人能做短暂步行。其虽无实用性，但却能带给老年人能站能走的感觉，形成巨大的心理支持；并能减少压疮发生的机会；防止骨质疏松；改善血液、淋巴循环和减缓肌肉萎缩；促进大、小便排出；减少对他人的依赖。

同步练习

请扫描下方二维码获取本节练习题。

任务六　肌力训练

任务情境

王爷爷，71岁，2个月前突发头晕、头痛，继而出现左侧肢体瘫痪，CT检查为右侧大脑出血约60毫升，经手术治疗，遗留左侧肢体偏瘫，不能活动，生活不能自理。查体：神志清晰，精神欠佳，血压：160/90 mmHg，患肢肌力1级，健足站立平衡功能Ⅰ级。诊断：1. 脑出血；2. 左侧肢体迟缓性偏瘫。

任务：帮助王爷爷进行肌力方面的康复训练，让王爷爷左侧肢体最大可能地恢复活动。

任务目标

1. 能掌握老年人肌力训练的适应证和肌力训练的常用方法。
2. 能配合专业康复人员进行肌力训练。
3. 具有科学的批判性思维能力，能针对老年人训练过程中出现的具体情况进行综合分析并解决问题。

任务描述

肌力（Muscle strength）是指肌肉收缩时能产生的最大力量，与肌肉收缩时的张力有关。肌力减低是老年人最常见的症状之一，常会引起人体各项日常生活活动的障碍，如坐、站、步行障碍。肌力训练是增强肌力的主要方法，根据超量负荷的原理，通过肌肉的主动收缩来改善或增强肌肉的力量，广泛应用于脑卒中和骨折术后肌肉力量恢复的治疗中。

肌力训练概述

一、训练目的

（1）增强老年人的肌力，使其能够完成更高水平的肌力活动。
（2）增强老年人肌肉的耐力，使肌肉能够维持更长时间的收缩。
（3）通过肌力训练，为老年人今后的日常生活动作、协调、平衡、步态等功能训练做准备。
（4）防止出现失用性肌萎缩，帮助维持肌病时的肌肉收缩能力。
（5）降低老年人跌倒的风险。
（6）增加老年人的自信。

二、训练方法

（一）肌力训练的方法分类

（1）按照不同训练目的，分为增强肌力训练、增强肌肉耐力训练。
（2）按照不同肌力大小，分为传递神经冲动训练、助力训练、主动训练、抗阻训练、渐进抗阻训练。
（3）按照肌肉收缩的方式，分为等长训练、等张训练、等速训练。

肌力训练方法分类

（二）肌力训练的基本训练方法

1. 传递神经冲动训练

通过主观努力、意念的方式，去引发瘫痪肌肉的主动收缩（大脑皮质运动区神经冲动—脊髓前角细胞—瘫痪肌肉逐渐恢复功能），适用于肌力0~1级的老年人。

2. 主动训练

通过患者主动的肌肉收缩来完成的训练方法，主要适用于肌力3级以上的老年人。

3. 助力训练

在外力的辅助下，通过老年人主动的肌肉收缩来完成的训练，主要适用于肌力1~3级的老年人。也可进行悬吊训练，利用绳索、挂钩、滑轮等简单装置，将运动的肢体悬吊起来，以减轻肢体的自身重量，使肢体在水平面上进行训练。

4. 抗阻训练

在肌肉收缩过程中，需要克服重力和外来阻力才能完成的训练。适用于肌力 4~5 级的老年人。如屈膝训练时，把沙袋捆在小腿末端。

5. 等长训练

肌肉收缩时，肌张力增加而肌肉长度不变，不发生关节运动，但肌张力明显增高，如图 1-53 所示。在运动中，等长收缩训练是增强肌力的有效方法，特别适用于关节疼痛的老年人以及关节不允许活动者进行肌力增强训练，以延缓和减轻肌肉失用性萎缩。其训练形式包括徒手等长运动、肌肉固定训练、利用器具（如墙壁、地板、肋木）等。

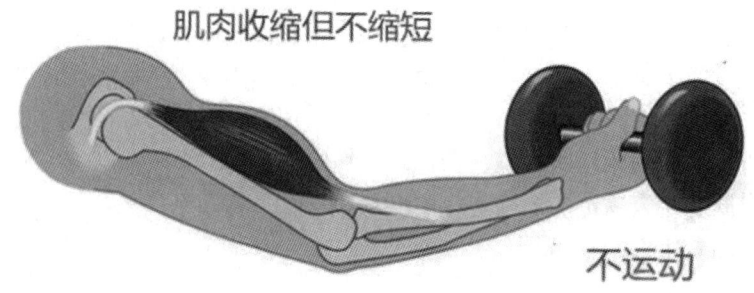

图 1-53　肱二头肌的等长收缩

6. 等张训练

肌肉收缩时，肌肉长度有变化而肌张力不变，产生关节运动，分为向心性收缩和离心性收缩，如图 1-54 所示。根据老年人的肌力和功能需要，可将阻力施加在肌肉拉长或缩短时，适合 3~5 级肌力的老年人。

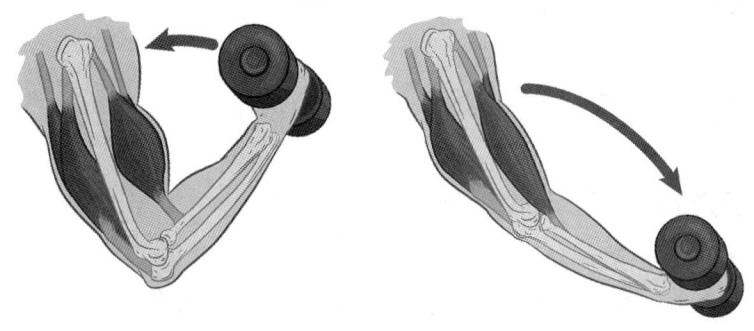

图 1-54　肱二头肌的等张收缩

7. 等速训练

等速训练也称为等动训练，该训练需要在专门的等速训练仪上进行。由仪器限定肌肉收缩时肢体的运动速度，根据运动过程中肌力大小变化调节外加阻力，主要特点是受训肢体在运动全过程中始终保持相等的角速度[①]，而阻力是变化的，在整个运动过

---

① 角速度，单位时间移动的角度度数。

程中只有肌肉张力和力矩输出增加。

（三）肌力训练方法选择

当肌力为 1 级或 2 级时，进行徒手助力肌力训练。当肌力达 3 级或以上时，进行主动抗重力或抗阻力肌力训练。此类训练根据肌肉收缩类型分为抗等张阻力运动（也称为动力性运动）、抗等长阻力运动（也称为静力性运动），以及等速运动。详见表 1-25。

表 1-25　根据肌力等级选择训练方法

肌力等级	肌力训练方法
0	被动运动、电刺激、传递神经冲动的训练
1	被动运动、辅助运动、肌肉电刺激
2	辅助运动、辅助主动运动、抗部分轻微阻力运动
3	主动抗重力运动、主动轻微抗阻力运动
4	主动较大抗阻力运动
5	抗最大阻力运动

三、注意事项

（1）肌力训练应从助力活动、主动活动、抗阻活动逐步进行。当肌力在 2 级以下时，一般选择助力性活动；当肌力达 3 级时，让患肢独立完成全范围关节活动；肌力达到 4 级时，按渐进抗阻原则进行肌力训练。

（2）有高血压、冠心病或其他心血管疾病的老年人，在进行等长抗阻训练时，尤其是抗较大阻力时，照护者应时刻提醒老年人保持顺畅呼吸，避免屏气。

（3）阻力通常加在需要增强肌力的肌肉远端附着部位，阻力的方向与肌肉收缩时发生关节运动的方向相反。

（4）肌力训练后应观察老年人心血管反应以及局部有无不适，如有酸痛情况，可给予热敷或按摩等，以消除训练后的局部疲劳。如疼痛显著，应及时联系治疗师，调整次日训练量。

（5）肌力训练效果与老年人主观努力密切相关。训练时应经常给予老年人语言的引导和鼓励，并定期进行肌力评估，提高其信心和长期坚持训练的积极性。

任务实施

一、实施条件

表 1-26　徒手肌力训练实施条件

名称	实施条件	要求
实施环境	实训教室	安全、干净、整洁，温湿度适宜
设施设备	治疗床、PT 凳	无损坏、松动
物品准备	手消毒剂	照护者自备工作服、帽子、口罩、发网、挂表
人员准备	具备徒手肌力训练的操作技能和相关知识	照护者着装整齐、洗手、剪指甲

二、实施步骤

1. 评估

评估老年人的性别、年龄、职业、诊断，所处的家庭环境、工作环境、社会环境和居住环境，老年人以往的社会角色及疾病史。训练前了解认知功能、肌张力、平衡与协调功能，评估老年人的主动性、依从性的态度和情感，确定老年人的康复意愿。通过徒手肌力测试或使用肌力测定器械对老年人进行肌力水平评估，评估老年人关节活动范围，以确定适宜的抗阻运动形式和运动量。

根据评估结果和老年人的健康需求，选择适当的肌力增强方法，进行针对性的肌力训练。

2. 用物准备

（1）环境：安全、安静、干净、整洁。

（2）着装整齐、洗手。

（3）物品：手消毒液。

3. 实施

（1）沟通交流。

正式训练前应首先与老年人交谈，向老年人解释肌力训练的目的、时间、目标、方法及顺序，以争取老年人的理解与配合，调动老年人的主观努力性。

（2）训练前。

将老年人置于适合训练的舒适体位，照护者以被动运动形式向老年人演示所需的运动，指导老年人完成动作，告知老年人应最大努力但无痛地完成训练，不要憋气。

(3)训练时。

①根据运动训练处方,将阻力置于老年人肢体的远端。确定阻力的方向,一般为所需运动的相反方向。

②逐渐增加运动强度或抗阻力。

③训练中经常给予语言鼓励并显示训练的效果,以提高老年人的信心和积极性。

④每一运动可重复8~10次,间隔适当休息,逐渐增加训练次数。

⑤密切观察并询问老年人反应(身体、心理),明确是否出现过度疲劳,即运动速度减慢、运动幅度下降、肢体出现明显的不协调动作或主诉疲乏劳累。一旦出现上述情况,应立即停止训练。

(4)训练后。

询问老年人有无不适感,嘱咐老年人训练后注意事项。根据训练内容及强度,布置课后训练项目。协助老年人取舒适体位,洗手。

4. 评价、记录与报告

照护者对老年人本次肌力训练的完成度进行评价,记录肌力训练内容、强度,分析、总结与报告,为制订短期和长期肌力训练方案与评估训练效果提供依据。

肩部肌群肌力训练　　肘部及前臂肌群肌力训练　　手部肌群肌力训练　　腕部肌群肌力训练

髋部肌群肌力训练　　膝部肌群肌力训练　　踝部肌群肌力训练　　躯干肌群肌力训练

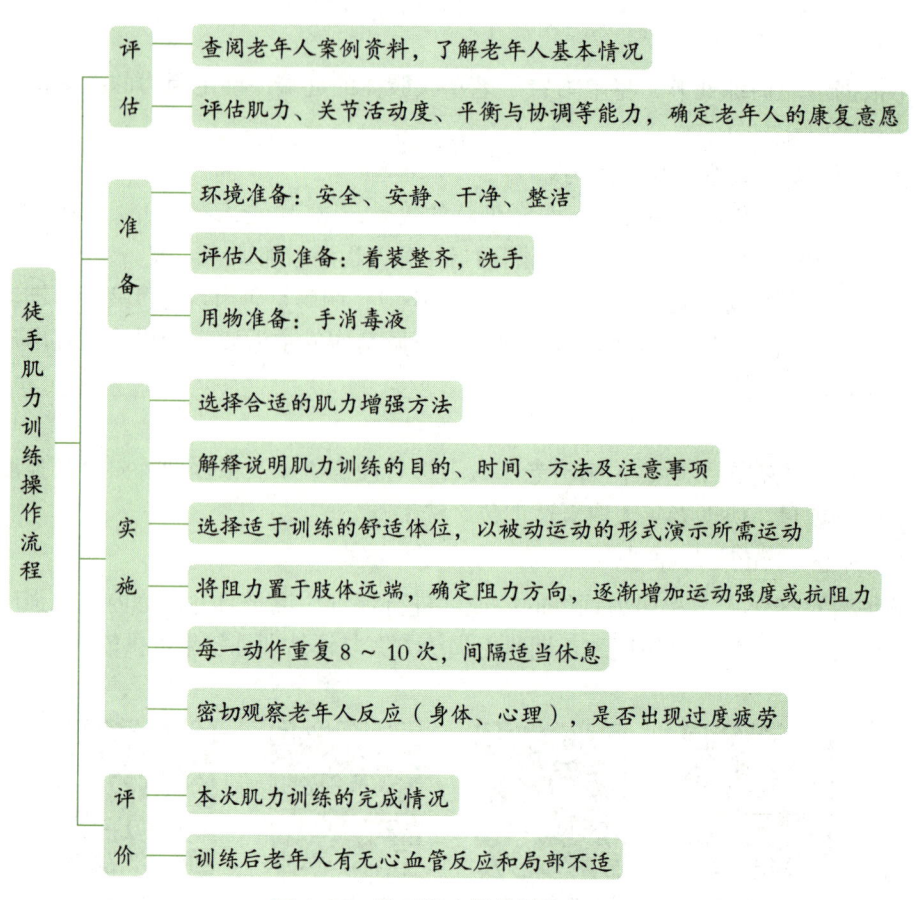

图 1-55 徒手肌力训练操作流程图

三、考核评价

表 1-27 徒手肌力训练考核标准

考核内容		考核点及评分要求	分值	扣分	得分	备注
评估 （20分）	老年人	1. 性别、年龄、职业、诊断，所处的家庭环境、工作环境、社会环境和居住环境，以往的社会角色及疾病史	5			
		2. 认知功能、肌力、肌张力、关节活动范围、平衡与协调功能、感觉功能等	5			
		3. 主动性、依从性的态度和情感	3			
		4. 是否需要专门的设备	2			
		5. 态度和蔼，沟通有效	2			
		6. 内容全面完整	3			

（续上表）

考核内容		考核点及评分要求	分值	扣分	得分	备注
准备（10分）	环境	安全、安静、干净、整洁	2			
	照护者	着装整齐、洗手	3			
	物品	用物准备齐全	5			
实施（60分）	实施过程	1. 选择适当的肌力增强方法	5			
		2. 说明操作目的、需要时间及注意事项，得到老年人的理解和配合	5			
		3. 选择合适体位，照护者演示所需运动，指导老年人完成动作，逐渐增加运动强度或抗阻力	20			
		4. 每一动作重复8~10次，间隔适当休息，逐渐增加训练次数	20			
		5. 密切观察并询问老年人反应（身体、心理）	5			
	评价记录	评价、记录并分析本次训练完成情况	5			
评价（10分）		1. 操作规范，动作熟练	3			
		2. 态度和蔼，关爱老年人	3			
		3. 根据老年人情况选择合适的训练方法、强度、频率	2			
		4. 密切关注老年人训练后反应	2			
总分			100			

知识拓展

超量恢复

超量恢复是指肌肉或肌群经过适当的训练后，产生适度的疲劳。肌肉先经过疲劳恢复阶段，然后达到超量恢复阶段。在疲劳恢复阶段，训练过程中消耗的能源物质、收缩蛋白、酶蛋白恢复到运动前水平；在超量恢复阶段，这些物质继续上升并超过运动前水平，然后又逐渐降到运动前水平。所以，当下一次训练在前一次超量恢复阶段进行，就能以前一次超量恢复阶段的生理生化水平为起点，起到巩固和叠加超量恢复的作用，逐步实现肌肉形态的发展及功能的增强。

同步练习

请扫描下方二维码获取本节练习题。

任务七 关节活动度训练

任务情境

张阿姨，60 岁，因左肩疼痛 3 周，手臂抬起困难，无明显外伤史，到医院就诊。体检发现左肩外展、外旋和后伸受限，肩部肌萎缩，压痛阳性。影像学显示关节腔变狭窄和轻度骨质疏松，临床诊断为肩周炎。

任务：帮助张阿姨进行针对性的康复锻炼，让她尽快减轻疼痛，恢复肩部的活动功能。

任务目标

1. 能熟悉主动运动、助力运动和被动运动等常用的关节活动度训练方法。
2. 能根据老年人实际情况，采用正确的方式进行关节活动度训练。
3. 能与老年人进行良好的沟通交流。

任务描述

关节活动技术是指利用各种方法来维持和恢复因组织粘连或肌肉痉挛等多种因素所导致的关节功能障碍的运动治疗技术。关节活动技术包括手法技术、利用设备的机械技术，以及利用患者自身体重、肢体位置和强制运动的训练技术等。

基本原理：正常关节活动度需要关节、关节囊、韧带、肌肉等组织保持良好的弹性，使结缔组织处于一种疏松的网状状态，这需要每天多次全关节活动范围的正常活动。一旦出现关节活动障碍，尤其是因关节内外纤维组织挛缩或瘢痕粘连引起的关节活动度障碍，通常需要反复的关节活动度训练来伸展关节周围软组织，以恢复软组织的弹性。

关节活动技术的解剖原理

一、训练目的

（1）增强瘫痪老年人肢体本体感觉，放松痉挛肌肉，促发主动运动。

（2）牵张挛缩或粘连的肌腱和韧带，维持和恢复关节活动范围。

（3）避免卧床老年人出现关节挛缩、肌肉萎缩、循环不良、骨质疏松和心肺功能下降等特殊情况。

（4）逐步增强肌力，建立协调运动模式。

（5）改善和恢复关节功能。

（6）一定程度上减轻或缓解疼痛。

二、训练方法

（一）被动运动

被动运动是指在老年人完全不用力的情况下，借助外力来完成关节活动范围训练的方法。被动运动根据力量来源的不同分为两种：一种是由经过专门培训的治疗人员完成的被动运动，如关节可动范围内的运动和关节活动技术；另一种是借助外力或器具由老年人自己完成的被动运动，如关节功能牵引、持续被动活动等。常用的有徒手被动关节活动训练和持续被动关节活动训练。

1. **徒手被动关节活动训练**

在老年人自身或治疗师帮助下完成关节运动，以维持和增大关节活动范围的方法。

（1）用具和设备：不需要设备。

（2）操作方法与注意事项：

①老年人取舒适、放松体位，肢体充分放松。

②照护者按老年人的病情确定运动顺序，由近端到远端（如肩到肘、髋到膝）的顺序有利于瘫痪肌的恢复；由远端到近端（如手到肘、足到膝）的顺序有利于促进肢体血液和淋巴回流。

③照护者固定老年人肢体近端，托住肢体远端，避免代偿运动。

④动作缓慢、柔和、平稳、有节律，避免冲击性运动和用力过大。

⑤操作在无痛范围内进行，活动范围逐渐增加，以免损伤。

⑥从单关节开始，逐渐过渡到多关节；应有多方向的被动活动。

⑦老年人的肢体感觉功能不正常时，应在有经验的治疗师指导下完成被动运动。

⑧每一个动作重复 10~30 次，2~3 次/天。

2. 持续被动关节活动训练

利用机械或电动活动装置，在关节无痛范围内，缓慢、连续性活动关节的一种训练方法。

（1）用具和设备：对不同关节进行连续被动运动训练，可选用各关节专用的持续被动活动器械（continuous passive motion，CPM），包括针对下肢、上肢、手指等外周关节的专门训练设备。

（2）操作方法与注意事项。

①开始训练的时间：可在术后即刻进行，即便手术部位敷料较厚时，也应在术后 3 天内开始。

②确定关节运动弧的大小和位置；术后即常用 20°~30° 的短弧范围，根据老年人的耐受程度每日渐增或间隔渐增，直至最大关节活动范围。

③确定运动速度：一般可耐受的速度为每 1~2 分钟一个运动循环。

④疗程：根据不同的程序，适用时间不同，可连续数小时；或每次连续 30~60 分钟，3 次/日，疗程至少 1 周或达到满意的关节活动范围。

⑤禁忌证：各种原因所致的关节不稳、骨折未愈合又未做内固定、骨关节肿瘤、全身状况极差、病情不稳定等。若运动破坏愈合过程、造成该部位新的损伤、导致疼痛、炎症等症状加重时，训练也应禁忌。

（二）主动助力运动

主动助力运动是指老年人在外力的辅助下主动收缩肌肉来完成关节活动的运动训练，助力可由照护者、老年人健肢、各种康复器械（如棍棒、滑轮和绳索装置等）以及引力或水的浮力提供。这种运动常是由被动运动向主动运动过渡的形式，适用于可进行主动肌肉收缩但肌力相对较弱，不能完成全关节活动范围的老年人。

常用的有器械练习和滑轮练习。

（1）用具和设备：肩梯、体操棒、滑板、滑轮装置等。

（2）操作方法与注意事项。

①由照护者或老年人自身健侧肢体徒手或通过棍棒、绳索和滑轮装置帮助患肢主动运动，兼有主动运动和被动运动的特点。

②训练时，助力可提供平滑的运动；助力随病情好转而逐渐减少。

③训练中应以老年人主动用力为主，并做最大努力；任何时间均只给予完成动作的最小助力。

④关节的各方向依次进行运动。

⑤每一动作重复 10~30 次，2~3 次/天。

（三）主动运动

主动运动是由老年人肌肉主动收缩产生的关节活动范围，通常与肌力训练同时进行。适用于可主动收缩肌肉且肌力大于 3 级的老年人。最常用的是各种徒手体操。

（1）用具和设备：徒手、各种关节活动器具和设备。

（2）操作方法与注意事项。

①根据老年人情况选择进行单关节或多关节、单方向或多方向的运动；根据病情选择体位，如卧位、坐位、跪位、站位或悬挂位等。

②在康复医师、治疗师或经过专业培训的照护者指导下由老年人自行完成所需的关节活动；

③主动运动时动作宜平稳缓慢，尽可能达到最大幅度，用力至引起轻度疼痛为最大限度。

④关节的各方向依次进行运动。

⑤每一动作重复 10~30 次，2~3 次 / 天。

任务实施

一、实施条件

表 1-28　徒手被动关节活动训练实施条件

名称	实施条件	要求
实施环境	实训教室	安全、整洁、宽敞、明亮、温湿度适宜
设施设备	治疗床或病床、PT 凳	无损坏、松动
物品准备	手消毒液、垫子	照护者自备工作服、帽子、口罩、发网、挂表
人员准备	具备关节活动度训练的操作技能和相关知识	照护者着装整齐、洗手、剪指甲

二、实施步骤

1. 评估

评估老年人的性别、年龄、职业、诊断，所处的家庭环境、工作环境、社会环境和居住环境，老年人以往的社会角色及疾病史。训练前了解认知功能、肌张力、平衡与协调功能，评估老年人的主动性、依从性的态度和情感，确定老年人的康复意愿。通过量角器或电子角度器对老年人进行各个关节活动范围评估，确定老年人关节活动障碍的程度及范围。根据评估结果和老年人的健康需求，选择恰当的关节活动技术。

2. 用物准备

（1）环境：安全、整洁、宽敞、明亮，温湿度适宜。

（2）着装整齐、洗手。

（3）物品：手消毒液、垫子。

3. 实施

（1）沟通交流。

正式训练前应首先与老年人交谈，确定老年人的病情、意识、心理状态，告知老年人关节活动度训练的目的、时间、配合的方法，以获得老年人的合作。

（2）肩关节被动活动训练。

①屈：老年人取仰卧位，照护者一手握住肘关节上方，一手握其腕部；慢慢把老年人上肢沿矢状面向上高举过头，肘要伸直；最后还原。

②伸：老年人取俯卧位；照护者一手放肩部，一手握肘部向后拉；还原。

肩关节活动训练

③外展、内收：老年人取仰卧位，屈肘；照护者一手握其肘上部，另一手握其腕部；外展时将上肢伸向外侧；内收时将上肢收到身体侧面。

④肩内旋与外旋：老年人取仰卧位，肩外展90°，屈肘90°，照护者一手握其肘部，一手握腕关节上方，将前臂向足的方向转动（内旋）或向头的方向转动（外旋）。

⑤注意事项：软瘫期易因并发肩关节脱位，各方位训练范围从正常关节活动的中部1/2范围开始训练，逐渐增至关节的全范围，不可用力过大和活动过度。

（3）肘与前臂关节被动活动训练。

①肘屈曲、伸展：老年人取仰卧位；照护者一手固定其肘部，一手握其腕部；使肘关节屈曲和伸展。

②前臂旋前、旋后：老年人取仰卧位，屈肘；照护人者一手固定其肘上部，另一手握其腕部，将老年人掌心对着自己的面部（旋后）；然后转动手，使其背向着脸（旋前）。

（4）腕关节被动活动训练。

屈曲、伸展、桡偏、尺偏、环转：老年人取仰卧位，屈肘；照护者一手固定其腕部，另一手握其手掌；使其做腕关节的屈曲、背伸、桡偏、尺偏运动以及上述动作结合起来做腕的环绕。

肘、腕、指关节
活动训练

（5）指关节被动活动训练。

屈曲、伸展：老年人取仰卧位；照护者一手握其四指，另一手握其拇指，使其屈曲；再使其伸直外展，然后分别运动其他四指。

（6）髋关节被动活动训练。

①屈：老年人取仰卧位，膝关节伸直；照护者一手握其踝关节，另一手按其膝部，做髋关节屈曲；此时如另一腿不能保持贴在床上，则可用另一手压住，或由辅助照护者压住，在无痛范围内将髋屈曲到最大范围，然后还原。

②伸：老年人取俯卧位；照护者一手抓住其踝关节上方，另一手从下方托住膝关节前部，用力向上方抬起，然后还原。

③内收、外展：老年人取仰卧位，膝伸直；照护者一手握其踝关节上方，另一手托其腘窝处，使其下肢外展；然后向对侧推，越过身体中线后做内收。

（7）膝关节被动活动训练。

屈曲、伸展：老年人取仰卧位；照护者一手托其腘窝处，另一手握其踝关节上方，做屈髋屈膝动作；然后还原。

（8）踝关节被动活动训练。

①背屈、跖屈：老年人取仰卧位；照护者一手固定其踝关节上方，另一手握住足后跟，前臂贴住老年人的脚掌及外侧，用力向上方拉动，使其踝背屈；然后一手固定其踝关节上方，另一手下压足背，使其踝跖屈。

②内、外翻：老年人仰卧位，踝中立位。照护者站在足外侧，一手握住小腿远端，另一手握住足掌侧。内翻时将足跟向内侧转动，外翻时将足跟向外侧转动。

下肢关节活动训练

（9）询问老年人有无不适感，嘱咐老年人训练后注意事项。协助老年人取舒适体位，洗手。

4. 评价、记录

对老年人本次关节活动度训练效果、训练过程中的问题与处置进行评价与记录，为制订下一次训练方案与评估训练效果提供依据。

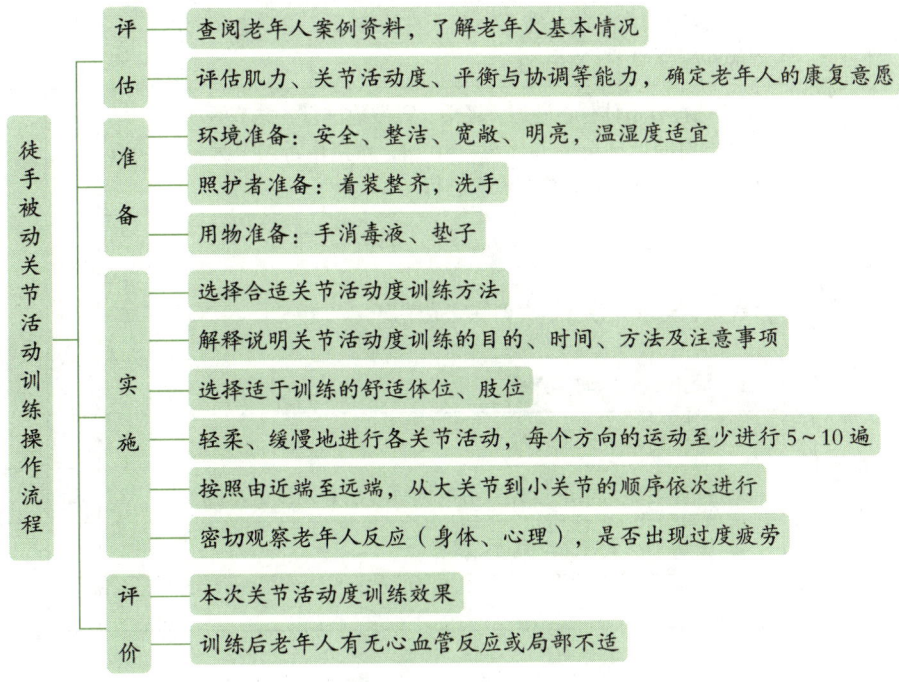

图1-56　徒手被动关节活动训练操作流程图

三、考核评价

表 1-29　徒手被动关节活动训练考核标准

考核内容		考核点及评分要求	分值	扣分	得分	备注
评估 （20分）	老年人	1. 性别、年龄、职业、诊断，所处的家庭环境、工作环境、社会环境和居住环境，以往的社会角色及疾病史	5			
		2. 认知功能、肌力、肌张力、关节活动范围、平衡与协调功能、感觉功能等	5			
		3. 主动性、依从性的态度和情感	3			
		4. 是否需要专门的设备	2			
		5. 态度和蔼，沟通有效	2			
		6. 内容全面完整	3			
准备 （10分）	环境	安全、整洁、宽敞、明亮	2			
	照护者	着装整齐、洗手	3			
	物品	用物准备齐全	5			
实施 （60分）	实施过程	1. 选择适当的关节活动度训练方法	5			
		2. 说明操作目的、需要时间及注意事项，得到老年人的理解和配合	5			
		3. 选择合适体位、肢位，轻柔、缓慢地进行各关节活动，每个方向的运动至少进行 5～10 遍，按照由近端至远端，从大关节到小关节的顺序依次进行	40			
		4. 密切观察并询问老年人反应（身体、心理）	5			
	评价记录	评价、记录并分析本次训练完成情况	5			
评价（10分）		1. 操作规范，动作熟练	3			
		2. 态度和蔼，关爱老年人	3			
		3. 根据老年人情况选择合适的训练方法、角度、范围	2			
		4. 密切关注老年人训练后反应	2			
总分			100			

知识拓展

影响关节活动度和稳定性的因素有哪些？

关节活动度和稳定性受下列因素的影响。

（1）构成关节的两关节面积大小的差别：两关节面积的大小相差越大，关节活动的幅度也越大。

（2）关节囊的厚薄、松紧度：关节囊薄而松弛，关节活动幅度大，反之则小。

（3）关节韧带的多少与强弱：关节韧带少而弱，关节活动幅度大；关节韧带多而强，活动幅度就小。

（4）关节周围肌肉的伸展性和弹性状况：一般来说，肌肉的伸展性和弹性良好，活动幅度大；反之，活动幅度就小。

此外，年龄、性别、训练水平对活动范围也有影响，如儿童和青少年比老年人大，女性比男性大，训练水平高者比低者大等。

同步练习

请扫描下方二维码获取本节练习题。

任务八　平衡与协调功能训练

任务情境

王爷爷，74岁，3年来出现无明显诱因的行动困难，步伐变小变慢，起床迈步、转身及翻身困难，左上肢远端不自主抖动，以安静状态下明显，紧张、激动时加重，平静放松后减轻，睡眠后消失。1年前右侧肢体也出现上述症状，伴头晕。诊断为帕金森病，服用多巴丝肼片后，行动迟缓及肢体不自主抖动好转，但头晕无明显好转，近期跌倒4次。既往有高血压病史10余年，血压最高180/120 mmHg，平素服用非洛地平缓释片，血压控制在 160/120 mmHg 左右，有前列腺切除手术史，无过敏史、传染病史、家族史。考虑王爷爷跌倒跟帕金森病导致平衡与协调功能障碍有关，给予 Berg 平衡评定量表评分 36 分。

任务：对王爷爷进行平衡与协调功能训练。

任务目标

1. 能掌握平衡与协调功能训练的基本方法和注意事项。
2. 能采用正确的方式对老年人进行平衡与协调功能训练。
3. 具有科学的批判性思维能力，能针对老年人训练过程中出现的具体情况进行综合分析并解决问题。

任务描述

平衡和协调能力都属于运动功能的范畴，许多疾病都会导致平衡和协调功能障碍，最常见的是中枢神经系统的疾病，如脑卒中、脑外伤、小儿脑瘫、脊髓损伤、帕金森病或帕金森综合征等；其他如骨科疾病、外周神经系统疾病等也会影响平衡与协调功能。临床上如果发现平衡和协调功能出现障碍，要对其进行积极的治疗，而治疗方法应是综合性的，除了针对病因进行药物或手术等治疗外，最为直接有效的治疗就是进行平衡功能训练和协调功能训练。

一、训练目的

（1）提高老年人肢体稳定性，达到稳定步态、防止跌倒的目的。
（2）提高视觉神经与本体感觉功能协调性，增加身体抗重力的能力。
（3）通过协调重心，达到增加平衡性的目的。
（4）提高老年人对身体的控制能力。
（5）提高老年人的日常生活活动能力。
（6）增加老年人的自信。

二、训练方法

（一）平衡训练

1. 无器械平衡训练

（1）坐位平衡训练。

Ⅰ级平衡：老年人取端坐位，先健手扶床栏不要歪倒，然后患手扶被褥努力不要歪倒，最后练习抓住大腿保持平衡，不时将手松开，快要歪斜时再抓住大腿。

Ⅱ级平衡：老年人取端坐位，完成躯干前屈抬起臀部；伸展髋、膝关节站立；身体向侧方站起；躯干左右侧屈运动；躯干左右旋转运动；躯干向正前方屈曲；躯干向前侧方屈曲运动；运动时保持坐位平衡。

Ⅲ级平衡：老年人抵抗外力保持身体平衡。老年人端坐位，照护者从不同方向推老年人以诱发头部及躯干向正中线的调整反应。

（2）跪位平衡训练。

老年人跪于床面，双手交叉，上肢伸展，肩关节屈曲，躯干后仰时维持平衡；双手及躯干向两侧倾斜时维持平衡。

（3）单膝立位平衡训练。

老年人跪于床面，双手交叉，上肢伸展；照护者保护患肢，上肢上举，健侧下肢向前踏出，维持身体站立；回到跪位，患侧下肢向前踏出，照护者固定患侧膝关节及骨盆。

（4）立位平衡训练。

Ⅰ级平衡：在无外力和身体移动的前提下保持站立稳定，开始时两足分开站立，逐步缩小两足间距，以减小支撑面，增加难度。

Ⅱ级平衡：老年人在站立姿势下独立完成身体重心转移，躯干屈曲、伸展、左右倾斜及旋转运动，并保持平衡。开始时照护者双手固定老年人髋部协助完成重心转移和躯体活动，逐步过渡到老年人独立完成动作。

Ⅲ级平衡：在站立姿势下抵抗外力并保持身体平衡。老年人可以借助于平衡板或在站立位完成作业训练增强前庭功能训练：老年人双足并拢（必要时双手或单手扶墙保持平衡），左右转头；随后单手或双手不扶墙站立，时间逐渐延长并保持平衡。老年人练习在行走过程中转头。老年人双足分立，直视前方目标，通过逐渐缩短双足间距离使支持面变窄，同时，上肢前臂先伸展，然后放置体侧，再交叉于胸前。在进行这一训练时，双眼先断续闭拢，然后闭眼时间逐渐延长。

2. 简易设备平衡训练

（1）硬地板—软垫训练。

老年人先站立于硬地板上，逐渐过渡到薄地毯、薄枕头或沙发垫上站立。

（2）平衡板训练。

照护者与老年人均立于平衡板上，照护者双足缓慢地摇动平衡板，双手调整老年人的立位姿势，诱发老年人头部及躯干向中线的调整反应以及一侧上肢外展的调整反应。

（3）球、棒或滚筒训练。

照护者与老年人面对面站立抓握体操棒，老年人先用健侧下肢支撑体重，患足置于球或滚筒上，照护者用脚将球或滚筒前后滚动，老年人下肢随着滚动完成下肢的屈伸运动；随后患侧下肢站立，健足踏于球上完成类似动作。

3. 仪器平衡训练

老年人站在平衡仪平台上，按平衡仪屏幕上各种图形要求完成重心的调整。图形的设计可根据老年人的年龄、平衡水平，采用数字、图案、彩色图标等。

（二）协调训练

协调训练是恢复平稳、准确、高效运动能力的方法，即利用残存部分的感觉系统以及利用视觉、听觉和触觉来促进随意运动控制能力的训练方法。

1. 上肢协调训练

（1）轮替动作练习。

双上肢交替上举；双上肢摸肩上举；双上肢交替前伸；交替屈肘；肩关节前屈90°，肘伸直，左右侧同时进行前臂旋前、旋后练习；腕屈伸；双手交替掌心拍掌背。

（2）方向性动作练习。

指鼻练习；对指练习；指敲桌面；画画；下跳棋等。

2. 手眼协调训练

插拔木棒；抓物训练；画画；写字；下跳棋；拼图或堆积木等。

3. 下肢协调训练

（1）交替屈髋：仰卧于床上，膝关节伸直，左右侧交替屈髋至90°，逐渐加快速度。

（2）交替伸膝：坐于床边，双腿自然下垂，左右侧交替伸膝。

（3）坐位交替踏步、拍地练习等。

4. 整体协调性训练

原地踏步走；原地高抬腿跑；跳绳；踢毽子等。

三、注意事项

（1）训练前，要缓解老年人紧张或恐惧的情绪。

（2）训练时，注意安全防护，嘱咐老年人穿软底、平跟、合脚的鞋。

（3）训练原则：由易到难，动作从简单到复杂，训练强度由低到高，训练频率由少到多。当老年人两侧肢体程度不等时先从轻侧开始。

（4）平衡训练时支撑面从稳定到不稳定，逐步缩减支撑面积；训练体位从卧位、坐位到立位，逐渐提高重心；在保持稳定性的前提下逐步增加头颈和躯干运动；从睁眼训练过渡到闭眼训练。

（5）平衡训练从静态平衡（Ⅰ级平衡）开始，逐渐过渡到自动动态平衡（Ⅱ级平衡）、他动动态平衡（Ⅲ级平衡）。

（6）协调训练先做上肢、下肢和头部单一轴心方向的简单运动，然后逐渐过渡到多轴心方向；复杂的动作包括：双侧上肢（或下肢）同时动作、上下肢同时动作、上下肢交替动作、两侧肢体做互不相关的动作等。

（7）协调训练先做容易完成的大范围、快速的动作，熟练后再做小范围、缓慢动作的训练。上肢和手的协调训练应从动作的正确性、反应速度快慢、动作节律性等方面进行；下肢协调训练主要采用下肢各方向的运动和各种正确的行走步态训练。

（8）训练中时刻注意评估老年人状态，询问和观察老年人有无不适，防止跌倒或其他意外情况发生。若训练中发生头晕、头痛或恶心症状时，应暂停训练。

（9）给予足够时间休息，练习时间与休息时间相等。所有训练要在可动范围内进行，并注意保护。

（10）严重认知损害不能理解训练目的和技能者，骨折、脱位未愈者，严重疼痛或肌力、肌张力异常者不能进行平衡协调训练。

任务实施

一、实施条件

表 1-30　平衡与协调功能训练实施条件

名称	实施条件	要求
实施环境	模拟房间、实训教室	安全、干净、整洁，温湿度适宜
设施设备	（1）模拟卧室及相应的家具（如床、桌、椅等）。 （2）体操垫、治疗球、泡沫筒、座椅、治疗台、平行杠、平衡板、体重秤、镜子、滑板、踩踏板等。 （3）平衡训练仪。 （4）积木、画笔、拼图、跳绳、毽子等	无损坏、松动
物品准备	签字笔1支、记录本1本、手消毒剂	照护者自备工作服、帽子、口罩、发网、挂表
人员准备	具备协助和照护老年人平衡与协调功能训练的操作技能和相关知识	照护者着装整齐、洗手、剪指甲

二、实施步骤

1. 评估

评估老年人的性别、年龄、职业、诊断,所处的家庭环境、工作环境、社会环境和居住环境,老年人以往的社会角色及疾病史。评估老年人病情、意识、肌力、肌张力、关节活动范围、认知功能、自理能力、合作程度等,评估老年人的主动性、依从性的态度和情感,以及是否需要专门的设备。

评估者先通过查阅老年人病案记录,然后通过交谈以进一步确认最初收集到的关于老年人的背景资料是否正确、完整。交谈时最好邀请老年人家属参加,以防止由于老年人言语交流障碍、认知障碍等造成的表述内容不准确。通过交谈,可以了解老年人的康复愿望、文化修养、价值观念等,为制订平衡与协调训练目标和选择训练方法提供依据。

2. 用物准备

(1)环境:安全、安静、干净、整洁。

(2)着装整齐、洗手。

(3)物品:体操垫、治疗球、泡沫筒、座椅、治疗台、平行杠、平衡板、平衡训练仪、签字笔、记录本、手消毒剂。

3. 实施

(1)沟通交流。

正式训练前应首先与老年人交谈,向老年人解释训练目的和意义、训练步骤和方法、训练时间及注意事项,得到老年人的理解和配合等。

(2)开始训练。

在完成首次交谈后,可以开始训练。照护者要根据老年人的意愿和病情,合理选择训练项目,训练手法正确、规范、有效,角度、力度适宜,过程熟练。训练过程中,充分发挥老年人的潜在能力,不要过多地为其提供帮助。态度和蔼,有耐心,善于鼓励老年人。

(3)训练结束时,根据训练内容,布置日常训练项目或叮嘱注意事项。

(4)整理用物、洗手、记录。

4. 记录与报告

记录训练过程及时间,老年人感受及效果,分析总结训练目标完成程度。

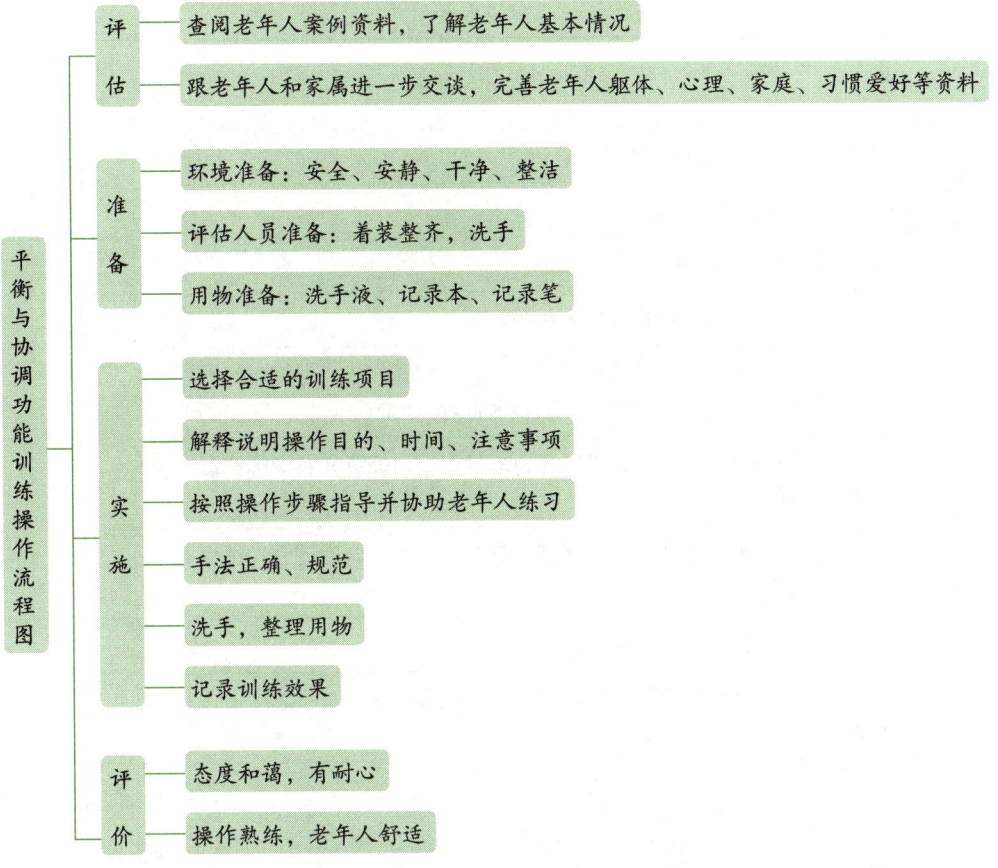

图 1-57 平衡与协调功能训练操作流程图

三、考核评价

表 1-31 平衡与协调功能训练考核标准

考核内容		考核点及评分要求	分值	扣分	得分	备注
评估 （20分）	老年人	1. 性别、年龄、职业、诊断、所处的家庭环境、工作环境、社会环境和居住环境，老年人以往的社会角色及疾病史	5			
		2. 病情、意识、肌力、肌张力、关节活动范围、认知功能、自理能力、合作程度等	5			
		3. 主动性、依从性的态度和情感	3			
		4. 是否需要专门的设备	2			
		5. 态度和蔼，沟通有效	2			
		6. 内容全面完整	3			

（续上表）

考核内容		考核点及评分要求	分值	扣分	得分	备注
准备（10分）	环境	安全、安静、干净、整洁	2			
	照护者	着装整齐、洗手	3			
	物品	用物准备齐全	5			
实施（60分）	实施过程	1. 选择合适的训练场地和设备	5			
		2. 说明训练目的和意义，训练步骤和方法，训练时间及注意事项，得到老年人的理解和配合	5			
		3. 有效沟通，正确解释训练过程、训练意义及训练注意事项等	40			
		4. 训练手法正确、规范、有效，角度、力度适宜，过程熟练	3			
		5. 整理用物，洗手	2			
	记录报告	记录训练过程及时间，老年人感受及效果，分析总结训练目标达到程度	5			
评价（10分）		1. 态度和蔼，有耐心，善于鼓励老年人	3			
		2. 与家属沟通有效，取得合作	3			
		3. 操作规范，动作熟练	2			
		4. 充分发挥老年人的潜在能力，不要过多地为其提供帮助	2			
总分			100			

知识拓展

康复机器人

传统康复治疗方法操作复杂，消耗大量人力、物力，而通过康复机器人训练不仅能降低经济成本，还容易获得相当于甚至优于治疗师的功能修复。早期康复机器人主要为单自由度，运动模式单一，成本相对低廉，应用范围广。近年来，随着形状记忆合金、水凝胶、离子交换聚合金属材料等智能材料的迅猛发展，康复机器人的种类日趋多样化。由天然肌肉组织和软体电子材料等组成的合成细胞将会进一步推动康复机器人达到全新高度，越来越多不同种类和不同功能的康复机器人逐渐走进医院、社区和家庭。

从康复机器人与人体的相容性看，可将康复机器人分为3类：刚性机器人、软体机器人和刚柔耦合机器人。康复机器人自问世到逐步成熟，其发展与材料的更迭相辅相成。刚性材料限制了康复机器人的自由度，且质量较大，增加了患者的负担。从安全角度看，刚性材料对患者也并不友好。研究者开始将目光转向柔软的智能材料，出现了软体机器人和刚柔耦合机器人，与人体的相容性得到提高。

同步练习

请扫描下方二维码获取本节练习题。

任务九　步行训练

任务情境

张爷爷，68岁，有"脑栓塞"病史。半年前无明显诱因的情况下突然出现神志不清、言语模糊、饮水呛咳，左侧肢体无力，无法自行站立，伴有头晕、恶心。既往有高血脂和高血糖病史，无过敏史、传染病史、家族史。经住院积极治疗后，现神志清楚，生命体征稳定，但左侧肢体肌力下降明显。随后张爷爷转入康复科进行康复训练，通过被动到主动训练、肌力训练和平衡协调训练，张爷爷目前可以站立，现需要对张爷爷进行步行训练。

任务：指导和协助张爷爷进行步行训练。

任务目标

1. 能根据老年人情况制订合适的步行训练计划。

2. 能采用正确的方式对老年人进行步行训练。

3. 具有科学的批判性思维能力，能针对老年人训练过程中出现的具体情况进行综合分析并解决问题。

任务描述

老年人因脑卒中、脊髓损伤等中枢神经系统疾病，躯干或下肢骨折、腰腿痛、骨性关节病等骨关节系统疾病，或者下肢血管性疾病、周围神经疾病等都可能导致步行功能障碍或者步态异常，使老年人转移能力下降，影响日常生活活动。步行功能训练包括步行速度训练、稳定性训练、步态训练以及步行辅助具使用训练，对老年人来说非常重要。

一、训练目的

（1）提高老年人站立、步行等体位的适应能力。
（2）矫治异常步态，促进步行转移能力的恢复，提高老年人的生活质量。
（3）提高老年人的日常生活活动能力。
（4）增加老年人的自信。

二、训练方法

（一）步行前训练

1. 肌力增强训练

针对需要借助于助行器或拐杖行走的老年人，重点发展上肢肌力；期望完成独立行走者重点练习下肢肌力；上、下肢截肢者需进行残端肌群和腹部肌力训练；训练的运动量和方式参照"肌力训练"部分的内容。

2. 起立床训练

针对长期卧床或脊髓损伤的老年人，为预防直立性低血压，利用起立床逐步调整到直立状态。当老年人能够耐受身体直立时，可以考虑开始站立或行走练习。

3. 平行杠内、手杖、拐杖站立训练

根据老年人的情况，利用平行杠、手杖、拐杖进行站立、重心转移、单足支撑、原地踏步或跨步练习等，为步行练习做准备。例如：健手持杖平衡训练，老年人双脚分开站立，上抬手杖，以双足支撑体重，缓慢将重心向患侧和健侧移动，能维持平衡并保持站立姿势。

（二）步行训练

1. 平行杠、助行器步行训练

用于初期的步行训练，适用于下肢无力但无瘫痪、一侧偏瘫或截肢的老年人；对于行动迟缓的老年人或有平衡问题的老年人，助行器可作为长期步行辅助具。具体操作方法：可在平行杠内完成系列步行训练；持助行器行走的方法为：用双手分别握住助行器两侧的扶手，提起助行器使之向前移动20~30cm后，迈出患侧下肢，再移动健侧下肢跟进，如此反复前进。

2. 双拐步行训练

（1）交替拖地步：将左拐向前方伸出，再伸右拐，双足同时拖地向前移动至拐脚附近。

（2）同时拖地步：双拐同时向前方伸出，两脚拖地移动至拐脚附近。

（3）摆至步：双拐同时向前方伸出，老年人身体重心前移，利用上肢支撑力使双足离地，下肢同时摆动，双足在拐脚附近着地。此种步行方式适用于双下肢完全瘫痪而无法交替移动的老年人。移动速度较快，可减少腰部及髋部用力。

（4）摆过步：双侧拐同时向前方伸出，老年人支撑把手，使身体重心前移，利用上肢支撑力使双足离地，下肢向前摆动，双足在拐杖着地点前方的位置着地。训练时注意防止膝关节屈曲、躯干前屈而跌倒。适用于双下肢完全瘫痪，上肢肌力强壮的老年人。是挂拐步行中最快速的移动方式。

（5）四点步：步行时每次仅移动一个点，一直保持四个点在地面，即患拐→健足→健拐→患足，如此反复进行。适用于骨盆上提肌肌力较好的双下肢运动障碍者以及老年人或下肢无力者，是一种稳定性好、安全而缓慢的步行方式。

（6）两点步：向前迈患侧拐杖同时迈出健足，再向前迈健侧拐杖同时迈患足，移动患拐时迈健足，移动健拐时迈患足，此法反复进行。此步行方式适用于一侧下肢疼痛需要借助拐杖减轻其负重，以减少疼痛的刺激；或是在掌握四点步行后练习。与正常步态基本接近、步行速度较快。

（7）三点步：双拐同时向前，然后迈患足，最后健足跟上，如此反复。适用于一侧下肢功能正常，能够负重，另一侧不能负重的老年人，如一侧下肢骨折，脊髓灰质炎后一侧下肢麻痹等老年人。是一种快速移动、稳定性良好的步态。

（8）下上台阶：上台阶时，双拐做支撑，健腿先上，然后患腿和双拐同时跟上；下台阶时，双拐先下，然后患腿前移，双拐支持，健腿屈曲下移一台阶。

3. 手杖步行训练

（1）手杖三点步：老年人使用手杖时先伸出手杖，再迈患侧足，最后迈健侧足。适用于下肢运动障碍的老年人，大部分偏瘫老年人习惯采用此步态。根据老年人的基本情况，练习时按健患足迈步的大小，又可分为后型、并列型和前型三种。

（2）手杖两点步：手杖和患足同时伸出并支撑体重，再迈出健足。手杖与患足为一点，健侧足为一点，交替支撑体重。此种步行速度快，因此，当老年人具有一定的平衡功能或是较好地掌握三点步行后，可进行两点步行训练。

（3）上下台阶：上台阶时，先上健腿，再上患腿；下台阶时，先下患腿，再下健腿。手杖放扶手上，一同向上移动。

4. 轮椅训练

（1）床到轮椅转移：照护者推轮椅至床旁，靠近老年人健侧，轮椅与床成30°～45°夹角，刹住刹车，翻起脚踏板。老年人坐于床边，双足平放地面，照护者面对老年人，双脚夹住老年人患腿，老年人双手放于照护者肩上，照护者双手环抱老年人腰部或抓住老年人背部裤腰，缓慢用力协助老年人站起，照护者以身体为轴转动，带动老年人转体，老年人健腿向轮椅迈步移到轮椅前，平稳坐下。最后照护者移至轮椅后方，老年人健手扶住患手，环抱胸前，照护者两臂从老年人腋下伸向前方抓住老年人手臂，用力抬起移动老年人身体靠紧椅背坐稳。双腿放在脚踏板上，系好安全带。

（2）上下坡道：上坡时，照护者手握背把手均匀用力，身体前倾，平稳向前推；下坡时，照护者嘱咐老年人身体紧靠椅背，抓住扶手，然后照护者握住椅背把手，缓慢倒退行走。

（3）上下台阶：上台阶时，照护者脚踩轮椅后侧的杠杆，抬起前轮，以后轮支持上台阶，再以前轮为支撑，抬起后轮；下台阶时，嘱咐老年人抓好扶手，采用倒退的方式，先抬起后轮下台阶，再以后轮为支撑，抬起前轮，轻拖下台阶。

（4）出入电梯：采用背出背入的方式。入电梯时，照护者在前，轮椅在后，以倒退的方式入电梯，入电梯后原地掉头并刹车；出电梯时，确认电梯停稳，松刹车，照护者在前，轮椅在后出电梯。

（5）轮椅到床的转移：照护者将轮椅推至床旁成30°～45°夹角，刹住刹车，翻起脚踏板，老年人双脚放于地面，松开安全带。照护者面对老年人，双脚夹住老年人患腿，老年人双手放于照护者肩上，照护者双手环抱老年人腰部或抓住老年人背部裤腰，缓慢用力协助老年人站起，照护者以身体为轴转动，带动老年人转体，老年人健腿向轮椅迈步移到床边，平稳坐下。

三、注意事项

（1）步行训练时应注意老年人的血压变化。

（2）行走训练时，要提供安全、无障碍的环境；衣着长度不可及地，以防绊倒；穿着合适的鞋袜，鞋带须系牢，不宜赤足练习行走，严防摔倒。

（3）选择适当的行走辅助具和行走步态，选择高度和长度适合的助行架、拐杖或手杖。

（4）如使用拐杖，要避免腋下直接受压，以防臂丛神经损伤。

（5）轮椅转移时，使用前要注意检查轮椅的轮胎是否有气，刹车制动是否良好，脚踏板翻转是否灵活，轮椅打开与闭合是否顺畅。

任务实施

一、实施条件

表 1-32　步行训练实施条件

名称	实施条件	要求
实施环境	模拟房间、实训教室	安全、干净、整洁，温湿度适宜
设施设备	（1）模拟卧室及相应的家具（如床、桌、椅等）。 （2）安静、舒适、温暖的环境，地面干燥、无可移动的障碍物。 （3）肌力增强训练装置、平行杠、起立床、手杖、拐杖等。 （4）助行车、助行架、减重步行装置、步行机器人、轮椅等	无损坏、松动
物品准备	签字笔 1 支、记录本 1 本、手消毒剂	照护者自备工作服、帽子、口罩、发网、挂表
人员准备	具备协助和照护老年人步行训练的操作技能和相关知识	照护者着装整齐、洗手、剪指甲

二、实施步骤

1. 评估

评估老年人的性别、年龄、职业、诊断，所处的家庭环境、工作环境、社会环境和居住环境，老年人以往的社会角色及疾病史。评估老年人病情、意识、肌力、肌张力、关节活动范围、认知功能、自理能力、合作程度等，评估老年人的主动性、依从性的态度和情感，以及是否需要专门的设备。

评估者先通过查阅老年人病案记录，然后通过交谈以进一步确认最初收集到的关于老年人的背景资料是否正确、完整。交谈时最好邀请老年人家属参加，以防止由于老年人言语交流障碍、认知障碍等造成的表述内容不准确。通过交谈，可以了解老年人的康复愿望、文化修养、价值观念等，为制订步行训练目标和选择训练方法提供依据。交谈收集的资料还要包括：老年人以前的就业史与生活史、回家后独立生活和工作的愿望、家人能提供的照顾、居住环境、实际能力在现实环境中的障碍等。

2. 用物准备

（1）环境：安全、安静、干净、整洁。

（2）着装整齐、洗手。

（3）物品：平行杠、起立床、手杖、拐杖、轮椅、签字笔、记录本、手消毒剂。

3. 实施

（1）沟通交流。

正式训练前应首先与老年人交谈，向老年人解释训练目的和意义、训练步骤和方法、训练时间及注意事项，得到老年人的理解和配合等。

（2）开始训练。

在完成首次交谈后，可以开始训练。照护者要根据老年人的意愿和病情，合理选择训练项目，训练操作正确、规范、有效，角度、力度适宜，过程熟练。训练过程中，充分发挥老年人的潜在能力，不要过多地为其提供帮助。态度和蔼，有耐心，善于鼓励老年人。

（3）训练结束时，根据训练内容，布置日常训练项目或叮嘱注意事项。

（4）整理用物，洗手，记录。

4. 记录与报告

记录训练过程及时间，以及老年人的感受和效果，分析总结训练目标完成程度。

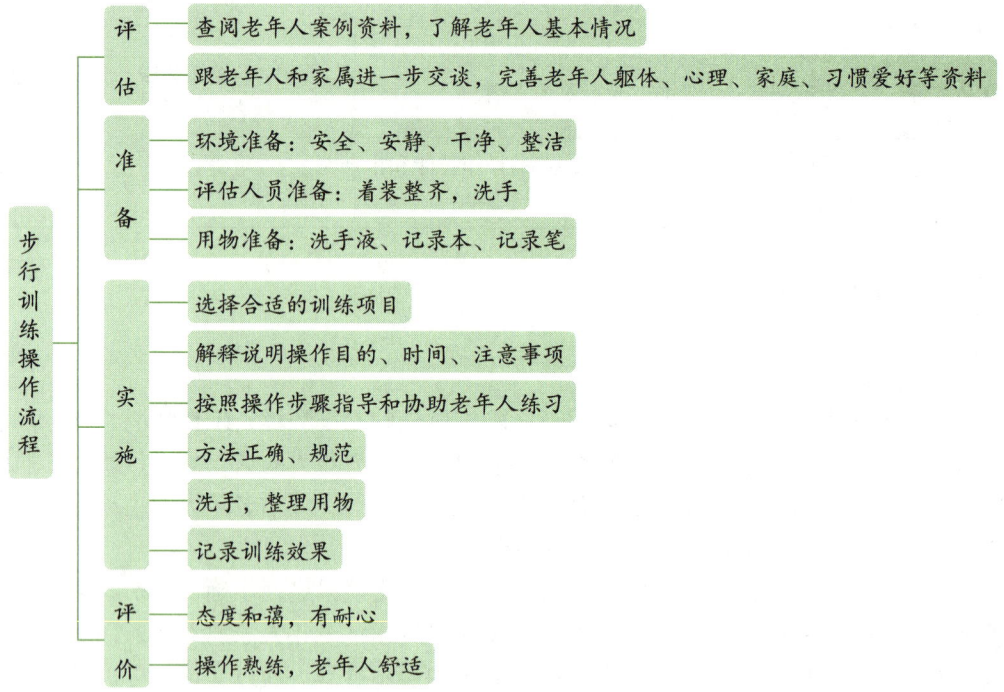

图1-58　步行训练操作流程图

三、考核评价

表 1-33　步行训练考核标准

考核内容		考核点及评分要求	分值	扣分	得分	备注
评估（20分）	老人	1. 性别、年龄、职业、诊断，所处的家庭环境、工作环境、社会环境和居住环境，老年人以往的社会角色及疾病史	5			
		2. 病情、意识、肌力、肌张力、关节活动范围、认知功能、自理能力、合作程度等	5			
		3. 主动性、依从性的态度和情感	3			
		4. 是否需要专门的设备	2			
		5. 态度和蔼，沟通有效	2			
		6. 内容全面完整	3			
准备（10分）	环境	安全、安静、干净、整洁	2			
	评估者	着装整齐、洗手	3			
	物品	用物准备齐全	5			
实施（60分）	实施过程	1. 选择合适的训练场地和设备	5			
		2. 说明训练目的和意义、训练步骤和方法、训练时间及注意事项，得到老年人的理解和配合	5			
		3. 有效沟通，正确解释训练过程、训练意义及训练注意事项等	40			
		4. 训练手法正确、规范、有效，角度、力度适宜，过程熟练	3			
		5. 整理用物，洗手	2			
	记录报告	记录训练过程及时间，以及老年人的感受和效果，分析总结训练目标达到程度	5			
评价（10分）		1. 态度和蔼，有耐心，善于鼓励老年人	3			
		2. 与家属沟通有效，取得合作	3			
		3. 操作规范，动作熟练	2			
		4. 充分发挥老年人的潜在能力，不要过多地为其提供帮助	2			
总分			100			

知识拓展

患病后该休息还是运动？

休息的医学术语叫制动，包括：卧床、局部固定等。休息的目的是保护身体健康。然而休息并不总是有利于康复。这里要谈的就是休息的另一面。

先谈谈心血管疾病。许多老年人发病时都采用卧床休息。殊不知卧床休息数小时后尿量会显著增加，导致血容量减少，心输出量降低，血液黏滞度增高，使心绞痛、血栓性脉管炎、静脉血栓发生或发作的概率明显增加。心血管老年人常在夜间发作，与这些继发反应不无关系。从临床角度，心力衰竭的老年人需要采用坐位来减轻心脏负担，那么其他心血管疾病发作时为什么就一定要保持卧位呢？现代心肌梗死的康复治疗实际上就是从采用坐位开始的。许多老年人担心体力活动会导致心肌破裂或加重心脏损害。其实吃饭、洗脸、刷牙、穿衣、缓慢步行等活动的能量消耗比卧床只增加20%～50%，而科学、适量的运动对心理和精神状态的调节作用，则是被动卧床休息和单纯药物治疗所无法替代的。

其次，休息对骨关节的影响也非常显著。骨骼生长和骨密度取决于施加在骨上的力。骨骼一旦失去外力作用，就无须坚强的质地，因此会出现骨质疏松。而临床上无论是卧床、骨折固定或神经瘫痪后的老年人，普遍有不同程度的骨质疏松。中老年人的骨质疏松与缺乏体力活动也有密切联系。为此要保持骨质密度，适当的运动极为重要。关节软骨主要依靠承受压力来进行营养物质交换。如果关节长期不承受压力，关节软骨便会发生营养不良，从而造成软骨变性和关节功能障碍。

肌肉萎缩和肌力减退是休息最常见的后果。健康人卧床休息1个月，肌纤维横断面积可减少10%～30%，两个月可减少50%。肌力降低速率为每周10%～15%，3～5周肌力下降可达50%。其实肌肉还有内在代谢的改变。例如卧床休息3天，可使肌肉胰岛素受体敏感性迅速降低，葡萄糖耐量降低，这是成年人发生2型糖尿病的重要原因。研究已经表明，卧床休息1天所导致的运动能力减退相当于老年人1年的运动功能衰退量。

适当运动或活动是康复治疗的核心，但是过分运动也会损害健康。患病后是运动还是制动，需要根据老年人病情区别对待，这也是康复治疗艺术的体现。动静相宜、物极必反，这个道理需要我们在日常生活中科学地把握和理解。

同步练习

请扫描下方二维码获取本节练习题。

任务十 辅助器具的使用

任务情境

李奶奶，65岁，退休在家，与老伴同住，儿子女儿定居国外，既往有高血压病史，遵医嘱服用普萘洛尔、苯磺酸氨氯地平控制血压。3月前凌晨，起床如厕时跌倒，右侧胫腓骨骨折。目前查右下肢肌力4级，负重能力差，平衡协调能力差，不能独立行走，需要使用辅助器具。

任务：帮助李奶奶选择合适的辅助器具并指导其使用。

任务目标

1. 能根据老年人的实际情况选择合适的辅助器具。
2. 能正确指导老年人使用辅助器具。
3. 具有科学的批判性思维能力，能针对老年人训练过程中出现的具体情况进行综合分析并解决问题。

任务描述

疾病和失能是老年阶段存在的主要风险，老年人因罹患疾病等原因，在视力、听力、语言、肢体、智力和心理方面存在不同程度的功能障碍，严重影响其生活质量，而辅助器具对于改善其日常生活活动能力具有重要的作用。

辅助器具简称为辅具，是指能够有效预防、代偿、监测和缓解残障的产品、器具、设备或技术系统。老年人辅助器具涉及起居、洗漱、进食、行动、如厕、家务、交流等生活的各个方面。涵盖医疗康复、教育康复、职业康复和社会康复的各个领域，是老年人康复过程中必不可少的康复技术。

一、辅助器具选用

老年人辅助器具按功能分为：促进残疾躯体功能改善的康复功能技术产品（如编织练习器械等）、改善和补偿残肢功能的康复工程技术产品（如假肢等）、生活辅助康复工程技术产品（如轮椅等）、社会活动和信息沟通的辅助技术（如盲人打字机等）和生活环境改造的辅助技术（如电梯等）。

（一）辅助器具选配原则

（1）适合自身需求，有利于发挥残存功能和更好的改善功能。

（2）因人适配，能很好地提高学习和交流能力。

（3）美观、坚固、耐用、轻便、舒适。

（4）使用的材料对老年人无损害，易清洁。

（二）注意事项

（1）老年康复辅助器具主要用于活动困难、抓握能力减弱、手指精细动作受限、交流困难的老年人，选择各类生活自助具要适合老年人的需求，例如选择进餐的勺、叉，要无毒、无味、不掉色，操作方便，大小、重量和功能要适合老年人。

（2）使用时要掌握方法和要领，多适应、多练习。

（3）注意人与环境的互动关系，如辅具与照顾者、被照顾者三者之间的关系，需要根据日常活动能力的情况进行分析并在老年人吃饭、卫生、如厕、卫浴、更衣方面的功能需求中进行一些选择，选取合适的辅具。

二、老年康复中常用的辅助器具

（一）矫形器（orthosis）

矫形器是指装配于人体四肢、躯干等部位的体外器具的总称，其目的是预防或矫正四肢、躯干的畸形，辅助治疗骨关节及神经肌肉疾病并补偿其功能。其中，用于躯干和下肢的也称为支具，用于上肢的也称为夹板。

1. 分类

根据安装部位分为上肢矫形器、下肢矫形器和脊柱矫形器三类，见表1-34。

表 1-34　矫形器命名中英文对照

类别	中文名称	英文名称
上肢矫形器	肩肘腕手矫形器	Shoulder-elbow-wrist-hand-orthosis（SEWHO）
	肘腕手矫形器	Elbow-wrist-hand-orthosis（EWHO）
	腕手矫形器	Wrist-hand-orthosis（WHO）
	手矫形器	Hand-orthosis（HO）
下肢矫形器	髋膝踝足矫形器	Hip-knee-ankle-foot-orthosis（HKAFO）
	膝矫形器	Knee orthosis（KO）
	膝踝足矫形器	Knee-ankle-foot-orthosis（KAFO）
	踝足矫形器	Ankle-foot-orthosis（AFO）
	足矫形器	Foot-orthosis（FO）
脊柱矫形器	颈矫形器	Cervical orthosis（CO）
	胸腰骶矫形器	Thoraco-lumbus-sacral-orthosis（TLSO）
	腰骶矫形器	Lumbus-sacral-orthosis（LSO）

2. 基本功能

（1）稳定和支持。通过限制肢体或躯干的异常活动，保持关节的稳定性，保证恢复期承重或运动的能力。如股骨头无菌性坏死时，坐骨承重矫形器可减轻躯体对髋关节的负荷。

（2）预防和矫正。通过固定病变部位或限制其活动，预防、矫正畸形或防止畸形加重，如胸腰椎矫形器。

（3）固定和保护。通过固定病变的肢体或关节，保持其正常的对线关系，保护周围神经、血管等组织，减轻疼痛，促进疾病的痊愈，如骨折矫形器。

（4）代偿和助力。通过某些装置（如橡皮筋、弹簧等）提供动力储存能量，代偿失去或减弱的部分功能，提高独立生活能力，如腕手矫形器可帮助病人握持汤匙等。

3. 注意事项

（1）疾病康复治疗及训练过程中，应根据不同治疗阶段、训练特点，相应调整、更换或穿脱矫形器。

（2）若采用其他技术手段的康复治疗效果更佳，则可不使用矫形器。

（3）鼓励穿戴者积极进行功能训练，以免对矫形器产生依赖。

（二）假肢（prosthesis）

假肢是用于弥补截肢者肢体缺损和代偿其失去肢体的功能而制造、装配的人工肢体。假肢通常由接受腔、连接部件、人造关节、仿真假手（脚）四部分组成。

1. 分类

（1）上肢假肢：包括装饰性上肢假肢、索控式上肢假肢和肌电控制式上肢假肢。

（2）下肢假肢：包括半足假肢、赛姆假肢、小腿假肢、膝关节离断假肢、大腿假肢和髋关节离断假肢。

2. 选配原则

在装配假肢时，不仅要考虑穿戴假肢后尽可能地恢复截去肢体的正常外观，还应充分考虑其对肢体基本功能的影响及假肢的性价比等。如装饰性假肢会妨碍残肢的代偿或残余功能，可不予装配。通常上肢假肢应满足残肢功能要求，外观逼真、操纵方便、轻便耐用和穿脱方便；下肢假肢除满足以上要求外，还应具有良好的承重性，能与残肢紧密接触，方便行走。

3. 注意事项

（1）为保证残肢与接受腔一直相配，装配假肢者应保持体重稳定。若因某种原因不能穿戴假肢时，则需每天用弹力绷带适当缠绕残肢，以使残肢的体积保持稳定。

（2）若下肢假肢者更换与原假肢鞋跟高度不同的鞋，在使用前需对假肢重新对线调整。

（三）助行器（walking aids）

助行器是辅助人体支撑体重、保持平衡和行走的工具，也可称为步行器、步行辅助器等，主要作用是保持身体平衡、减少下肢承重、缓解疼痛、改善步态及改进步行功能等。

1. 杖类助行器

（1）种类（图1-59）。

手杖：为用一只手扶持以助行走的工具。①单足手杖：适用于握力好、上肢支撑力强的老年人，如偏瘫老年人的健侧等。②多足手杖：由于有3足或4足，支撑面广且稳定，用于平稳能力欠佳、用单足手杖不能够安全行走的老年人。

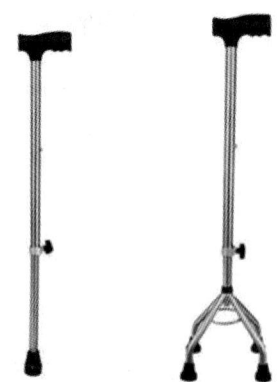
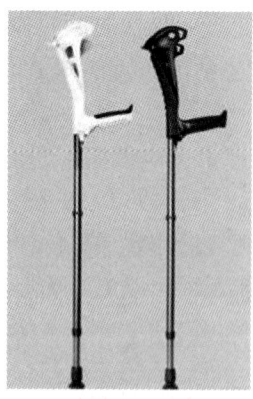
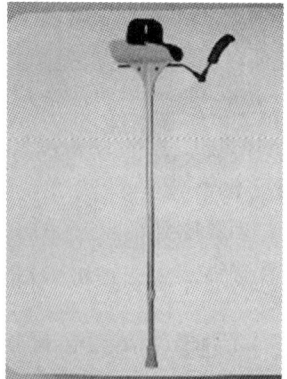

图1-59 杖的种类

前臂杖：适用于握力差、前臂力较弱但又不必用腋杖者。优点为轻便、美观，使用时，该侧手仍可自由活动。缺点是稳定性欠佳。

平台杖：又称类风湿拐。有固定带，可将前臂固定在平台式前臂托上，前臂托前方有一把手，改由前臂负重，把手起掌握方向的作用。用于手指关节损害严重的类风湿老年人或手部有严重外伤、病变不宜负重者。

腋杖：稳定可靠，用于截瘫而上肢功能正常或外伤较严重者，杖的长度一般可以调节。

（2）长度选择。

选择长度适合的杖是保证老年人安全、最大限度发挥杖的功能的关键。

腋杖长度：身长（cm）减去 41 cm，或站立时大转子的高度即为昂首的位置，也是手杖的长度。测定时老年人应着常穿的鞋站立，若老年人下肢或上肢有短缩畸形，也可让老年人穿上鞋或下肢支具仰卧，将腋杖轻轻贴近腋窝。在小趾前外侧 15 cm 与足底平齐处即为腋杖最适当的长度。肘关节屈曲 15°～30°、腕关节背伸时的掌面位置即为把手的位置。

手杖长度：让老年人穿上鞋或下肢支具站立，肘关节屈曲 15°～30°，腕关节背伸，小趾前外侧 15 cm 处至背伸手掌面的距离即为手杖的长度，如图 1-60 所示。

图 1-60　杖的长度选择

2. 步行器

步行器可支持体重，便于站立或步行。其支撑面积较杖大，故稳定性好。步行器有以下类型。

（1）助行架（walking frame）：较笨重，但支撑面积大、稳定性好，包括标准型助行架、轮式助行架、助行椅及助行台（图 1-61）。

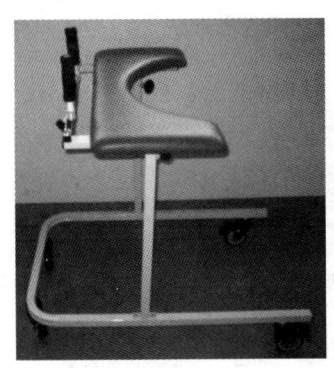
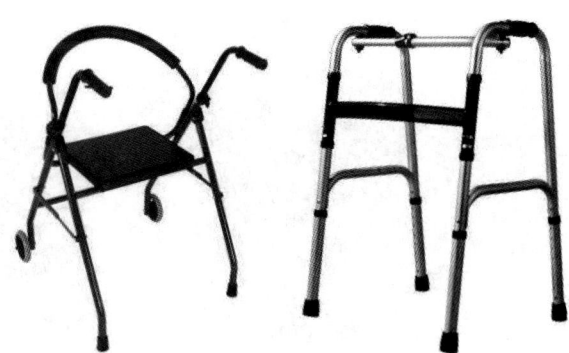

图 1-61　助行架

（2）截瘫行走器：是根据钟摆工作原理而设计的一类行走器，适用于颈椎以下损伤的截瘫老年人，需要根据老年人的情况定做。根据损伤阶段又分为铰链式截瘫行走器和交替式截瘫行走器（图 1-62）。

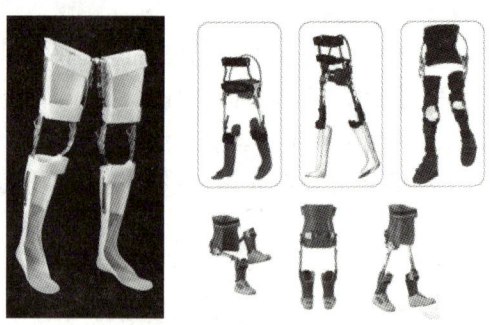

图 1-62　截瘫行走器

（四）轮椅（wheelchair）

轮椅是下肢截肢、神经损伤等原因导致下肢功能减弱、丧失或遵医嘱不能走路者乘坐的代步工具。按照轮椅的结构和用途可分为普通型轮椅、运动型轮椅、电动型轮椅和特殊型轮椅等。

1. 普通轮椅的结构

一般由轮椅架、轮（大车轮、小脚轮）、刹车装置、椅座、靠背五部分组成。乘坐轮椅者承受压力的主要部位是坐骨结节、大腿及腘窝、肩胛区。因此，在选择轮椅时要注意这些部位的尺寸是否合适，避免出现皮肤磨损、擦伤及压疮。

2. 轮椅的选择

根据残疾和功能障碍的程度、性格特点、生活习惯、居住和工作环境、经济条件和兴趣爱好等，选择适合的轮椅类型、材质和辅助件，如车闸延伸、防震、防滑装置和轮椅桌等（图 1-63）。

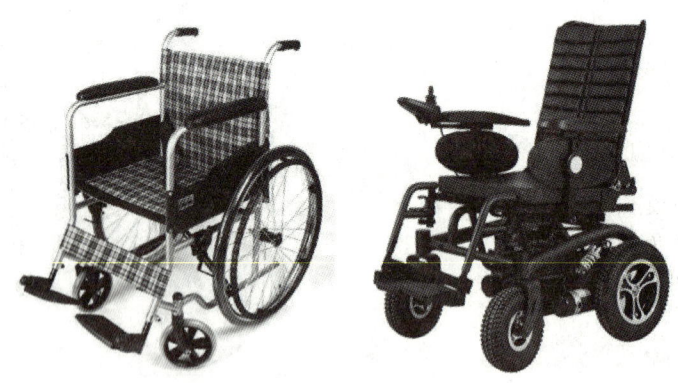

图 1-63　轮椅

（1）座位宽度：臀部的宽度，两侧各加 2.5～5 cm。

（2）座位长度：靠后坐好后，膝关节背面距座位前缘还有 5～7.5 cm 的距离。

（3）靠背高度：靠背上缘约在与腋下 10 cm 齐平的部位。

（4）脚板高度：脚板距地面 5 cm。如果是可以上下调节的脚板，可调到伤员坐好后，使大腿远端稍抬起，不接触坐垫的高度。

（5）扶手高度：肘关节屈曲 90°，扶手的高度为座位至肘的距离，再加上 2.5 cm。

此外，还可根据老年人的特点选择带有特殊结构的轮椅，如带可调式脚踏板的轮椅、斜倚式靠背的轮椅等。

3. 注意事项

（1）每次使用轮椅前，都应检查轮椅的安全装置是否完好，各螺丝是否拧紧。

（2）上下轮椅、进行轮椅与床或轮椅间的转移时，应先刹闸，将轮椅制动，以免在体位转移过程中，轮椅意外滑动使患者摔倒。

（3）为患者舒适和预防压疮，应配备泡沫橡胶或凝胶坐垫；为防止座位下陷，可在坐垫下放一张 0.6cm 厚的胶合板；为防止手伤，应佩戴手套。

（4）高位截瘫的老年人使用轮椅时，应有专人保护，以免发生意外。

（五）自助具

自助具是指为弥补降低或丧失的功能，利用残存功能，便于使用者省时、省力地独立完成一些日常生活、工作或娱乐活动的器具。根据用途分为饮食自助具、穿着自助具、修饰和梳洗自助具、阅读书写自助具、取物自助具、排便自助具、家务自助具和文娱自助具等。

任务实施

一、实施条件

表 1-35　辅助器具的使用实施条件

名称	实施条件	要求
实施环境	模拟房间、实训教室	安全、干净、整洁，温湿度适宜
设施设备	（1）模拟卧室及相应的家具（如床、桌、椅等）。 （2）安静、舒适、温暖的环境，地面干燥、无可移动的障碍物。 （3）矫形器、各类助行器、轮椅	无损坏、松动
物品准备	签字笔 1 支、记录本 1 本、手消毒剂	照护者自备工作服、帽子、口罩、发网、挂表
人员准备	掌握各种辅助器具的种类和使用方法	照护者着装整齐、洗手、剪指甲

二、实施步骤

1. 评估

评估老年人的性别、年龄、职业、诊断,所处的家庭环境、工作环境、社会环境和居住环境,老年人以往的社会角色及疾病史。评估老年人病情、意识、肌力、肌张力、关节活动范围、认知功能、自理能力、合作程度等,评估老年人的主动性、依从性的态度和情感,以及是否需要专门的设备。

评估者先通过查阅老年人病案记录,然后通过交谈以进一步确认最初收集到的关于老年人的背景资料是否正确、完整。交谈时最好邀请老年人家属参加,以防止由于老年人言语交流障碍、认知障碍等造成的表述内容不准确。通过交谈,可以了解老年人的康复愿望、文化修养、价值观念等,为制订步行训练目标和选择训练方法提供依据。交谈收集的资料还要包括:老年人以前的就业史与生活史、回家后独立生活和工作的愿望、家人能提供的照顾、居住环境、实际能力在现实环境中的障碍等。

2. 用物准备

(1)环境:安全、安静、干净、整洁。

(2)着装整齐、洗手。

(3)物品:矫形器、各类助行器、轮椅、签字笔、记录本、手消毒剂。

3. 实施

(1)沟通交流。

正式训练前应首先与老年人交谈,向老年人解释训练目的和意义、训练步骤和方法、训练时间及注意事项,得到老年人的理解和配合等。

(2)开始训练。

在完成首次交谈后,可以开始训练。照护者要根据老年人的意愿和病情,合理选择训练项目,训练手法正确、规范、有效,角度、力度适宜,过程熟练。训练过程中,充分发挥老年人的潜在能力,不要过多地为其提供帮助。态度和蔼,有耐心,善于鼓励老年人。

(3)训练结束时,根据训练内容,布置日常训练项目或叮嘱注意事项。

(4)整理用物、洗手、记录。

4. 记录与报告

记录训练过程和时间,以及老年人的感受和效果,分析总结训练目标完成程度。

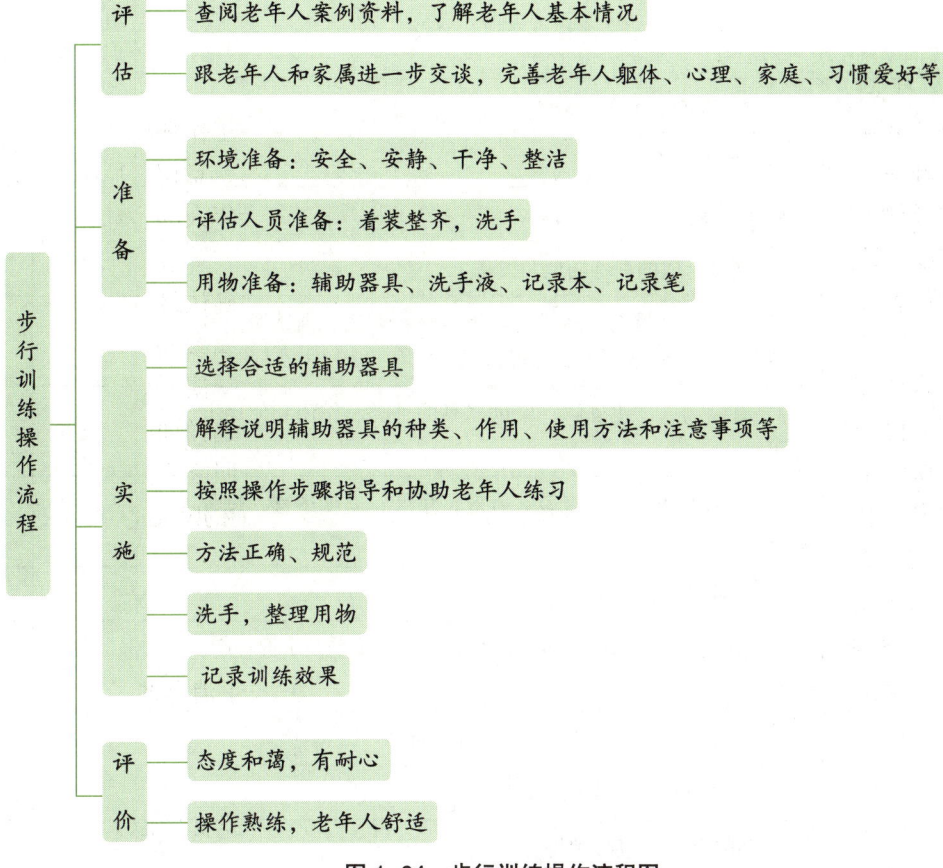

图 1-64　步行训练操作流程图

三、考核评价

表 1-36　辅助器具的使用考核标准

考核内容		考核点及评分要求	分值	扣分	得分	备注
评估 （20分）	老人	1. 性别、年龄、职业、诊断、所处的家庭环境、工作环境、社会环境和居住环境，老人以往的社会角色及疾病史	5			
		2. 病情、意识、肌力、肌张力、关节活动范围、认知功能、自理能力、合作程度等	5			
		3. 主动性、依从性的态度和情感	3			
		4. 是否需要专门的设备	2			
		5. 态度和蔼，沟通有效	2			
		6. 内容全面完整	3			

考核内容		考核点及评分要求	分值	扣分	得分	备注
准备（10分）	环境	安全、安静、干净、整洁	2			
	评估者	着装整齐、洗手	3			
	物品	用物准备齐全	5			
实施（60分）	实施过程	1. 选择合适的训练场地和设备	5			
		2. 说明训练目的和意义、训练步骤和方法、训练时间及注意事项，得到老年人的理解和配合	5			
		3. 有效沟通，正确解释辅助器具的种类、作用和使用方法等	40			
		4. 训练手法正确、规范、有效，角度、力度适宜，过程熟练	3			
		5. 整理用物，洗手	2			
	记录报告	记录辅助器具的使用效果，以及老年人的感受及掌握程度，分析总结	5			
评价（10分）		1. 态度和蔼，有耐心，善于鼓励老年人	3			
		2. 与家属沟通有效，取得合作	3			
		3. 操作规范，动作熟练	2			
		4. 充分发挥老年人的潜在能力，不要过多地为其提供帮助	2			
总分			100			

知识拓展

我国古代的康复辅具

在我国，康复辅具历史悠久。中国古代康复辅具——陶制假脚（图1-65a），是新石器晚期齐家文化时期的随葬品（距今约4 000多年），很有可能是世界上发现最早的实物假肢。此外，《晏子春秋》记载，晏婴为劝诫齐景公削减酷刑而说的"踊贵而屦贱"（公元前539年，齐景公9年）中的"踊"即为春秋时期受刖足之刑后所用的一种鞋，即现代假肢。再如南北朝时期的轮椅石刻（图1-65b）、汉代的白玉龙凤拐杖（图1-65c）等。

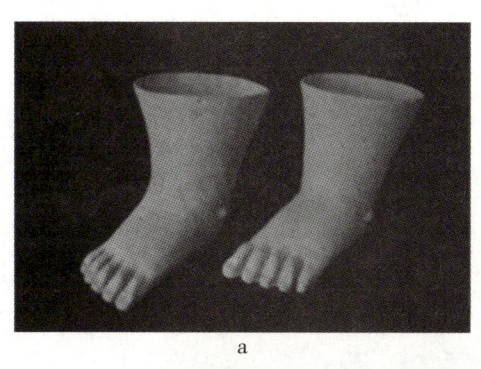
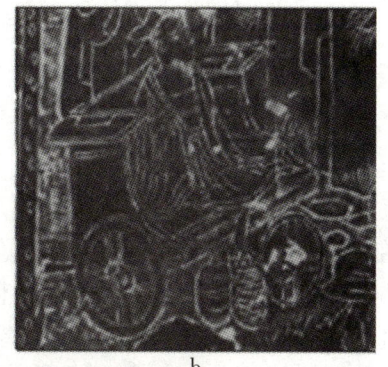
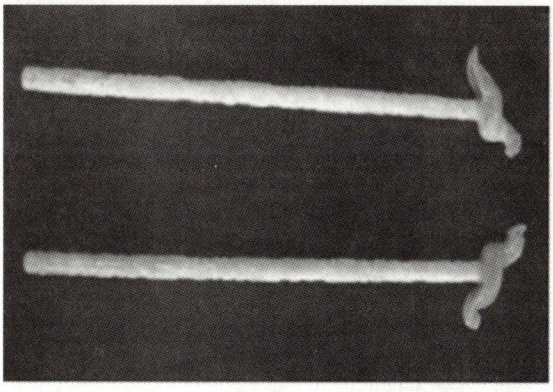

图 1-65　我国古代的康复辅具

同步练习

请扫描下方二维码获取本节练习题。

项目总结

运动功能障碍评定与运动功能训练的方法是学生应该掌握的基本技能和方法，要求学生熟练掌握理论知识、操作方法及注意事项，并能将所学知识熟练运用于工作实践。在学习过程中，要进行理实一体化教学，注重运动功能障碍评估和运动功能训练的实践操作，可以通过案例讨论、角色扮演、小组交流等方式，将具体的实践操作应用到不同案例中去。在整个实践操作过程中严格按照操作规范和流程，要善于观察、思考，及时沟通，处处体现人文关怀。

思考实践

（1）尝试帮助周围的老年人进行四肢肌力评定和关节活动度测量。

（2）尝试协助老年人进行关节活动训练、平衡和协调功能训练、持拐行走和轮椅转移。

吞咽功能障碍的处理

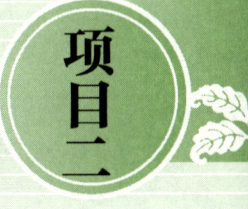

项目二

项目概述

吞咽障碍（dysphagia）是指由于下颌、双唇、舌、软腭、咽喉、食管括约肌或食管的结构和（或）功能受损，不能安全有效地把食物正常送到胃内的一个过程，常表现为流涎、食物从口角漏出、咀嚼不能、张口困难、吞咽延迟、咳嗽、哽噎、声音嘶哑、食物反流、食物滞留在口腔和咽部、误吸及喉结构上抬幅度不足等。吞咽障碍的影响因素较为复杂，衰老、相关肌肉及神经的病变等容易引起吞咽障碍。吞咽障碍可导致口臭、流涎、反复肺部感染（误吸性肺炎或反流性肺炎）、营养不良、脱水，严重者危及生命。

本项目重点学习吞咽功能评定、吞咽功能训练，共4个学时。

学习目标

知识目标	1. 掌握常用吞咽功能的评定方法以及间接、直接训练方法。 2. 熟悉吞咽功能评定的评估标准与分级。 3. 了解吞咽功能评定和训练的注意事项
能力目标	1. 能对老年人吞咽功能进行评定。 2. 能协助存在吞咽功能障碍的老年人进行功能训练
素养目标	1. 善于观察事物，具有独立分析、判断问题的能力。 2. 体贴、关爱老年人，具有良好的沟通能力

项目导航

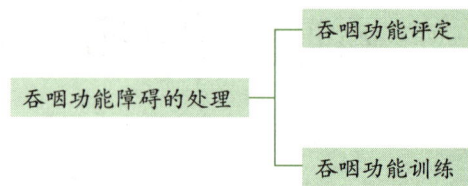

任务一　吞咽功能评定

任务情境

王爷爷，62岁，2周前在与他人下棋时突然左侧肢体乏力，2小时后右侧额纹消失，饮水呛咳，被家人送入医院，既往有高血压病史5年，坚持服用降压药控制血压。头部MRI示右侧延髓外侧梗塞波及脑桥；数字减影血管造影检查（DSA）示右侧小脑后下动脉闭塞，未见动脉瘤；吞咽造影示舌肌功能异常，不能吞咽，有误吸、残留。入院后通过救治，病情稳定，积极进行康复治疗。

发病2周后，现神志清醒，言语含糊，左侧肢体乏力，左侧上下肢肌力均为3级，饮水仍有呛咳，进食后口中有食物残留。

任务：为了给王爷爷制订有效的康复计划，帮助他尽快恢复吞咽功能，我们将先了解王爷爷吞咽能力在哪些方面受限，以及受限的程度有多大。

任务目标

1. 能选择合适的评估吞咽功能的方法。
2. 能采用正确的方式进行吞咽功能评估。
3. 能综合分析评估结果。

> **任务描述**

吞咽反射是人类最复杂的反射之一，涉及三叉神经、面神经、舌咽神经、迷走神经、副神经和舌下神经6对脑神经，以及咀嚼肌群、舌骨上下肌群、面部肌肉和舌肌等共20多对肌肉。将食物从口腔通过食道送到胃或相当于胃的部分，这一过程称为吞咽运动，正常的吞咽生理过程是一个流畅协调的动态连续过程。吞咽活动分为口腔前期、口腔准备期、口腔期、咽期、食管期五个阶段，各阶段特点见表2-1，任何一个阶段发生障碍都会导致吞咽运动受阻，引起进食困难，且吞咽障碍可并发营养不良、脱水、吸入性肺炎、窒息，甚至死亡，应引起足够重视。

表2-1　正常吞咽过程

分期	特点
口腔前期	通过视觉和嗅觉感知食物，用餐具、杯子或手指将食物送至口中
口腔准备期	摄入食物到完成咀嚼的阶段
口腔期	咀嚼形成食团后运送至咽的阶段
咽期	吞咽动作开始于食团进入咽，结束于环咽肌松弛，食团进入食管
食管期	食物通过食管进入胃的过程

一、吞咽障碍评定目的

（1）了解是否存在吞咽障碍。
（2）判断是否有误吸危险。
（3）发现吞咽障碍的可能病因，找出吞咽过程中存在的解剖和生理异常。
（4）拟定合适的治疗目标，确定进食方式和适当的康复措施。
（5）评价康复效果，修正或重新制订康复方案。
（6）判断预后，反馈评定结果，增强自信心。

二、吞咽功能评定方法

吞咽障碍的评定可分为吞咽前评定和吞咽评定。

（一）吞咽前评定

吞咽前评定主要包括病史、一般情况检查和吞咽肌及相关结构检查三部分。

1. 病史

主要包括现病史、既往史、个人史、家族史。

（1）现病史。应详细询问吞咽障碍的症状，是否存在咀嚼困难、呛咳、进食时间延长、进食需要他人辅助、吞咽时梗阻感等，吞咽障碍持续的时间和频度，是否有引起老年人吞咽障碍的诱因，以及加重和缓解因素及伴随症状。

（2）既往史。是否存在脑卒中、帕金森病、脑外伤、重症肌无力、脑瘫等神经系统疾病，是否存在面颈胸部畸形、骨折、肿瘤、炎症和手术史，有无精神病病史及用药史，有无可引起吞咽障碍的药物用药史。

（3）个人史。了解老年人的饮食习惯、生活环境、职业等。

（4）家族史。是否存在精神病、肌营养不良、痴呆等遗传病史。

2. 一般情况检查

吞咽障碍老年人的一般情况检查主要包括精神状态和认知功能检查、进食体位、呼吸功能检查、营养状况和感觉检查。

（1）精神状态与认知功能检查。意识是否清晰，检查是否配合，是否存在人格障碍，记忆力、注意力、执行命令的能力等是否存在障碍等。

（2）进食体位。进食的最佳体位是端坐位，躯干处于正中位，髋膝关节屈曲呈90°，双足放于支撑面上。如果老年人出现进食体位的改变，应详细记录并检查老年人是否存在骨骼畸形、姿势异常、关节活动范围、肌力、肌张力、颈及肢体协调性的变化。

（3）呼吸功能检查。应对老年人的呼吸运动方式、节律、频率、深度、耗氧量进行评定。

（4）营养状况。老年人全身的营养情况评估，主要检查有无明显的肌肉萎缩。

（5）感觉检查。应对老年人的嗅觉、味觉和口腔内外皮肤黏膜的痛觉、温度觉、触觉进行检查。

3. 吞咽肌及相关结构检查

（1）口面部评估。

观察老年人的意识状态和头部抬高的姿势，直接观察老年人的唇、颊部、颌、软腭、舌、咽、喉的运动与功能。

①唇、颊的运动。观察静止状态下唇的位置及有无流涎，做唇角外展动作以观察其抬高和收缩的运动、做闭唇鼓腮、交替重复发"u"和"i"音、观察会话时唇的动作。

②颌的运动。静止状态下颌的位置，言语和咀嚼时颌的位置，是否能抗阻力运动。

③软腭运动。进食时是否反流入鼻腔，发"a"音5次观察软腭的抬升，言语时是否有鼻腔漏气。

④舌的运动。静止状态下舌的位置、伸舌动作、舌抬高动作、舌向双侧的运动、舌的交替运动、言语时舌的运动，是否能抗阻力运动及舌的敏感程度。

⑤咽功能评估。主要是吞咽反射检查，包括咽反射、呕吐反射、咳嗽反射等检查。咽反射检查时，用压舌板轻触咽后壁，正常时引起恶心反射（咽肌收缩）。呕吐反射是胃内容物和部分小肠内容物通过食管反流出口腔的一种复杂的反射动作。咳嗽反射是常见的重要的防御性反射。它的感受器位于喉、气管和支气管的黏膜。

⑥喉的运动。发音的时间、音高、音量、言语的协调性及喉上抬的幅度。

（2）吞咽相关的神经评估。

吞咽功能与脑神经中的三叉神经、面神经、舌咽神经、迷走神经和舌下神经关系密切。三叉神经评定时首先观察两侧颞肌和咬肌是否对称、有无萎缩，然后嘱老年人做咀嚼动作，检查者双手触摸颞肌或咬肌，评价其收缩力并左右对比，检查张口时下颌有无偏斜。同时注意检查面部有无感觉异常，并确定感觉障碍的分区。面神经功能检查首先是观察老年人面部两侧的额纹、眼裂和鼻唇沟是否对称。再嘱老年人做皱眉、闭眼、睁眼、鼓腮、龇牙等动作，观察是否能完成、是否对称，并检查舌前 2/3 味觉。舌咽和迷走神经共同完成吞咽动作，检查时首先询问老年人有无进食呛咳、吞咽梗阻感、声音嘶哑等症状。再嘱老年人张口发"啊"音，观察双侧软腭的位置是否对称，悬雍垂是否居中。舌下神经功能检查伸舌是否偏斜。

（二）吞咽评定

为明确有无吞咽障碍，是否存在误吸危险，需对老年人进行吞咽能力评定，评定内容包括吞咽障碍评估、吞咽能力评定与影像学检查。

1. 吞咽障碍评估

（1）吞咽障碍基本筛查。

使用 ETA-10 吞咽筛查量表（表 2-2）进行问卷筛查，将表格中问题的得分相加，最高分为 40 分，如果 ETA-10 量表得分超过 3 分，就可能存在吞咽的效率和安全方面问题，需做进一步的吞咽检查和（或）治疗。

表 2-2　ETA-10 吞咽筛查量表

项　目	评分 / 分				
	0（没有）	1（轻度）	2（中度）	3（重度）	4（严重）
1. 我的吞咽问题已经使我体重减轻					
2. 我的吞咽问题影响到我在外就餐					
3. 吞咽液体费力					
4. 吞咽固体食物费力					
5. 吞咽药丸费力					
6. 吞咽时有疼痛					

（续上表）

项 目	评分 / 分				
	0（没有）	1（轻度）	2（中度）	3（重度）	4（严重）
7．我的吞咽问题影响到我享用食物时的快感					
8．我吞咽时有食物卡在喉咙里					
9．我吃东西时会咳嗽					
10．我感到吞咽有压力					

（2）吞咽试验。

老年人如可参与并且配合直立位置（坐位）吞咽，评估者可先采用反复唾液吞咽试验，再进行洼田饮水试验。

①反复唾液吞咽试验。

老年人取坐位或半卧位，检查者将手指放在老年人的喉结和舌骨处，嘱其尽量快速反复做吞咽动作，喉结和舌骨随着吞咽运动，越过手指后复位，即判定完成一次吞咽反射。观察30秒内喉结及舌骨随着吞咽运动越过手指向前上方移动再复位的次数，30秒内吞咽少于3次即确认为吞咽功能异常。

②洼田饮水试验。

让老年人端坐，喝下30 mL温开水，观察所需时间、有无呛咳、饮水状况等。饮水状况的观察包括吸饮、含饮、水从嘴角流出、呛咳、饮后声音改变及听诊情况等，并对其进行分级及评定（表2-3）。

表2-3 饮水试验分级与评定标准

分级	评定
Ⅰ级：可一口喝完，无呛咳	正常：Ⅰ级，5秒内喝完
Ⅱ级：分两次以上喝完，无呛咳	可疑：Ⅰ级，5秒以上喝完；Ⅱ级
Ⅲ级：能一次喝完，但有呛咳	异常：Ⅲ、Ⅳ、Ⅴ级
Ⅳ级：两次以上喝完，且有呛咳	
Ⅴ级：常常呛住，难以全部喝完	

（3）颈部听诊。

将听诊器放在喉的外侧缘，能听到正常呼吸、吞咽和讲话时的气流声，检查者用听诊器听呼吸的声音，在吞咽前后听呼吸音做对比，分辨呼吸道是否有分泌物或残留物。

2. 吞咽能力评定

根据误咽的程度及食物在口腔内的加工能力，将吞咽能力分为 7 级，具体分级见表 2-4。

表 2-4　吞咽能力的评估标准

分级	表现
1 级唾液误咽	唾液引起误咽，应做长期营养管理，吞咽训练困难
2 级食物误咽	有误咽，改变食物的形态没有效果，为保证水、营养摄入应做胃造瘘，同时积极康复训练
3 级水的误咽	可发生水的误咽，使用误咽防治法也不能控制，但改变食物形态有一定的效果，故需选择食物，为保证水的摄入可采取经口、经管并用的方法，必要时做胃瘘，应接受康复训练
4 级机会误咽	用一般摄食方法可发生误咽，但采取一口量调整、姿势效果、吞咽代偿法（防止误咽的方法）等达到防止水误咽的水平，需要就医和吞咽训练
5 级口腔问题	主要是准备期和口腔期的中度和重度障碍，对食物形态必须加工，饮食时间长，口腔内残留多，有必要对食物给予指导和监察，应进行吞咽训练
6 级轻度障碍	有摄食、吞咽障碍，咀嚼能力不充分，有必要制成软食、调整食物大小，吞咽训练不是必需的
7 级正常范围	没有摄食、吞咽问题，不需要康复治疗

3. 影像学检查

为了正确评价吞咽功能，了解是否有误吸的可能及误咽发生的具体时期，常采用仪器检查，包括吞咽造影检查、吞咽电视内镜检查、超声检查、放射性核素扫描检查、测压检查、表面肌电图检查、脉冲血氧定量法等，其中吞咽造影检查，是判断吞咽障碍的金标准，它是借助 X 线及录像设备，在吞咽造影的同时进行影像学检查并录像，动态评价摄食吞咽的过程，包括食物的残留、渗透和误吸等异常表现，以了解吞咽不同形状食物的情况。

三、注意事项

（1）评估前要充分了解老年人的意识状态，Glasgow 昏迷量表评分小于 6 分或即使在帮助下也不能维持坐位的老年人不适于采用饮水吞咽测试评定。了解老年人过去的生活习惯、文化素养、评定时的心理状态和合作程度。

（2）评定前应向老年人或家属说明评定的目的及主要内容，以获得全面的理解和配合。尤其应申明评定中及后期可能出现的特殊情况，如：呛咳、吸入性肺炎、窒息，局部黏膜损伤、出血、疼痛、感染、牙（义）齿脱落、误咽等。

（3）饮水吞咽试验使用的应为温开水，不能用冰水，更不能用饮料或汤汁代替。饮水试验前不需要告诉老年人正在做试验，以防止紧张。饮水量要正确。

（4）口腔内有可脱卸假牙，务必将假牙卸下之后再行评定；评定前需要确认老年人口中无食物残渣。

（5）在急性期进行吞咽功能的评定，应在老年人病情稳定后方可进行，最好在鼻饲管去除后进行。

（6）在做吞咽造影检查时，旁边应有吸痰器备用，同时应在具备临床急救技术的医务人员监护下进行。

任务实施

一、实施条件

表 2-5 吞咽功能评估实施条件

名称	实施条件	要求
实施环境	模拟房间、实训教室	安全、干净、整洁，温湿度适宜
设施设备	（1）模拟卧室相应家具（如床、桌、椅）。 （2）餐饮用具（如量杯、水杯、碗、匙、餐巾等）。 （3）诊断器具（如听诊器、压舌板、棉签）。 （4）吸引器、抢救设备	无破损、无松动
物品准备	（1）可饮用温水、食物（浓汤、糊状、半固体、固体食物）。 （2）签字笔1支、记录本1本。 （3）手消毒剂	评估者自备工作服、帽子、口罩、发网、挂表
人员准备	具备吞咽功能评估的操作技能和相关知识	评估者着装整齐、洗手、剪指甲

二、实施步骤

1. 评估

评估老年人的一般情况，包括年龄、性别、职业、诊断，所处的家庭环境、工作环境、社会环境和居住环境，老年人以往的社会角色及疾病史。评估老年人意识、精神状态、感觉、认知功能、语言表达能力等；评估老年人的主动性、依从性的态度和情感。评估老年人对吞咽异常的主诉，包括吞咽困难持续时间、频度、加重与缓解的因素、症状、继发症状等，以及是否需要鼻饲饮食；评估老年人目前是否留置胃管、有无气管切开情况、营养/脱水、流涎、体重、言语功能等；评估老年人的家族史、以前的吞咽检查、内科、外科、神经科、心理科病史，以及目前治疗和用药情况等。

评估者先通过查阅老年人病案记录，然后通过交谈以进一步确认最初收集到的关于老年人的背景资料是否正确、完整。交谈时最好邀请老年人家属参加，以防止由于老年人言语交流障碍、认知障碍等造成的表述内容不准确。通过交谈，可以了解老年人的康复愿望、文化修养、价值观念等，为后期制订吞咽训练目标和选择训练方法提供依据。

2. 准备

（1）环境准备：安全、安静、干净、整洁。

（2）评估者准备：着装整齐、洗手。

（3）物品准备：水杯、可饮用温水、听诊器、签字笔、记录本、手消毒剂。

3. 实施

（1）沟通交流。

正式评定前应首先与老年人交谈，评估老年人的意识状态，向意识清醒的老年人解释吞咽功能评定的目的、目标、方式、可能的结果等，以争取老年人的理解与配合。

（2）开始评定。

在完成首次交谈后，可以开始评定。先评估老年人的意识状态和头部抬高的姿势以及口面部的评估，再以吞咽障碍初步筛查量表逐项问询并打分，判断是否存在吞咽效率和安全方面的问题，若存在可疑，再进一步进行反复唾液吞咽试验与洼田饮水试验。对存在吞咽障碍的老年人，应进一步进行吞咽能力评定和影像检查，以评估其吞咽能力。

（3）评定结束时，跟老年人正确解释评定结果。

（4）整理用物、洗手、记录。

4. 记录与报告

根据完成的筛查量表和评定标准，记录评定内容，分析总结与报告。为制订吞咽功能训练方案与评估训练效果提供依据。

吞咽功能评定操作视频

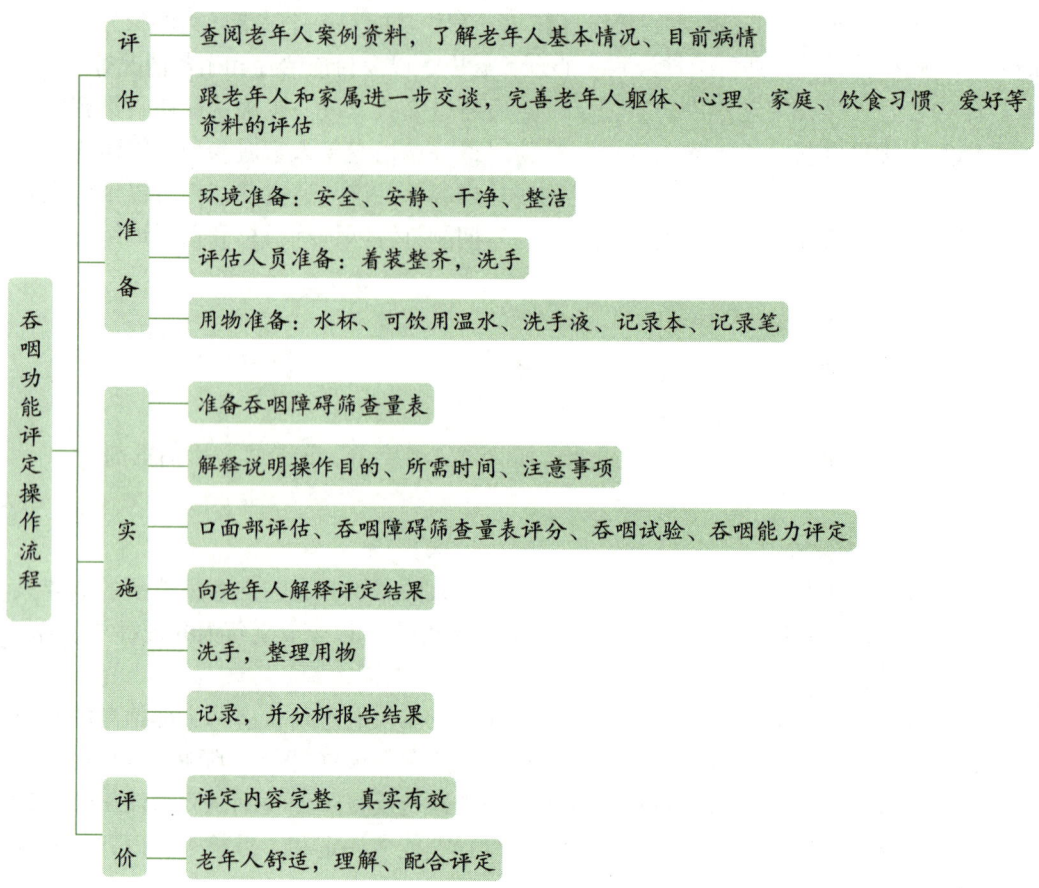

图 2-1　吞咽功能评定操作流程图

三、考核评价

表 2-6　吞咽功能训练考核标准

考核内容		考核点及评分要求	分值	扣分	得分	备注
评估 （20分）	老人	1. 性别、年龄、职业、诊断，所处的家庭环境、工作环境、社会环境和居住环境，老年人以往的社会角色及疾病史	5			
		2. 意识状态、感知、认知功能、语言表达能力	5			
		3. 主动性、依从性的态度和情感	3			
		4. 老年人吞咽障碍主诉、进食方式	2			
		5. 态度和蔼，沟通有效	2			
		6. 内容全面完整	3			

（续上表）

考核内容		考核点及评分要求	分值	扣分	得分	备注
准备 （10分）	环境	安全安静、干净、整洁	2			
	评估者	着装整齐、洗手	3			
	物品	用物准备齐全	5			
实施 （60分）	实施 过程	1. 说明评估目的、所需时间及注意事项，得到老年人与家属的理解并配合	5			
		2. 口面部评估（唇颊运动、颌运动、软腭运动、舌的运动、眼功能与后运动能力）	5			
		3. 按照吞咽障碍筛查量表的内容逐一进行评定，再进行吞咽试验和吞咽能力评定，评定方法合适、准确、内容完整全面，每少一项内容扣5分，直到扣完	40			
		4. 有效沟通，正确解释评定结果	3			
		5. 整理用物，洗手	2			
	记录 报告	记录评定内容，分析总结与报告	5			
评价（10分）		1. 操作规范，动作熟练	3			
		2. 评价方式正确有效	3			
		3. 态度和蔼，关爱老年人	2			
		4. 与家属沟通有效，取得合作	2			
总分			100			

知识拓展

吞咽有关的神经支配

脑神经	功能
三叉神经（Ⅴ）	面部牙齿感觉，颌肌及牙槽本体感觉，咀嚼活动
面神经（Ⅶ）	味觉，控制颌下腺、舌下腺、泪腺及面部表情肌
舌咽神经（Ⅸ）	喉部感觉，舌乳头上的味蕾感觉、吞咽动作、唾液腺分泌
迷走神经（Ⅹ）	颌及咽喉的肌肉感觉
副神经（Ⅺ）	协助迷走神经的活动
舌下神经（Ⅻ）	舌内外肌和舌肌的运动

同步练习

请扫描下方二维码获取本节练习题。

任务二 吞咽功能训练

任务情境

李奶奶，86岁，2个月前突发左侧肢体功能障碍20分钟被家人送入医院，既往有糖尿病病史20年，10年前患心梗采取心脏支架治疗。辅助检查头部CT示大面积脑梗死，入院后经本市某三甲医院抢救脱离生命危险，经药物治疗血糖控制可。

2个月后，目前病情稳定，积极进行康复治疗。现意识清楚，但时有急躁情绪，进食困难，容易出现呛咳，言语表达不清，生活不能自理。

任务：为了能给李奶奶制订有效的康复计划，帮助她尽快恢复吞咽能力、均衡营养、提高生活质量，我们将先了解李奶奶吞咽能力受限程度，指导李奶奶进行吞咽功能的训练。

任务目标

1. 能根据老年人的吞咽能力选择合适的进食方式。
2. 能采用合适的方法训练老年人的吞咽能力。
3. 能准确说明摄食训练的注意事项。

任务描述

吞咽功能训练可以改善吞咽障碍老年人摄食吞咽的功能，改变或恢复经口进食的方式，早日拔除鼻饲管、咽造瘘、食管造瘘、胃或空肠造瘘等；并可预防和减少并发症的发生，改善老年人的营养状态，增强其康复的信心，有利于其他功能障碍的恢复。吞咽障碍照护主要应用于脑卒中、颅脑外伤、帕金森病等神经系统疾病导致的神经源性吞咽障碍老年人。

一、训练目的

（1）防止咽下肌群发生失用性萎缩，加强舌和咀嚼肌的运动，提高吞咽反射的灵活性。

（2）改善摄食和吞咽能力，增强用口进食的能力及安全性。

（3）减少鼻饲机会，增强营养。

（4）减少吸入性肺炎、窒息、脱水、营养不良等并发症的发生。

（5）增加进食乐趣，提高生活质量，增强康复信心。

二、训练方法

吞咽障碍处理包括管饲饮食和经口进食处理。管饲饮食能保证意识不清和不能经口进食老年人的营养及水分供给，避免误吸。2周内的管饲饮食采用鼻胃管和鼻肠管方法；2周以上的管饲饮食采用经皮内镜下胃造瘘术和经皮内镜下空肠造瘘术。吞咽困难老年人进行经口进食时，康复训练包括：间接训练、直接训练、代偿性训练等。对于管饲饮食老年人需同时进行康复吞咽训练。

（一）间接训练

间接训练是针对摄食—吞咽活动相关器官进行的功能训练，也称基础训练。

1. 口唇运动

利用单音单字进行康复训练，如嘱老年人张口发"a"音，并向两侧运动发"yi"音，然后再发"wu"音，也可嘱老年人缩唇然后发"f"音。其他练习方式如吹蜡烛、吹口哨动作，缩唇、微笑等动作也能促进唇的运动、加强唇的力量。此外用指尖或冰块叩击唇周，短暂的肌肉牵拉和抗阻运动、按摩等，以及通过张闭口动作也能促进口唇肌肉运动。

2. 颊肌运动

嘱老年人轻张口后闭上，使双颊部充满气体、鼓起腮，随呼气轻轻吐出，也可将老年人手洗净后，做吮手指动作，或模仿吸吮动作，体验吸吮的感觉，借以收缩颊部及轮匝肌肉，每日2遍，每遍重复5次。

3. 喉部运动

常采用喉上提训练方法，老年人头前伸，使颌下肌伸展2~3秒。然后在颌下施加压力，嘱老年人低头，抬高舌背，即舌向上吸抵硬腭或发辅音的发音训练。目的是改善喉入口的闭合能力，扩大咽部的空间，增加食管上括约肌开放的被动牵张力。

4. 舌部运动

舌体可自主运动时，嘱老年人将舌头向前伸出，然后左右运动摆向口角，再用舌尖舔下唇后转舔上唇，按压硬腭部，重复运动20次。

5. 屏气发声运动

老年人坐在椅子上，双手支撑椅面做推压运动和屏气，此时胸廓固定、声门紧闭；然后突然松手，声门打开、呼气发声。此运动不仅可以训练声门的闭锁功能、强化软腭的肌力而且有助于除去残留在咽部的食物。

6. 冰刺激

用头端呈球状的不锈钢棒蘸冰水或用冰棉签棒接触以咽腭弓为中心的部位，左右相同部位交替刺激，然后嘱老年人做空吞咽动作。冷刺激可以提高软腭和咽部的敏感度，改善吞咽过程中必需的神经肌肉活动，增强吞咽反射，减少唾液腺的分泌。

7. 呼吸道保护手法

（1）声门上吞咽法：也叫自主气道保护法。先吸气，后在屏气时（此时声带和气管关闭）做吞咽动作，然后立即做咳嗽动作；亦可在吸气后呼出少量气体，再做屏气和吞咽动作及吞咽后咳嗽。

（2）超声门上吞咽法：吸气后屏气，再做加强屏气动作，吞咽后咳出咽部残留物。

（3）门德尔松氏手法：指示老年人先进食少量食物，然后咀嚼、吞咽，在吞咽的瞬间，用拇指和食指顺势将喉结上推并处于最高阶段，保持这种吞咽状2~3秒，然后完成吞咽，再放松呼气。此手法是吞咽时自主延长并加强喉上举和前置运动来增强环咽肌打开程度的方法，目的是帮助提升咽喉以助吞咽功能。

（二）直接训练

直接训练是指进食时采取的措施，包括进食体位、食物入口位置、食物性质（大小、结构、温度和味道等）和进食环境等，也称摄食训练。

1. 体位

进食的体位应因人因病情而异。开始训练时应选择既有代偿作用又安全的体位。对于不能坐位的老年人，一般至少取躯干30度仰卧位，头部前屈，偏瘫侧肩部以枕垫起，喂食者位于老年人健侧。此时进行训练，食物不易从口中漏出，有利于食团向舌根运送，还可以减少向鼻腔逆流及误咽的危险。颈部前屈是预防误咽的一种方法，仰卧时颈部易呈后屈位，使与吞咽活动有关的颈椎前部肌肉紧张、喉头上举困难，从而容易发生误咽。

2. 食物的形态

根据食物的性状，一般将食物分为五类，即稀流质、浓流质、糊状、半固体（如软饭）、固体（如饼干、坚果等）食物。在临床实践中，应首选糊状食物。

根据吞咽障碍的程度及阶段，本着先易后难的原则来选择食物形态。容易吞咽的食物特点是密度均匀、黏性适当、不易松散、通过咽和食管时易变形且很少在黏膜上残留。稠的食物比稀的安全，因为它能较满意地刺激触、压觉和唾液分泌，使吞咽变得容易。此外，要兼顾食物的色、香、味及温度等。不同病变造成的吞咽障碍影响吞咽器官的部位有所不同，对食物的要求亦有所不同，口腔准备期的食物应质地很软，易咀嚼，如菜泥、水果泥和浓汤。必要时还需用长柄勺或长注射器喂饲；口腔期的食物应有内聚、黏性，如很软的食物和浓汤；咽期应选用稠厚的液体，如果蔬泥和湿润光滑的软食。避免食用有碎屑的糕饼类食物和缺少内聚力的食物；食管期的食物为软食、湿润的食物，避免高黏性和干燥的食物。

3. 食物在口中位置

摄食训练时食物应放在健侧舌后部或健侧颊部，有利于食物的吞咽。

4. 一口量

包括调整进食的一口量和控制速度的一口量，即最适于吞咽的每次摄食入口量，正常人约为 20 mL。一般先以少量试之（3~4 mL），然后酌情增加，如 3 mL、5 mL、10 mL。为防止吞咽时食物误吸入气管，可结合声门上吞咽训练方法，这样在吞咽时可使声带闭合封闭喉部后再吞咽，吞咽后咳嗽可除去残留在咽喉部的食物残渣。调整合适的进食速度，前一口吞咽完成后再进食下一口，避免 2 次食物重叠入口的现象。还要注意餐具的选择，应采用边缘钝厚、匙柄较长、容量约 5~10 mL 的匙子为宜。

5. 培养良好的进食习惯

最好定时、定量进食，能坐起来就不要躺着，能在餐桌上就不要在床边进食，尽量在安静环境下进食，进食时老年人注意力要集中，尽量减少进餐时讲话，以免影响吞咽过程。

6. 代偿性训练

代偿性训练是进食吞咽时采用的姿势与方法，一般是通过改变食物通过的路径和采用特定的吞咽方法使吞咽变得安全。

（1）侧方吞咽：让老年人分别左、右侧转头，做侧方吞咽，可除去梨状隐窝部的残留食物。

（2）空吞咽与交替吞咽：每次进食吞咽后，反复做几次空吞咽，使食团全部咽下，然后再进食。可除去残留食物防止误咽，亦可每次进食吞咽后饮极少量的水（1~2 mL），这样既有利于刺激诱发吞咽反射，又能达到除去咽部残留食物的目的，称为"交替吞咽"。

（3）用力吞咽：让老年人将舌用力向后移动，帮助食物推进通过咽腔，以增大口腔吞咽压，减少食物残留。

（4）点头样吞咽：颈部尽量前屈形状似点头，同时做空吞咽动作，可去除会厌谷残留食物。

（5）低头吞咽：颈部尽量前屈姿势吞咽，使会厌谷的空间扩大，并让会厌向后移位，避免食物溢漏入喉前庭，更有利于保护气道，收窄气管入口，咽后壁后移，使食物尽量离开气管入口处。

三、注意事项

（1）对于有吞咽障碍的老年人应重视初步筛查及每次进食期间的观察，在吞咽功能评定的基础上进行吞咽障碍训练，防止误吸，特别是隐性误吸发生。

（2）经口腔摄食时，要充分了解老年人的状况并采取相应对策，合理运用吞咽功能训练，保证老年人进食安全，避免渗透和误吸。

（3）进食的器皿、环境与认知状态方面，注意选择方便老年人进食的器皿如粗柄勺子，创造可使老年人注意力集中的安静环境进行进食。注意观察老年人进食时的意识状态，如精神过于疲倦、嗜睡则停止进食。

（4）初期进食宜用糊状食物，不宜饮水或流质，以免呛咳。进食速度宜慢，在进食下一口食物时要确保老年人前一口食物已经吞咽完全，若发生哽咽、呛咳情况，应立即以手挖出、拍背，或用吸痰管将食物排出。

（5）在进食或摄食训练前后应认真清洁口腔，保持口腔清洁，防止误吸。

（6）保证营养供给，对摄入不足者应通过鼻饲和静脉点滴方式予以补充。

（7）对脑卒中有吞咽障碍的老年人，要尽早撤鼻饲，进行吞咽功能的训练，并注意体位。

任务实施

一、实施条件

表2-7 吞咽功能训练实施条件

名称	实施条件	要求
实施环境	模拟房间、实训教室	安全、干净、整洁，温湿度适宜
设施设备	（1）模拟卧室、卫生间及相应的家具（如床、桌、餐桌、椅、柜、软枕等）。 （2）餐饮用具（如量杯、水杯、碗、筷、匙、长柄汤匙、盘、碟、餐巾、餐巾纸等）。 （3）家电：冰箱。 （4）器械：压舌板、纱布、棉签、手电筒、手套、吸引器、抢救仪器	无损坏、无松动、性能良好

（续上表）

名称	实施条件	要求
物品准备	（1）糊状食物、浓汤、果泥、粥、饮用温水、冰水。 （2）签字笔 1 支、记录本 1 本。 （3）洗手液、手消毒剂	评估者自备工作服、帽子、口罩、发网、挂表
人员准备	具备吞咽功能训练的操作技能和相关知识	评估者着装整齐、洗手、剪指甲

二、实施步骤

1. 评估

评估老年人语言、认知、行为、注意力、记忆力、情感、智力水平等高级脑功能有无问题；是否高龄，有无神经系统疾病、ADL 下降者，有无慢性病（如糖尿病、干燥综合征等）影响口腔或牙齿等；注意有无体力、呼吸状态、疾病稳定性、脱水、营养等方面的问题，确认是否属于适合摄食的状态；评估老年人食欲、独立进食能力、日常生活能力，特别是进食是否需要监督、协助，甚至是完全依赖。评估老年人有无不良进食习惯，如进食过快、食物过硬或过黏、边进食边说话、精神疲惫等；使用简易营养筛查量表、体重指数（BMI）进行营养风险评估；进行吞咽障碍筛查与吞咽试验评估老年人吞咽能力，有无误吸危险；并了解老年人有无脑损伤、肿瘤、重症肌无力等基础疾病及其发展阶段，评估内容均可作为选择不同康复手段的依据。

评估者先通过查阅老年人病案记录，然后通过交谈以进一步确认最初收集到的关于老年人的背景资料是否正确、完整。交谈时最好邀请老年人家属参加，以防止由于老年人言语交流障碍、认知障碍等造成的表述内容不准确。通过交谈，可以了解老年人的康复愿望，为后期制订训练目标和选择训练方法提供依据。

2. 用物准备

（1）环境：安全、安静、干净、整洁。

（2）评估者：着装整齐、洗手。

（3）物品：糊状食物、浓汤、果泥、粥、饮用水、签字笔、记录本、洗手液、手消毒剂。

3. 实施

（1）沟通交流。

正式进行吞咽功能训练前应首先与老年人交谈，向老年人说明目前的吞咽状况，解释吞咽功能训练的意义、目标、方式与可能的结果等，以争取老年人的理解与配合。

（2）开始训练。

在完成沟通交谈后，根据老年人吞咽障碍程度制订康复训练计划，进行功能训练，先进行间接训练，然后进行直接训练和代偿性训练，并了解吞咽能力的康复进展情况。

必要时鼓励老年人及家人记录进餐日记。

（3）评定结束时鼓励老年人，帮助其树立康复信心。

（4）整理用物、洗手、记录。

4. 记录与报告

根据吞咽功能训练的过程，详细记录训练内容和结果，分析总结并报告，为制订下一步训练方案与评估训练效果提供依据。

吞咽功能训练操作视频

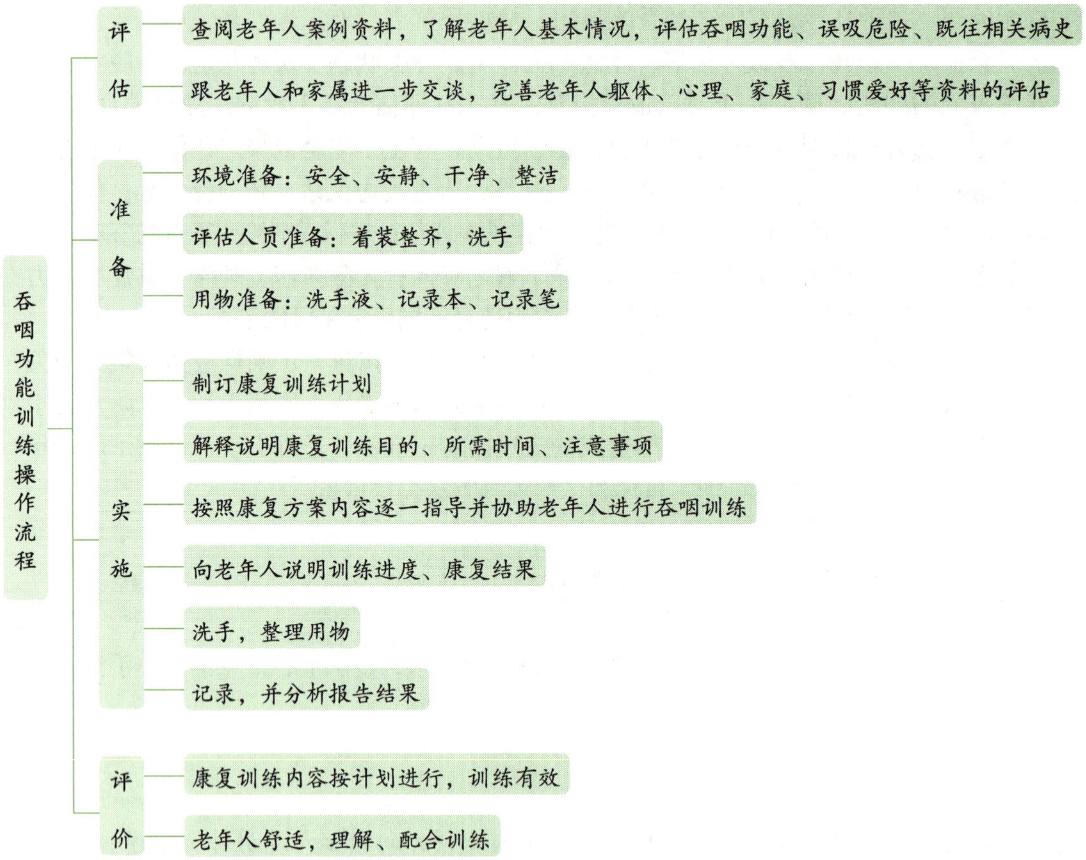

```
吞咽功能训练操作流程
├─ 评估
│   ├─ 查阅老年人案例资料，了解老年人基本情况，评估吞咽功能、误吸危险、既往相关病史
│   └─ 跟老年人和家属进一步交谈，完善老年人躯体、心理、家庭、习惯爱好等资料的评估
├─ 准备
│   ├─ 环境准备：安全、安静、干净、整洁
│   ├─ 评估人员准备：着装整齐，洗手
│   └─ 用物准备：洗手液、记录本、记录笔
├─ 实施
│   ├─ 制订康复训练计划
│   ├─ 解释说明康复训练目的、所需时间、注意事项
│   ├─ 按照康复方案内容逐一指导并协助老年人进行吞咽训练
│   ├─ 向老年人说明训练进度、康复结果
│   ├─ 洗手，整理用物
│   └─ 记录，并分析报告结果
└─ 评价
    ├─ 康复训练内容按计划进行，训练有效
    └─ 老年人舒适、理解、配合训练
```

图 2-2　吞咽功能训练操作流程图

三、考核评价

表 2-8　吞咽功能训练考核标准

考核内容		考核点及评分要求	分值	扣分	得分	备注
评估（20分）	老人	1. 语言、认知、行为、情感、智力、日常生活能力	5			
		2. 吞咽障碍筛查、吞咽能力评定	5			
		3. 有无误吸危险	3			
		4. 摄食方式、进食习惯、营养状态评估	2			
		5. 态度和蔼，沟通有效	2			
		6. 内容全面完整	3			
准备（10分）	环境	安全、安静、干净、整洁	2			
	评估者	着装整齐、洗手	3			
	物品	用物准备齐全	5			
实施（60分）	实施过程	1. 制订康复计划与方案	5			
		2. 向老年人及家属说明训练的目的与注意事项，得到老年人的理解和配合	5			
		3. 按照既定康复训练方案的内容逐一进行训练指导，训练方法与指导准确，内容完整全面，每少一项内容扣5分，直到扣完	40			
		4. 有效沟通，正确说明康复进度与结果	3			
		5. 整理用物，洗手	2			
	记录报告	记录评定内容，分析总结与报告	5			
评价（10分）		1. 操作规范，动作熟练	3			
		2. 评价方式正确有效	3			
		3. 态度和蔼，关爱老年人	2			
		4. 与家属沟通有效，取得合作	2			
总分			100			

知识拓展

球囊导管扩张术

球囊导管扩张术是用普通双腔导尿管中的球囊进行环咽肌痉挛（失弛缓症）分级多次扩张治疗，方法操作简单，安全可靠。用于脑卒中、放射性脑病等脑损伤所致环咽肌痉挛（失弛缓症）的患者。如果在吞咽过程中出现吞咽与其松弛不协调时，食团就难以从咽部进入食管，从而造成吞咽困难，即环咽肌失弛缓症。

1. 操作前准备

14号双腔球囊导尿管或改良硅胶双腔球囊导管、生理盐水、10 mL注射器、液状石蜡油及纱布等，插入前先注水入导尿管内，使球囊充盈，检查球囊是否完好无损，然后抽出水后备用。

2. 操作步骤

由1名护士按照插鼻饲管操作常规将备用的14号导尿管经鼻孔插入食管中，确定进入食管并完全穿过环咽肌后，将抽满10 mL水（生理盐水）的注射器与导尿管相连接，向导尿管内注水0.5~10 mL，使球囊扩张，顶住针栓防止水逆流回针筒。将导尿管缓慢向外拉出，直到有卡住感觉或拉不动时，用记号笔在鼻孔处做标记（长度18~23 cm），再次扩张时或扩张过程中判断环咽肌长度作为参考点。抽出适量水（根据环咽肌紧张程度、球囊拉出时能通过为适度）后，操作者两次轻轻地反复向外提拉导管，一旦有落空感觉或持续保持2分钟后拉出，阻力锐减时，迅速抽出球囊中的水。再次将导管从咽腔插入食管中，重复操作3~4遍，自下而上的缓慢移动球囊，通过狭窄的食管入口，充分牵拉环咽肌降低肌张力。

3. 操作后处理

上述方法1~2次/天。环咽肌的球囊容积每天增加0.5~1 mL较为适合；扩张后，可给予地塞米松、α-糜蛋白酶、庆大霉素雾化吸入，防止黏膜水肿，减少黏液分泌。

同步练习

请扫描下方二维码获取本节练习题。

项目总结

吞咽功能评估和训练是照护者应掌握的基本技能和方法，要求照护者熟练掌握理论知识、操作方法及其注意事项，并能将所学知识熟练运用于工作实践之中。在学习过程中，以理论学习为主，注重吞咽功能评估和训练的实践操作，可以通过案例讨论、角色扮演、小组见习等方式，将具体的实践操作应用到不同案例中去。在整个实践操作过程中严格按照操作规范和流程，要善于观察、思考，处处体现人文关怀。

思考实践

李伯伯，56岁，脑梗死后遗症期，吞咽困难5月余，进食及饮水呛咳，进食后食物滞留会厌谷、梨状窝、咽喉壁，一直留置胃管鼻饲。

（1）思考一下，李伯伯吞咽功能的评估应从哪些方面进行？

（2）尝试一下，李伯伯经过评估，存在以下问题：洼田饮水试验3级，咽部感觉减退，舌灵活度下降，请为李伯伯制订康复计划，提高他的吞咽功能，以便早日拔除鼻饲管并恢复自主进食。

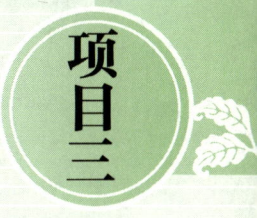

言语功能障碍的处理

项目概述

人们运用语言进行交流的过程叫言语。而随着老年人常见的脑卒中和帕金森等病的发生，部分病人会伴随一定的言语障碍，导致老年人不能够正常交流，从而给生活带来极大的不便。老年人易因沟通不当、生活质量下降产生暴躁和焦虑情绪，对治疗和生活失去信心。因此最大限度地恢复与发展老年人言语功能在康复护理中非常重要。

本项目重点学习言语功能的评定、失语症以及构音障碍的训练，共 4 个学时。

学习目标

知识目标	1. 掌握老年人言语功能障碍评定方法及训练方法。 2. 熟悉老年人言语疗法的治疗原则。 3. 了解老年人言语功能障碍其他评定方法
能力目标	1. 能对老年人言语功能障碍进行评定。 2. 能协助存在言语功能障碍老年人进行功能训练
素养目标	1. 善于观察事物，具有独立分析、判断问题能力及创新能力。 2. 体贴、关爱老年人，具有良好沟通能力

项目导航

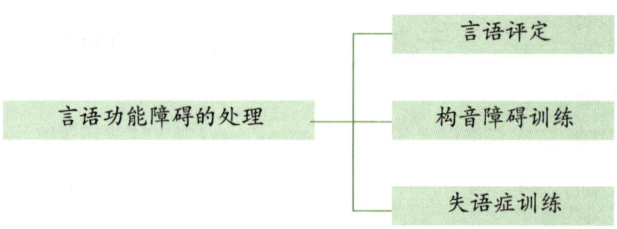

任务一　言语评定

任务情境

齐爷爷，68岁，汉族，工人，右利手，中学文化。三个月前曾因失语伴右侧乏力3个月住院，经头颅CT检查，诊断为"脑梗死"，经治疗后肢体乏力逐渐恢复，但仍有言语障碍和吞咽障碍，语言检查示：神志清楚，自发语言刻板，不能复述，听写及系列书写有较多错误，听理解略有障碍，不能阅读。

任务：为了能给齐爷爷制订有效的康复计划，帮助他尽可能恢复言语功能，我们需要评估齐爷爷属于哪种类型的言语障碍类型。

任务目标

1. 能运用量表正确的评估老年人的言语障碍。
2. 能综合分析评估结果。

任务描述

一、概述

言语是表达语言的一种方式，是通过发音器官协同运动沟通语言的基本方法，语言是指将抽象的词语按一定的逻辑排列以表达一种思维、理论、行动和需要的交流方式。除口语外、还包括书面、手势和表情等表达形式。而言语功能障碍是指不能通过口语、书面语言或手势语进行交流的现象，主要包括听、说、读、写等。老年人康复工作中常见到的是脑损伤引起的构音障碍和失语症等。

构音障碍是指在言语活动中，由于构音器官的运动或形态结构异常，环境或心理因素等原因所导致的语言不准确的现象。主要表现为发声困难、发音不准、音量、音调、速度、节律等异常和鼻音过重等言语听觉特征的改变。

失语症是由于脑损伤所引起的语言能力、交流能力障碍及后天获得性的对各种语言符号的表达及认识能力的受损或丧失。主要表现为老年人在意识清醒、无精神障碍及严重智力低下的前提下，无感觉缺失和发音肌肉瘫痪，却丧失了对语言符号意义的理解或表达能力，不仅包括对口语的理解和表达困难、对文字的理解和表达困难、对文字的阅读和书写困难，还包括其他高级信号活动障碍，例如计算等。失语症又分为 Broca 失语（运动型失语）、Wernicke 失语（感觉性失语）、完全性失语、经皮质运动性失语、经皮质感觉性失语、混合性经皮质失语、传导性失语、命名性失语、皮质下失语、交叉性失语、纯词聋、纯词哑、失读症、失写症。本节将重点讲述如何通过评估确定老年人语言障碍的类型。

二、评定目的

（1）评定老年人语言功能损害的类型，做出初步筛查。
（2）评定老年人损害和保留的语言功能，为预后提供依据。
（3）确定老年人起始的语言水平，协助后期的语言训练。

三、评定方法

（一）构音障碍

国内外对构音障碍的评价方法尚未统一，常用的有河北省人民医院构音障碍评定法和中国康复研究中心构音障碍评价法两种，以下介绍第一种。

河北省人民医院康复中心张清丽、汪洁等依据汉语的特点，对 Frenchay 构音障碍评定方法进行了增补和修改。该评定包括 8 个大项，29 个分项目。具体内容包括：①反射（咳嗽、吞咽、流涎）；②呼吸（静止状态、言语时）；③唇的运动（静止状态、唇角外展、闭唇、鼓腮、交替动作、言语时）；④颌的位置（静止状态、言语时）；⑤软腭运动（反流、抬高、言语时）；⑥喉的运动（发音时间、音高、音量、言语）；⑦舌的运动（静止状态、伸舌、上下运动、两侧运动、交替发音、言语时）；⑧言语（读字、读句子、会话、速度）。改良的 Frenchay 构音障碍评定法有详细的评定标准。每个分项目均根据障碍严重程度由轻到重分为 a～e 个级别，a 级为正常，e 级为最严重的障碍。将每一分项目的评定结果标示在一总结表就可清晰地看出患者存在哪些构音障碍及受损程度。另外根据 29 个分项目中评定为 a 级的项目数与总项目数（29）的比值，还可以评定构音障碍的损伤程度。其中评定指标为 a 项数 / 总项数。评定级别：正常：28-29/29；轻度障碍：27-18/29；中度障碍：17-14/29；重度障碍：13-7/29；极重度障碍：6-0/29。

（二）失语症

针对老年人失语症的评定方法包括国外和国内的量表评定，国外常用的波士顿失语诊断测验（BDAE）和西方失语成套测验（WAB），波士顿失语诊断测验是目前英语国家较为通用的一种检查方法，它包括 5 个大项和 26 个分测验。其中 5 个大项是指会话性交谈和阐述性言语—检查综合性的言语交往能力；听理解—检查口语的表达功能；口头表达—检查口语的表达功能；书面语理解—检查书面语言的接收功能；书写—检查书面语言的表达功能。我国常用的有汉语失语症检查法（ABC）和中国康复研究中心失语症检查法（CRRCAE）。本节将选用失语症筛查表对老年人进行评估。

1. 失语症筛查表（见表 3-1）

失语症筛查表是结合临床 CT 检查后用来区分老年人言语障碍的类型的量表，包括区分失语症和构音障碍。其中包括有检查老年人的理解能力和表达能力，从而判断老年人是否具有失语症。从筛查表还可以初步了解老年人言语障碍中听说读写命名等能力，从而为后期言语训练提供参考。

表 3-1 失语症筛查表

姓名：_____ 性别：____ 年龄：____ 发病日期：____ 年 ___ 月 ___ 日
评价日期：____ 年 ___ 月 ___ 日 临床诊断：_____

利手：_____ 文化程度：_____
会话言语表现：

理解评价
 Ⅰ．口语理解   正确   不正确
 A．一步指令
  1．指给我哪是笔   （　）   （　）
  2．把勺子拿过来   （　）   （　）
  3．把杯子扣过来   （　）   （　）
  4．伸出你的手来   （　）   （　）
                   正答_____％
 B．两步指令
  1．指给我哪是笔，然后拿起勺子 （　）   （　）
  2．拿起笔，把它放在杯子的右边 （　）   （　）
  3．先伸出两个手指，然后把勺子拿起来 （　）   （　）
  4．把肥皂递给我，然后用手指笔 （　）   （　）
                   正答_____％

（续上表）

C. 三步指令
    1. 把笔放在杯子里，递给我肥皂，再拿起勺子 （ ） （ ）
    2. 拿起勺子，把它放在肥皂的左边，再把杯子扣过来 （ ） （ ）
    3. 指给我哪是灯，然后伸出两个手指，再闭上你的眼睛 （ ） （ ）
    4. 把笔放在肥皂和杯子之间，拿起勺子，再指你的鼻子 （ ） （ ）
                                  正答_____%

Ⅱ. 书面语言理解
A. 单词理解
    1. 杯子 （ ） （ ）
    2. 勺子 （ ） （ ）
    3. 肥皂 （ ） （ ）
    4. 笔 （ ） （ ）
                                正答_____%

B. 句子理解
    1. 拿起勺子 （ ） （ ）
    2. 伸出两个手指 （ ） （ ）
    3. 把勺子放在笔和肥皂之间 （ ） （ ）
    4. 把杯子放在笔的左边 （ ） （ ）
                                正答_____%

Ⅲ. 手语的理解
    1. 杯子——示范用杯子喝水的动作，然后让患者指出摆在他面前用来喝水的物品
                            （ ） （ ）
    2. 笔——示范用笔写字的动作，然后让患者指出你所用来写字的物品
                            （ ） （ ）
    3. 肥皂——示范用肥皂洗手的动作，然后让患者指出你用来洗手的物品
                            （ ） （ ）
    4. 饭勺——示范用勺吃饭的动作，然后让患者指出你所用来吃饭的物品
                            （ ） （ ）
                                正答_____%

表达评价
Ⅰ. 口语表达
A. 命名
    1. 杯子 （ ） （ ）
    2. 笔 （ ） （ ）
    3. 勺子 （ ） （ ）
    4. 肥皂 （ ） （ ）
                                正答_____%

（续上表）

B．复述
  1．肥皂   （ ）   （ ）
  2．天安门广场   （ ）   （ ）
  3．请给我一支笔   （ ）   （ ）
  4．他穿过马路走进商店   （ ）   （ ）
                    正答_____%

C．描述
  1．杯子   （ ）   （ ）
  2．笔   （ ）   （ ）
  3．勺子   （ ）   （ ）
  4．肥皂   （ ）   （ ）
                    正答_____%

Ⅱ．书面语表达

A．命名
  1．杯子   （ ）   （ ）
  2．笔   （ ）   （ ）
  3．勺子   （ ）   （ ）
  4．肥皂   （ ）   （ ）
                    正答_____%

B．描述
  1．杯子   （ ）   （ ）
  2．笔   （ ）   （ ）
  3．勺子   （ ）   （ ）
  4．肥皂   （ ）   （ ）
                    正答_____%

Ⅲ．手语表达

1. 杯子——递给患者勺子，让患者示范它的应用 （ ）   （ ）
2. 笔——让患者示范它的应用   （ ）   （ ）
3. 肥皂——让患者示范它的应用   （ ）   （ ）
4. 饭勺——让患者示范它的应用   （ ）   （ ）
                    正答_____%

评价结果					
理解			表达	
口语	书面语	手语	口语	书写
一步指令、二步、三步	词、句子		命名、复述、描述	命名、描述、手语
100 （）（）（）	（）（）	（）	（）（）（）	（）（）（）
75 （）（）（）	（）（）	（）	（）（）（）	（）（）（）
50 （）（）（）	（）（）	（）	（）（）（）	（）（）（）
25 （）（）（）	（）（）	（）	（）（）（）	（）（）（）
0 （）（）（）	（）（）	（）	（）（）（）	（）（）（）

通过评定结果了解老年人是否具有失语症，评分按照老年人回答正确率给出，回答完全正确为无失语症。从表中同时可以了解老年人言语障碍的趋向性。进而分辨老年人是理解障碍为主还是表达障碍为主。

2. 注意事项

（1）评定前应充分了解老年人的病情，包括老年人脑部损伤的区域，左利手还是右利手，一般来说老年人左利手或者混合利手恢复预期更优于右利手。

（2）评估前要与老年人家属做好沟通，在老年人情绪稳定的情况下进行。

（3）评估时保证评估环境的干净、明亮和温湿度适宜，同时减少外界干扰。老年人容易集中注意力，保证评估的持续性。

（4）评估中随时观察老年人反应，如出现情绪波动较大或身体不舒适，及时中止。

任务实施

一、实施条件

表 3-2　失语症筛查实施条件

名称	实施条件	要求
实施环境	实训教室	安全、干净、整洁，温湿度适宜
物品准备	签字笔 2 支、记录本 1 本、手消毒剂、写有物品名字的卡片、勺子、杯子、肥皂	照护者自备工作服、帽子、口罩、发网、挂表
人员准备	具备失语症筛查操作技能和相关知识	照护者着装整齐、洗手、剪指甲

二、实施步骤

1. 评估

评估老年人的性别、年龄、左右利手、诊断，老年人的文化水平及疾病史。评估老年人肌力、肌张力、关节活动范围、平衡性、协调性、感觉、认知功能、吞咽功能等，评估老年人的主动性、依从性的态度和情感，以及是否需要专门的设备。

评估者先通过查阅老年人病案记录，然后通过和老年人家属交谈以进一步确认收集到的关于老年人的言语功能资料。

2. 用物准备

（1）环境：安全、安静、干净、整洁。

（2）着装整齐、洗手。

（3）物品：签字笔、记录本、手消毒剂、肥皂、杯子、勺子、卡片。

3. 实施

（1）沟通交流。

正式评定前应首先与老年人交谈，向老年人解释评定的目的、目标、方式、可能的结果等，以争取老年人的理解与配合。

（2）开始评定。

在完成首次交谈后，可以开始评定。根据量表的内容，了解患者的听、说、读、写及命名能力。

（3）评定结束时，跟老年人正确解释评定结果。

（4）整理用物、洗手、记录。

4. 记录与报告

根据完成的评定量表，记录评定内容，分析总结与报告。为下一步协助言语功能恢复提供依据。

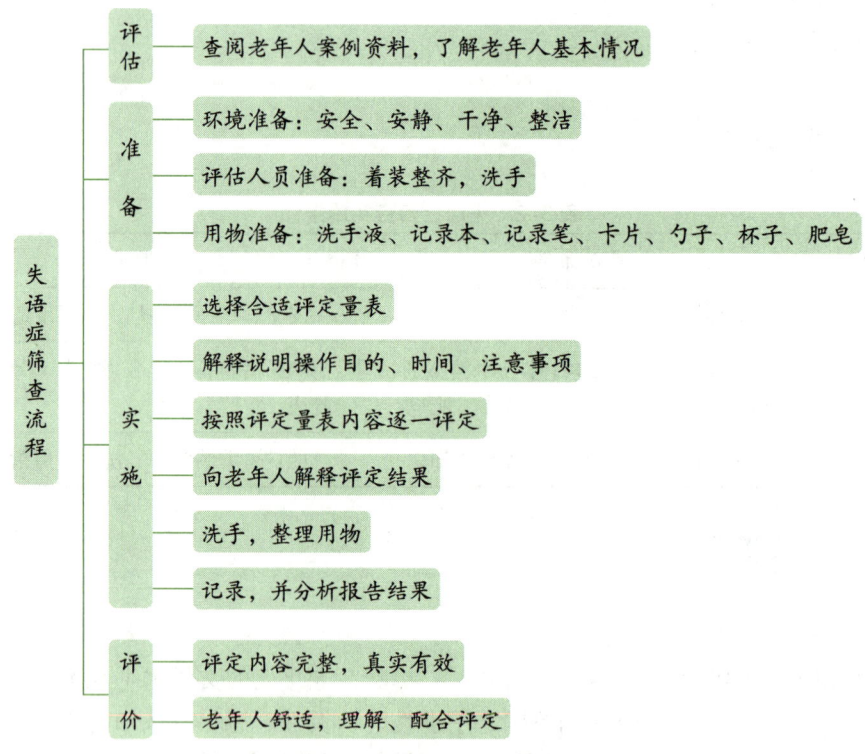

图 3-1 失语症筛查流程图

三、考核评价

表 3-3　失语症筛查评定考核标准

考核内容		考核点及评分要求	分值	扣分	得分	备注
评估（20分）	老年人	1. 性别、年龄、左右利手、诊断，老年人以往的疾病史及文化水平	5			
		2. 肌力、肌张力、关节活动范围、平衡性、协调性、感觉、认知功能、吞咽功能等	5			
		3. 主动性、依从性的态度和情感	3			
		4. 是否需要专门的设备	2			
		5. 态度和蔼，沟通有效	2			
		6. 内容全面完整	3			
准备（10分）	环境	安静、干净、整洁、温湿度适宜	2			
	评估者	着装整齐、洗手	3			
	物品	用物准备齐全	5			
实施（60分）	实施过程	1. 选择合适评定量表	5			
		2. 说明操作目的、需要时间及注意事项，得到老年人的理解和配合	5			
		3. 按照评定量表的内容逐一进行评定，内容完整全面，每少一项内容扣5分，直到扣完。评定方法合适、准确	40			
		4. 有效沟通，正确解释评定结果	3			
		5. 整理用物，洗手	2			
	记录报告	记录评定内容，分析总结与报告	5			
评价（10分）		1. 操作规范，动作熟练	3			
		2. 评价方式正确有效	3			
		3. 态度和蔼，关爱老年人	2			
		4. 与老年人沟通有效，取得合作	2			
总　分			100			

知识拓展

语音的产生

语音的产生要经过三个阶段：发音—传递—感知。一切声音的产生都源于发音体的振动。发音体振动时，会扰动周围的空气或其他媒介，使之产生波动，这样就形成了声波。对言语声来说，声音可以由两种方式产生：声带振动或声道狭窄部所产生的涡流。声波发生后经过一个共鸣系统，人体的咽喉、口腔、牙齿、口唇、鼻腔组成了一个声道，此声道即为一个共鸣腔，之后，通过外部空气的传导，到达人的耳朵，就产生了语音的感觉。当听话人接收到说话人的语音时，听觉神经系统便把内耳转化成的电信号传导至大脑皮层，被大脑感知。

同步练习

请扫描下方二维码获取本节练习题。

任务二　构音障碍训练

任务情境

刘奶奶，61岁，小学教师，右利手，专科文化。以"言语不利、吞咽困难"收治入院，老年人15天前无诱因出现头晕，几分钟后出现流涎，吞咽困难，言语不清，四肢无力。头部CT示脑干及双侧基底节区多发性脑栓塞（病灶较小），经治疗运动能力有所改善，但吞咽和言语功能无明显改善。老年人听力正常，失语症筛查：无失语症。采用中国康复研究中心研制的构音障碍检查法检查，结果为最长呼气8秒，能快吸、呼气。但口鼻未分离，最长发音为6秒，面部不对称，流涎，噘嘴不对称，咂唇力量减小，示齿范围缩小，唇力度减弱，软腭下垂，口漏气，鼻漏气。舌外伸减少偏移,下颌张开困难,咀嚼范围减少。呕吐及下颌反射增强。构音检查的结果为:说话缓慢费力,音量音调变化,发音不准,元音和辅音均有歪曲,鼻音较重,缺乏音量控制,说话时伴有话短和面部表情改变。诊断为构音障碍。

任务:为了能给刘奶奶制订有效的康复计划,帮助她尽可能恢复言语功能,我们需要协助指导刘奶奶进行构音障碍康复训练。

任务目标

1. 掌握针对具有构音障碍的老年人进行言语康复训练的方法。
2. 熟悉构音障碍的临床表现。

任务描述

构音障碍(dysarthria)是由于发音器官肌力减弱或协调不良及肌张力改变所致的语言形成障碍。患者通常听觉理解正常并能正确选择词汇和按语法排列,但是在说话上,轻者发音、言语不清,重者完全不能讲话或丧失发声能力。病因常见于脑血管意外、颅脑外伤、脑肿瘤、脑瘫、肌萎缩性侧索硬化、重症肌无力、小脑损伤、帕金森病、多发性硬化症等。脑卒中老年人的构音障碍为中枢性神经功能受损,从而其导致舌咽部肌群肌力减弱或协调不良及肌张力障碍,表现为发音嘶哑、低沉,常伴有饮水呛咳、吞咽困难等延髓麻痹症状,小脑损害时常表现爆破性发音。其病理基础为运动障碍,此种障碍可单独发生也可与其他语言障碍同时存在,如失语症合并构音障碍。

一、构音障碍的分类

1. 运动性构音障碍

由于神经病变导致与言语有关的肌肉肌力异常或运动不协调所致的言语障碍。病人表现为呼吸运动、共鸣、发音和韵律出现变化。老年人多见。

2. 器质性构音障碍

器质性构音障碍指由于先天和后天的原因,构音器官的形态、结构异常,临床上最常见的是先天性唇腭裂所致的构音障碍,其次是舌系带短缩。

3. 功能性构音障碍

功能性构音障碍指发音错误表现为固定状态,且无明显原因的构音障碍,临床上又称为技能性构音障碍。

二、运动性构音障碍的分类及各型临床表现

（1）痉挛性构音障碍（中枢性构音障碍），表现为说话费力，音拖长，不自然地的中断，音量、音调急剧变化，粗糙音、费力音、元音和辅音歪曲，鼻音过重。

（2）弛缓性构音障碍（周围性构音障碍），表现为不适宜的停顿，气息音、辅音错误，鼻音减弱。

（3）运动型构音障碍（小脑系统障碍），表现为歪曲音较轻，主要以韵律失常为主，声音的高低强弱呆板震颤，初始发音困难，声音大，重音和语调异常，发音中断明显。

（4）运动过强型构音障碍（锥体外系障碍），表现为歪曲音，失重音，不适宜的停顿，费力音，发音强弱急剧变化，鼻音过重。

（5）运动过弱型构音障碍（锥体外系障碍），表现为音为单一音量、单一音速、重音减少，有呼吸音或失声现象。

（6）混合型构音障碍（运动系统多重障碍），表现为各种症状的混合。

三、构音障碍的训练方法

1. 松弛训练

通过放松肢体进而放松咽喉部肌肉群。

上肢：紧握拳，然后放松，重复数次；双上肢向前举到肩水平，保持3秒，然后放下置于两侧，重复四次。

双肩、头部、颈部放松：耸肩，颈部屈伸、旋转，皱眉闭目，用力咬牙闭唇，下颌上下左右移动旋转，舌用力顶硬腭。每个动作持续3秒后放松，重复数次。

胸、腹、背部放松：收腹深呼吸，保持3秒后放松，重复数次。

脚与下肢的放松：左右踝关节交替旋转，然后松弛，双膝关节伸直3秒，然后松弛。

2. 构音改善的训练

舌唇运动训练：通过构音器官检查，可以发现几乎所有患者都存在舌唇的运动不良，它会使所发的音歪曲、置换或难以理解。所以要训练患者唇的张开、闭合、前突、缩回，舌的前伸、后缩、上举、向两侧的运动等。训练时要面对镜子，这样会使患者便于模仿和纠正动作；对较重患者可以用压舌板和手法协助他完成，另外，可以用冰块摩擦面部、唇和舌以促进运动，每次一两分钟，每日3~4次。

发音的训练：待患者可以完成以上的动作后，要让其尽量长时间地保持这些动作，如双唇闭合、伸舌等，随后做无声的构音运动，最后轻声地引出靶音。原则是先训练发元音，然后发辅音。待能发辅音后，要训练将已经掌握的辅音与元音相结合，也就是发音节，最后过渡到单词和句子的训练。

减慢言语速度训练：部分老年人可能表现为绝大多数音可以发，但由于痉挛或运

动不协调而使多数音发成歪曲音或失韵律。这时可以利用节拍器控制速度，由慢开始逐渐变快，患者随节拍器的节拍发音可明显增加理解度。节拍的速度根据患者的具体情况而定。

辨音训练：患者对音的分辨能力对准确发音很重要，所以要训练患者对音的分辨，首先要能分辨出错音，可以通过口述或放录音，也可采取小组训练，由患者说一段话，让其他患者评议，最后由训练者纠正，效果较好。

利用患者的视觉途径训练：如患者的理解力很好，可以充分利用其视觉能力，通过图画让患者了解发音的部位和机制，指出其主要问题所在，并告诉他准确发音的部位。此外，也可以结合手法促进患者准确地发音。首先是单音，然后是拼读、四声、词、短句。

克服鼻音化的训练：鼻音化是由于软腭运动不充分，腭咽不能适当闭合，将鼻音以外的音发成鼻音。训练的目的是加强软腭肌肉的强度。"推撑"疗法：患者用两手放在桌面上向下推；两手掌由下向上推；两手相对推或两手同时向下推并同时发 [au] 音。随着一组肌肉的突然收缩，其他肌肉也趋向收缩，增加了腭肌的功能。此法与打哈欠和叹息疗法结合应用，效果更好。引导气流法：这种方法是引导气流通过口腔，减少鼻漏气。如吹气球或吹奏乐器等均可以用来集中和引导气流，还可以训练患者延长呼气。

克服费力音的训练：这种音是由于声带过分内收所致，听起来喉部充满力量，声音好似从其中挤出来似的。因此，主要的训练目的是获得容易的发音方式，打哈欠的方法很有效，即让患者处在一种很轻的打哈欠状态时发声，起初让患者打哈欠并伴随呼气，当成功时，在打哈欠的呼气时再教他发出词和短句。另一种方法是训练患者随着 [x] 发音，由于此音是由声带的外展产生，因此，也可用来克服费力音。另外，咀嚼训练可以使声带放松和产生适当的肌肉张力，训练患者咀嚼时发声，利用这些运动使患者发出单词、短句和对话。

克服气息音的训练：气息声的产生是由于声门闭合不充分引起，因此主要克服途径是在发声时关闭声门。上述的"推撑"方法可以促进声门闭合；另一种方法是用元音和双元音诱导发音的方法来产生词、词组和句子。

语调训练：多数患者表现为音调低或单一音调，训练时要指出患者的音调问题，训练者发音由低到高，让患者模仿。

音调训练：呼吸是发音的动力，自主的呼吸控制对音量的控制和调节也极为重要。因此，要训练患者强有力的呼气并延长呼气的时间。

任务实施

一、实施条件

表 3-4　构音障碍训练实施条件

名称	实施条件	要求
实施环境	模拟房间、实训教室	安全、干净、整洁，温湿度适宜，具有隔音设施
设施设备	录音机、节拍器、手套、压舌板、镜子、冰块、桌子、气球	无破损、大小合适
物品准备	签字笔 1 支、记录本 1 本、手消毒剂	照护者自备工作服、帽子、口罩、发网、挂表
人员准备	具备构音障碍训练的操作技能和相关知识	照护者着装整齐、洗手、剪指甲

二、实施步骤

1. 评估

评估老年人的性别、年龄、职业、诊断，所处的家庭环境、工作环境、社会环境和居住环境，老年人以往的社会角色及疾病史。评估老年人颈肩部及口唇部肌力、肌张力、肺功能、感觉、认知功能等，评估老年人的主动性、依从性的态度和情感，以及是否需要专门的设备。

评估者先通过查阅老年人病案记录，然后通过和老年人家属交谈以进一步确认最初收集到的关于老年人的背景资料是否正确、完整。通过交谈，可以了解老年人及家属的康复愿望、文化修养、价值观念等，为后期制订训练目标和选择训练方法提供依据。交谈收集的资料还要包括：老年人以前的就业史与生活史、回家后独立生活和工作的愿望、老年人的情绪状态、性格特征、家人能提供的照顾、居住环境、实际能力在现实环境中的障碍等。

2. 用物准备

（1）环境：安全、安静、干净、整洁。

（2）着装整齐、洗手。

（3）物品：录音机、节拍器、手套、压舌板、镜子、冰块、桌子、气球、签字笔、记录本。

3. 实施

（1）沟通交流。

正式评定前应首先与老年人交谈，向老年人及家属训练的目的、目标、方式、可能的结果等，以争取老年人及家属的理解与配合。

（2）开始评定。

在完成首次评定后，可以开始训练。根据评定的结果，了解老年人的言语的起始水平，选择适合老年人的训练方法，训练方法应根据老年人构音障碍情况选择。

（3）训练结束时，跟老年人及家属及时沟通训练效果。

（4）整理用物、洗手、记录。

4. 记录与报告

根据完成的训练，记录训练内容，分析总结与报告。为下一次训练提供训练依据。

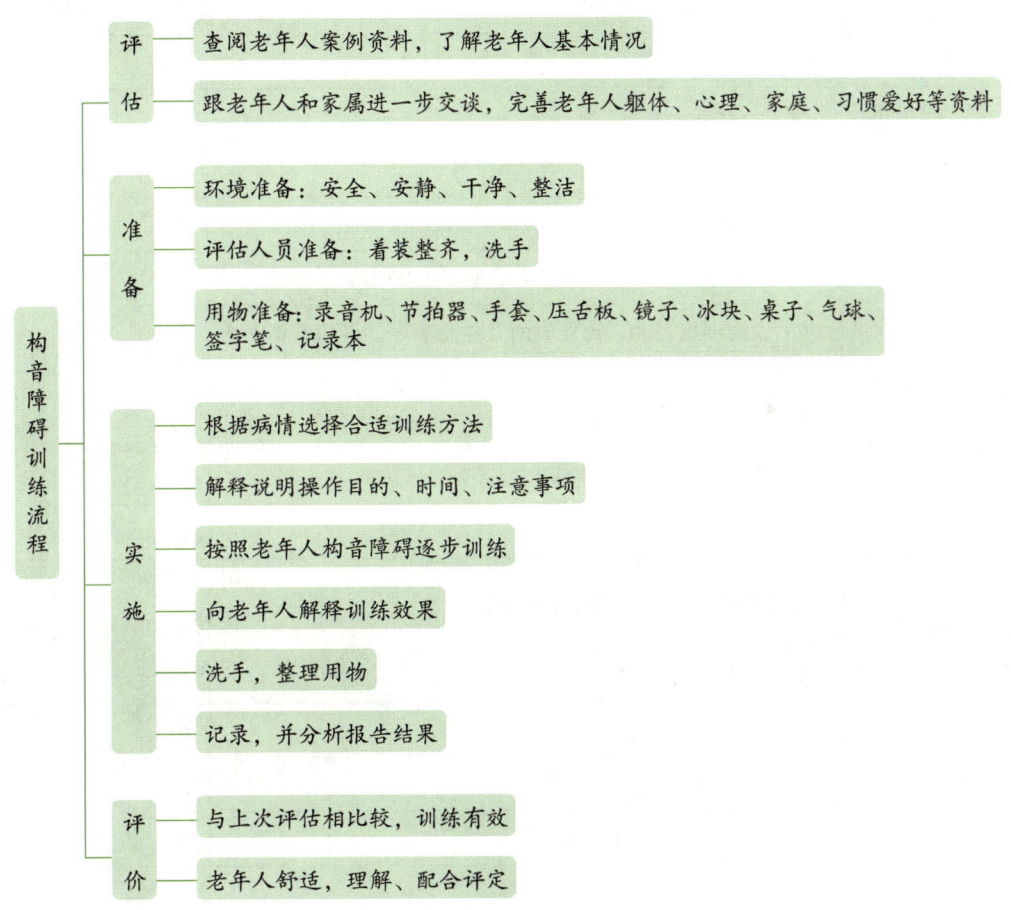

图 3-2 构音障碍训练流程图

三、考核评价

表 3-5　构音障碍训练考核标准

考核内容		考核点及评分要求	分值	扣分	得分	备注
评估 （20分）	老年人	1. 性别、年龄、职业、诊断、所处的家庭环境、工作环境、社会环境和居住环境，老年人以往的社会角色及疾病史	5			
		2. 颈肩部及口唇部肌力、肌张力、肺功能、感觉、认知功能等	5			
		3. 主动性、依从性的态度和情感	3			
		4. 是否需要专门的设备	2			
		5. 态度和蔼，沟通有效	2			
		6. 内容全面完整	3			
准备 （10分）	环境	安全、安静、干净、整洁	2			
	评估者	着装整齐、洗手	3			
	物品	用物准备齐全	5			
实施 （60分）	实施过程	1. 根据老年人的构音障碍情况选择合适的训练方法	5			
		2. 说明训练目的、需要时间及注意事项，得到老年人的理解和配合	5			
		3. 按照训练的内容逐一进行训练，训练方法合适、准确	40			
		4. 有效沟通，正确解释训练结果	3			
		5. 整理用物，洗手	2			
	记录报告	记录训练内容，分析总结与报告	5			
评价（10分）		1. 操作规范，动作熟练	5			
		2. 训练方式正确有效	5			
		3. 态度和蔼，关爱老年人	5			
		4. 与家属沟通有效，取得合作	5			
总分			100			

知识拓展

构音障碍辅助交流系统的运用

轻度和中度的构音障碍患者可以通过训练、电针治疗以及其他方法得到一定程度的恢复。部分重度患者，通过各种手段仍然不能讲话或者虽然能讲话但是清晰度低，这时就可以为患者提供相应的辅助交流系统。辅助交流系统多种多样，最传统及最简单的有图片文字构成的交流板。患者的意愿可以通过交流板来表达。随着电子科技和网络技术的发展，现在已经有很多国家研制出体积小、便于携带和操作的交流仪器。例如霍金所用到的轮椅就具有辅助交流系统，他可以让大脑控制轮椅上的电脑，同时把文字"说"出来。在霍金过世后，轮椅被"苹果"和"微软"两大公司争抢，价值过亿。

同步练习

请扫描下方二维码获取本节练习题。

任务三 失语症训练

任务情境

齐爷爷，68岁，汉族，工人，右利手，中学文化。三个月前曾因失语伴右侧乏力3个月住院，经头颅 CT 检查，诊断为"脑梗死"，经治疗后肢体乏力逐渐恢复，但仍有言语障碍和吞咽障碍，语言检查示：神志清楚，自发语言刻板，不能复述，听写及系列书写有较多错误，听理解略有障碍，不能阅读。

任务：为了能给齐爷爷制订有效的康复计划，帮助他尽可能恢复言语功能，我们需要协助指导齐爷爷进行失语症康复训练。

任务目标

1. 掌握针对失语症老年人进行言语康复训练的方法。
2. 熟悉老年人进行言语康复训练的原则。

任务描述

失语症是因脑损伤引起的、非痴呆、聋或发音器官功能障碍所致、与智力损伤不成比例的理解和运用言语符号的能力的损伤。它有多种言语形式的缺陷，对词汇利用困难或减少，应用句法有困难或效率下降，听注意广度和选择应用输入、输出通道的效率降低等。

一、失语症的临床表现

1. 听理解障碍

这是失语症患者最常见的症状，是指患者对语言的理解能力降低，包括语义理解障碍和语音辨识障碍。例如在日常生活中对常用物品的名称或者简单的问候语不能理解，或者对名词理解无困难对动词理解有困难。还有的表现为对复杂的语句不能理解，或者听到别人的声音不能辨认，好像没有听到一样。

2. 口语表达障碍

表现为发音障碍，说话费力，表达时有错语、杂乱语或者新发明的词汇，让人难以理解，交流困难。

二、失语症分类

根据病变部位及临床表现不同可分为不同的类型，如完全性失语、运动性失语、感觉性失语、命名性失语、传导性失语、经皮质感觉性失语及经皮质运动性失语。常见的病因有脑血管病、脑外伤、脑肿瘤等。

三、失语症训练的原则

1. 失语症的治疗是再训练而不是教育的过程

现代失语治疗先驱 Schuell 认为：如果我们认为失语是损伤了言语行为而言语能力是完好的，那么治疗就是刺激或再训练。

2. 训练过程中必须建立良好的医患关系

失语症的训练时间需要长达数月，只有在长期的训练过程中和老年人保持良好的关系，用耐心、爱心和细心来感染患者，老年人才会具有更好的训练依从性，从而提高训练效果。

3. 言语与心理有密切关系

训练过程中病人可能出现疲劳和抗拒心理，训练者要时刻关注老年人的心理状态，时刻调整自己的训练方式。

四、主要的失语症训练方式

关于失语的训练方式很多，目前尚无统一的分类标准。一般分为三大类：

（1）传统法又称直接法，是针对患者听、说、读、写等某一言语技能或行为，利用组织好的作业进行训练的方法。

（2）实用法又称间接法，是指着重交流能力的改善，并不限定采取何种交流方式，也不针对患者特定的言语技能和行为，目的在于恢复患者现实生活中的交流技能的方法。

（3）代偿法是主要用一侧大脑半球功能或体外仪器设备来补偿言语功能不足的方法。

五、在使用三类训练方法时要遵循以下原则

（1）在方法的应用上，宜先采用针对患者特定的言语技能或行为、用高度组织好的作业来进行治疗的传统法或直接法；以后再用针对提高交流能力而不针对特定语言技能或行为的实用法或间接法；最后将学得的技能转用到现实的日常生活中去。

（2）在具体训练作业上，要遵循先易后难，由少到多，小步前进，每次更换新作业尽量只改变一个因素，不达到 80% 正确不进入下一新作业的原则。

（3）在引出反应方面，应遵循加入提示以引出较为自动的反应，然后逐步撤出提示使之变为较需意志力控制的反应的原则。

（4）训练效果不理想时，宜试从言语以之为基础的认知过程（注意、知觉、记忆、思维等）上找原因，如有认知缺陷，应使用认知康复方法配合训练。

（5）可以使用促进脑功能恢复的药物配合训练。

六、失语症的对症训练方法

在进行失语症训练前要根据老年人的语言障碍类型、言语症状、文化水平和社会背景选择具有针对性的训练方法。优先选用病人感兴趣或者熟悉的内容。治疗内容从简单到复杂，循序渐进，这样才能达到预期效果。

1. 听理解训练

失语症老年人都会存在不同程度的听理解障碍，在开始进行其他项目前，首先应进行听理解训练。对有语音辨识障碍的老年人，第一步可以让老年人从事先录好的声音中分辨出词语音。第二步可以进行音节或者单词的辨识，照护者站在老年人背后，重复发音和词，然后连成句子，让老年人复述，从简单的元音开始，逐渐增加难度。第三步可以进行词的语义理解。例如进行听词指图然后过渡到用语句或短文说故事，让老年人指图或用"是""否"选择回答问题。第四步可以让老年人执行口头指令，并逐渐增加指令的难度。

2. 口语表达训练

首先是语音训练，患者会说"人"，可以扩展教他说"老年人""人口"等。其次是自动语训练，例如数数字，不宜太快。然后进行复述训练，从简单的单音节开始过渡到单词、词组、短句、长句、绕口令。再教其命名，用图片或实物让患者呼名。接下来可以训练老年人叙述能力，当老年人出现错误时，应在叙述完后才给予纠正。老年人叙述中断时可以给予提示。当老年人在表达中语法缺失时，可以教老年人重新学习汉语，先教主语、谓语和宾语，再教其他，先易后难，层层递进。

3. 阅读训练

阅读训练选择和老年人残存阅读水平（视觉匹配水平、单词水平、词组水平、语句及篇章水平）相适应的资料进行训练，也需要遵循从简单到复杂、循序渐进的过程，老年人中断时，可给予一定提示。先从词的辨识理解开始逐步过渡到句子、语段和篇章。

4. 朗读能力训练

在阅读理解的基础上进行。依据老年人失语的症状，抓住形、音、义的关系，做出匹配性的处理。每次训练时，均在阅读后进行。训练师可以教读、陪读，也可以使用辅助器具进行训练。

5. 书写能力训练

书写训练要兼顾老年人的听觉、视觉、运动觉、视空间功能等。因此训练时要兼顾老年人的本体功能。书写训练先从临摹和抄写开始。逐步发展到提示书写（填空）和自发书写（写信）。

6. 计算能力训练

从简单的个位数加减法开始训练，可选用数木钉、数卡片、填图等方式进行。

7. 非语言代偿方式的训练

可以让老年人做手势、点头摇头的动作来表达。当老年人表达障碍非常严重时，可以用图画板来代替交流。

七、失语症的训练注意事项

（1）有明显意识障碍，情感、行为异常，以及重度痴呆和拒绝训练的不适合失语症训练。
（2）训练的时间安排必须是生命体征稳定后的 48 小时。
（3）训练时间不宜过长，以 30~60 分钟为宜。
（4）训练时环境安静，减少人员走动以减少老年人听觉和视觉干扰。
（5）训练中需要保证交流效果，交流才能达到训练的目的，所以训练时还需要和老年人建立良好的情感基础。
（6）训练中要尊重老年人，注意及时给予鼓励，提高老年人自信心及训练欲望。
（7）训练前后和家属保持沟通，以及给予必要的指导，从而促进训练效果。

任务实施

一、实施条件

表 3-6　失语症训练实施条件

名称	实施条件	要求
实施环境	模拟房间、实训教室	安全、干净、整洁，温湿度适宜，具有隔音设施
设施设备	录音笔、单词卡、图卡、短语卡、短文卡、动作画卡、情景画卡、各种报刊、书籍、彩色纸张、颜料、笔、常用生活物品和配套文字卡片	无损坏、松动
物品准备	签字笔 1 支、记录本 1 本、手消毒剂	照护者自备工作服、帽子、口罩、发网、挂表
人员准备	具备失语症训练的操作技能和相关知识	照护者着装整齐、洗手、剪指甲

二、实施步骤

1. 评估

评估老年人的性别、年龄、职业、诊断,所处的家庭环境、工作环境、社会环境和居住环境,老年人以往的社会角色及疾病史。评估老年人肌力、肌张力、关节活动范围、平衡性、协调性、感觉、认知功能等,评估老年人的主动性、依从性的态度和情感,以及是否需要专门的设备。

评估者先通过查阅老年人病案记录,然后通过和老年人家属交谈以进一步确认最初收集到的关于老年人的背景资料是否正确、完整。通过交谈,可以了解老年人及家属的康复愿望、文化修养、价值观念等,为后期制订训练目标和选择训练方法提供依据。交谈收集的资料还要包括:老年人以前的就业史与生活史、回家后独立生活和工作的愿望,以及老年人的情绪状态、性格特征、家人能提供的照顾、居住环境、实际能力在现实环境中的障碍等。

2. 用物准备

(1) 环境:安全、安静、干净、整洁。

(2) 着装整齐、洗手。

(3) 物品:签字笔、记录本、手消毒剂、录音笔、单词卡、图卡、短语卡、短文卡、动作画卡、情景画卡、各种报刊、书籍、彩色纸张、颜料、笔、常用生活物品和配套文字卡片。

3. 实施

(1) 沟通交流。

正式评定前应首先与老年人交谈,向老年人及家属说明训练的目的、目标、方式、可能的结果等,以争取老年人及家属的理解与配合。

(2) 开始评定。

在完成首次评定后,可以开始训练。根据评定的结果,了解老年人的言语的起始水平,选择适合老年人的训练方法,方法应与老年人的听、说、读、写能力相适应。

(3) 训练结束时,跟老年人及家属及时沟通训练效果。

(4) 整理用物、洗手、记录。

4. 记录与报告

根据完成训练,记录训练内容,分析总结与报告。为下一次训练提供训练依据。

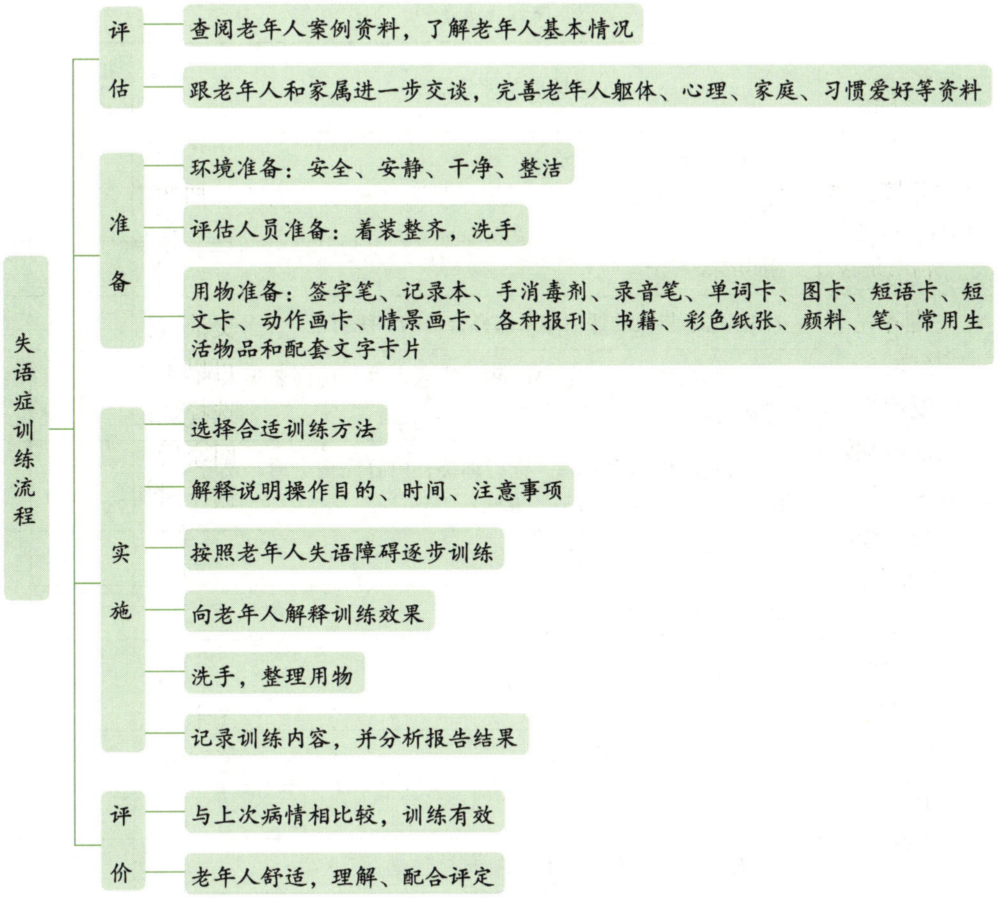

```
失语症训练流程
├─ 评估
│   ├─ 查阅老年人案例资料，了解老年人基本情况
│   └─ 跟老年人和家属进一步交谈，完善老年人躯体、心理、家庭、习惯爱好等资料
├─ 准备
│   ├─ 环境准备：安全、安静、干净、整洁
│   ├─ 评估人员准备：着装整齐，洗手
│   └─ 用物准备：签字笔、记录本、手消毒剂、录音笔、单词卡、图卡、短语卡、短文卡、动作画卡、情景画卡、各种报刊、书籍、彩色纸张、颜料、笔、常用生活物品和配套文字卡片
├─ 实施
│   ├─ 选择合适训练方法
│   ├─ 解释说明操作目的、时间、注意事项
│   ├─ 按照老年人失语障碍逐步训练
│   ├─ 向老年人解释训练效果
│   ├─ 洗手，整理用物
│   └─ 记录训练内容，并分析报告结果
└─ 评价
    ├─ 与上次病情相比较，训练有效
    └─ 老年人舒适，理解、配合评定
```

图 3-3　失语症训练流程图

三、考核评价

表 3-7　失语症训练考核标准

考核内容		考核点及评分要求	分值	扣分	得分	备注
评估 （20分）	老年人	1. 性别、年龄、职业、诊断，所处的家庭环境、工作环境、社会环境和居住环境，老年人以往的社会角色及疾病史	5			
		2. 肌力、肌张力、关节活动范围、平衡性、协调性、感觉、认知功能等	5			
		3. 主动性、依从性的态度和情感	3			
		4. 是否需要专门的设备	2			
		5. 态度和蔼，沟通有效	2			
		6. 内容全面完整	3			

（续上表）

考核内容		考核点及评分要求	分值	扣分	得分	备注
准备（10分）	环境	安全、安静、干净、整洁	2			
	评估者	着装整齐、洗手	3			
	物品	用物准备齐全	5			
实施（60分）	实施过程	1. 根据老年人的评估结果选择合适的训练方法	5			
		2. 说明训练目的、需要时间及注意事项，得到老年人的理解和配合	5			
		3. 按照训练的内容逐一进行训练，内容完整全面，遵守训练原则。训练方法合适、准确	40			
		4. 有效沟通，正确解释训练结果	3			
		5. 整理用物，洗手	2			
	记录报告	记录训练内容，分析总结与报告	5			
评价（10分）		1. 操作规范，动作熟练	3			
		2. 训练方式正确有效	3			
		3. 态度和蔼，关爱老年人	2			
		4. 与家属沟通有效，取得合作	2			
总分			100			

知识拓展

针灸在失语症中的运用

针灸可以使老年人的脑循环功能障碍得以改善，促进脑的代偿作用，重建语言活动的神经通路。选择的穴位包括有舌穴、头穴、体穴等。舌穴主要有针刺舌体、舌底部位穴、间接针刺舌体三种方法。头穴的选取一般根据大脑语言功能定位在头部的相应投影区来选择。体穴可采用哑门穴或用针刺交感神经法治疗中风失语症，有学者选用内关、人中、三阴交，亦可采用上星、百合、风池、印堂、通里、天柱等传统穴。

同步练习

请扫描下方二维码获取本节练习题。

项目总结

言语功能评估和训练是照护者应掌握的基本技能和方法，要求照护者熟练掌握理论知识、操作方法及其注意事项，并能将所学知识熟练运用于工作实践中。在学习过程中，以理论学习为主，注重言语功能评估和训练的实践操作，可以通过案例讨论、角色扮演、小组见习等方式，将具体的实践操作应用到不同案例中去。在整个实践操作过程中严格按照操作规范和流程，要善于观察、思考，处处体现人文关怀。

思考实践

齐爷爷，68岁，汉族，工人，右利手，中学文化。3个月前曾因失语伴右侧乏力住院，经头颅CT检查，诊断为"脑梗死"，经治疗后肢体乏力逐渐恢复，但仍有言语障碍和吞咽障碍，语言检查示：神志清楚，自发语言刻板，不能复述，听写及系列书写有较多错误，听理解略有障碍，不能阅读。

（1）思考一下，齐爷爷属于哪种类型的言语障碍，应该怎样进行评估？
（2）尝试一下，根据齐爷爷言语障碍问题协助医师制订一个康复训练计划。

认知功能障碍的处理

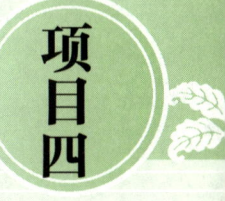

项目四

项目概述

老年人失能失智的问题愈发普遍，不断增加的老年失能失智人口给家庭和政府带来了沉重的养老负担。造成老年人失能的原因是失智，也就是认知功能障碍。目前，不管是何种原因造成的失智，都缺乏特效的治疗方法，而及早地发现轻度认知障碍（MCI），并在早期介入康复训练，是预防老年人失智的有效途径之一。

本项目重点学习认知能力评定、认知障碍训练，共 4 个学时。

学习目标

知识目标	1. 掌握临床常用认知功能评定方法及认知障碍训练方法。 2. 熟悉知觉功能评定方法。 3. 了解感觉功能评定方法
能力目标	1. 能对老年人进行基本的认知能力评定。 2. 能协助存在认知障碍的老年人进行功能训练
素养目标	1. 善于观察事物，具有独立分析、判断问题能力及创新能力。 2. 体贴、关爱老年人，具有良好沟通能力

项目导航

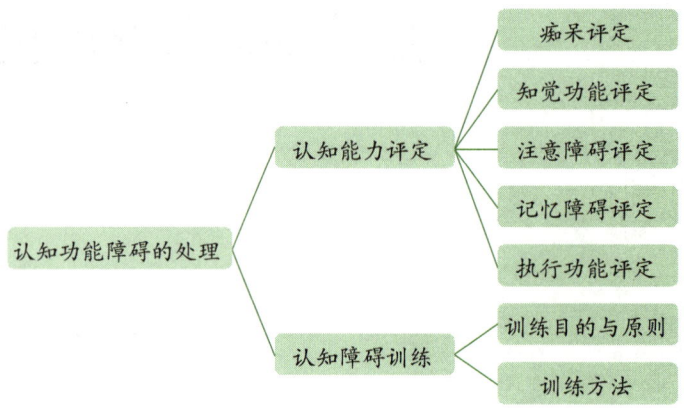

任务一　认知能力评定

任务情境

王奶奶，73岁，退休教师。3年前开始出现记忆力下降，经常出门忘记关门，重复买同样的物品。1年前症状逐渐加重，不知道今天是几号，出门找不到回家路，不认识自己的儿女，不会使用筷子、勺子吃饭，回答问题答非所问，写不出完整的句子。家属送来医院就诊。患者既往体健。诊断为阿尔茨海默病，MMSE评分11分。

任务：分析王奶奶是否存在认知功能障碍，存在哪些认知功能障碍，针对这些功能障碍如何评定。

任务目标

1. 能选择合适的认知功能评估量表。
2. 能采用正确的方式进行认知功能评估。
3. 能综合分析评估结果。

任务描述

认知是大脑皮层的高级活动的范畴,是人们认识和知晓事物过程的总称,是对作用于人的感觉器官的外界事物进行信息加工、处理和操作的过程,包括知觉、识别、记忆、学习、思维、言语、推理及判断等一系列过程。人类通过知觉、记忆、思维、推理、想象等,将从外界获得的信息在大脑中加工储存,并在需要时提取,与当前信息进行比较,以进行判断、推理得出评价的过程。

认知障碍又称高级脑功能障碍,当各种原因引起脑部组织损伤时,导致大脑为解决问题在摄取、储存、重整和处理信息的基本功能出现异常,从而影响个体的日常或社会活动能力。本部分将介绍痴呆评定、知觉障碍评定、注意障碍评定、记忆障碍评定和执行功能评定。

一、评定目的

(1)及时发现老年人的认知障碍。
(2)了解认知障碍对老年人日常生活能力的影响。
(3)为制订康复治疗方案和护理措施提供依据。
(4)判断预后。

二、认知能力评定方法

(一)痴呆评定

1. 简易精神状态检查量表(MMSE)(表4-1)

表4-1 简易精神状态检查量表

评 价 项 目	答对	答错
1. 我要问您一些问题来检查您的记忆力和计算力,多数很简单。		
(1)请说出今年的年份?	1	0
(2)现在是什么季节?	1	0
(3)现在是几月份?	1	0
(4)今天是几号?	1	0
(5)今天是星期几?	1	0

（续上表）

评 价 项 目	答对	答错
（6）这是什么城市（城市名）？	1	0
（7）这是什么区（城区名）？	1	0
（8）这是什么医院（或胡同，医院名或胡同名）？	1	0
（9）这是第几层楼？	1	0
（10）这是什么地方（地址、门牌号）？	1	0
2. 现在我告诉您三种东西的名称，我说完后请您重复一遍。请您记住这三种东西，过一会儿我还要问您，请您仔细听清楚。		
这些东西是："树""钟""汽车"，请您重复。		
树	1	0
钟	1	0
汽车	1	0
3. 现在请您算一算，从 100 减去 7，然后从所得的数减下去，请您将每减一个 7 的答案告诉我，连续减 5 次。		
100 减 7 等于（93）	1	0
93 减 7 等于（86）	1	0
86 减 7 等于（79）	1	0
79 减 7 等于（72）	1	0
72 减 7 等于（65）	1	0
4. 现在请您说出刚才我让您记住的是哪三样东西？		
树	1	0
钟	1	0
汽车	1	0
5.（照护者出示自己的手表）请问这是什么？	1	0
（照护者出示自己的铅笔）请问这是什么？	1	0
6. 请您跟我说："四十四只石狮子"。	1	0
7. 照护者给受试者一张卡片，上面写着"请闭上您的眼睛"。请您念这句话，并按上面的意思去做。	1	0

(续上表)

评价项目	答对	答错
8. 我给您一张纸，请您按我说的去做，现在开始：		
用右手拿着这张纸	1	0
用两只手把它对折起来	1	0
放在您的左腿上	1	0
9. 请您给我写一个完整的句子。	1	0
10. （出示图案）请您照着这个样子把它画下来。	1	0

结果判断：总分30分。正常与不正常的分界值与受教育程度有关：文盲（未受教育）≤17分，小学（受教育年限≤6年）≤20分，中学或以上文化程度≤24分可考虑痴呆。

注意事项：①检查过程应尽量避免外界干扰。老年人容易灰心、丧气或放弃，故应多鼓励，一次检查一般需要5~10分钟。②第1题日期和星期差一天可算正确。③第2题要求主试者只讲一遍。不要求受试者按物品次序回答。若第一遍有错误，则先记分；然后告诉患者错误所在，并再请他回忆，直至正确，但最多只能"学习"5次。④第3题为临床常用的"连续减7"测验，同时检查受试者的注意力，不要重复被试的答案，不能用笔算。若一项答错，则扣分；若后一项正确，则不扣分。如100-7；93（正确，得分）93-7；88（应该为86，不正确，不得分），88-7；81（正确，得分）。⑤第6题要求只能说一遍，正确、咬字清楚才记1分。⑥第9题要求句子必须有主语、谓语，且有意义。⑦第10题要求绘出两个五边形的图案，交叉处形成一个小四边形，才算对，记1分。

2. 长谷川痴呆量表

长谷川痴呆量表（HDS）（表4-2）由日本学者长谷川于1974年编制，1991年修订。主要用于老年人中筛查出有痴呆可能的对象。此方法更少受文化程度影响，但操作稍烦琐。

表4-2 长谷川痴呆量表（HDS）

问题	评分
1. 今天是几月几号（或星期几）？	3
2. 这是什么地方？	2.5
3. 你多大岁数（±3年为正确）？	2
4. 最近发生什么事情（请事先询问知情者）？	2.5

（续上表）

问　　题	评　　分
5. 你出生在哪里?	2
6. 中华人民共和国成立年份（±3年为正确）?	3.5
7. 一年有几个月（或一个小时有几分钟）?	2.5
8. 国家现任总理是谁?	3
9. 计算从100依次减7 100-7=?，93-7=?	2~4
10. 请倒背下列数字：6-8-2，3-5-2-9	2~4
11. 将纸烟、火柴、钥匙、表、钢笔5样东西逐一放在受试者面前，令其说出名称，然后将物品隐藏，请患者回忆物品名称	0　0.5　1.5　2.5　3.5

评分标准：总分32.5分。各题的得分不等，如1~8题答错为0分，答对分别为3、2.5、2、2.5、2、3.5、2.5、3分；9题答对1个记2分，答对2个记4分；10题倒背对1个记2分，对2个记4分；11题能说出五种为3.5分，四种为2.5分，三种为1.5分，两种为0.5分，只能说出一种或一种也说不出为0分。

结果判断：31~32.5分为正常，22~30.5分为轻度异常（临界线），10.5~21.5分为轻度痴呆，0~10分为重度痴呆。

（二）知觉障碍评定

知觉障碍是指在感觉传导系统完整的情况下，大脑皮质联合区特定区域对感觉刺激的解释和整合障碍，可见于各种原因导致的局灶性或弥漫性的脑损伤的老年人。常见的知觉障碍有躯体构图障碍、视空间关系障碍、失认症和失用症四种。

1. 躯体构图障碍评定

躯体构图指本体感觉、触觉、视觉、肌肉运动知觉以及前庭觉传入信息整合后形成的神经性姿势模型，其中包含了对身体各部位及其相互间关系以及人体与环境关系的认识（即自身在空间中的定位特征）。躯体构图障碍是与人体知觉有关的障碍，包括单侧忽略、疾病失认、手指失认、躯体失认及左右分辨困难。

（1）单侧忽略：指老年人对大脑损伤灶对侧身体或空间物品不能注意，或不能对其变化做出相应反应，或者反应迟钝。

评定方法：①二等分线段测验法：在一张白纸上画三组平行线段，每组6条，其长度分别为10 cm、12 cm、14 cm、16 cm、18 cm、20 cm，在最上边及下边各画一条15cm长的线段作为示范。嘱咐老年人用笔在每条线段的中点做一个标记（每条线段只能画一个标记），其中最上端和最下端各一条线段用来做示范，不统计在内。

老年人画完后，通过粗略目测即可发现所画"中点"是否均偏向一侧，或漏掉标注线段中点。还可通过较精细的测量和计算来判断所画"中点"普遍偏向哪侧，偏离程度如何，测量和计算方法如下：测量一条线段的全长，算出其中点位置；测量老年人所画"中点"距离线段一侧的距离，较正中点偏左 X cm 记为 -X cm，偏右 X cm 记为 +X cm。将各线段标记"中点"与真正中点间的距离之和除以所有线段全长之和，乘以 100% 即得出偏离百分数。切分点偏移距离超出全长的 10% 或与正常组对照而偏移大于 3 个标准差者为异常。

②划销测验：在一张 26 cm×20 cm 的白纸上画有 40 条线段，每条线段长 2.5 cm，分为 7 个纵行，中间一行为 4 条线段，其他 6 行有 6 条线段。要求老年人划销每一个线段，最后分析遗漏的线段数及偏向。也可以划销字母数字、相同的汉字或符号等。

③画图测验：照护者将画好的表盘或房子等大致左右对称的画出示给老年人，让老年人临摹，也可以要求老年人在画好的圆圈内填写表盘上的数字和指针，要求指向固定的时间。如果老年人只画一半，或明显偏向一侧，提示存在单侧忽略。

④双侧同时刺激检查：首先给老年人进行单侧感觉检查，如视觉、听觉、触觉刺激，然后对双侧同时刺激，观察老年人的反应。严重的单侧忽略老年人，即使只刺激一侧，对来自其忽略侧的刺激也毫无反应，而轻型可表现为反应迟钝，或只有刺激双侧时，才忽略一侧。

⑤功能检查：将实物放在老年人视野中线内，让老年人按指令去做，如"将牙刷放在刷牙缸中""用毛巾擦擦嘴"等。

（2）左右分辨困难：不能分辨自身或他人的左侧和右侧，不能执行含有"左"和"右"的指令。

评定方法：①指令完成能力检查：照护者发出指令，老年人完成。如"伸出你的右手，去摸你的左耳"。②动作模仿能力检查：照护者做一个动作，要求老年人模仿。如照护者将左手放在右侧大腿前面，观察老年人是否存在镜像模仿。

（3）躯体失认：老年人不能识别自己和他人身体各个部位以及各个部位之间的关系，常见于优势半球顶叶和颞叶后部的损伤。表现为否认偏瘫肢体的存在，或承认偏瘫的肢体，但认为长在别人身上；不能完成区别身体各个部位的指令；不能模仿他人的动作；把身体的某个部位看得比实际大或小；常常述说患侧有沉重感；不能识别身体的部位，但能识别物体的结构等。

评定方法：①观察：观察老年人如何摆放偏瘫的肢体，是否认识到自己偏瘫肢体的功能丧失。②指令完成情况：要求在合理的时间内准确说出身体部位的名称，如"指出你的鼻子"，不要用"左"或"右"这样的字，以区别左右分辨障碍。需要指出的是躯体失认的老年人可以表现为左右分辨障碍，而左右分辨障碍的老年人可以辨别身体部位。③模仿动作：能够模仿他人的动作，如果镜像动作，也属于正常。④回答问题：在合理的时间内能够回答与身体部位有关的一些问题，如"你的眼睛在鼻子上面吗？"。⑤画人体部位图：准备好纸和笔，让老年人画一张人体结构图，包括 10 个部位，头、躯干、双臂、双手、双腿和双脚，每个部位 1 分，共 10 分。10 分为正常，6～9 分为轻度障碍，不足 5 分为重度障碍。

（4）手指失认：不能识别和命名自己或他人的手指，甚至不能指出触及的手指，轻者不影响手的实用性，但严重者会影响手指的功能活动，如系鞋带、打字等，常见于左侧大脑半球顶叶的角回损伤。

评定方法：①手指图辨认：向老年人出示一张手指图，嘱老年人手掌向下放在桌子上，照护者触及其某手指，让老年人在图中指出被触及的手指，睁眼和闭眼情况下分别指5次。②命名手指：照护者说出手指的名称，要求老年人从自己、照护者及手指图上分别指认，共10次。③动作模仿：照护者做指关节弯曲和对指动作，要求老年人模仿。④绘图：令老年人画张手指图，观察各手指排列及分布。

（5）疾病失认：老年人否认或忽视瘫痪躯体的存在，常见于大脑非优势半球顶叶缘上回的损伤，是脑卒中后的短暂性表现，康复期较少见。

2. 视空间关系障碍评定

视空间关系障碍是指老年人在观察两者之间或自己与两个或两个以上物体之间的空间位置关系上表现出障碍。

（1）视觉图形背景分辨困难。

图形背景知觉是指从背景中分辨前景或不同形状的能力。视觉图形背景分辨困难是指老年人由于不能忽略无关的视觉刺激和选择必要的对象，因而不能从背景中区分出不同的形状。

评定方法：①图片测试法：向老年人出示一张将三种物品重叠到一起的图片，要求在一分钟之内说出所见物品的名称。②功能检测法：在卧室的床上铺上白色床单，要求老年人挑选出床上摆放的白色浴巾或毛巾；或要求老年人从没有分类的柜橱中找出勺子，不能完成者为有图形背景分辨障碍。

（2）空间定位障碍。

空间定位知觉又称方位觉，指物体的方位，如上下、前后、左右、内外、东、南、西、北等。空间定位障碍指不能理解和判断物体与物体之间的方位关系。

评定方法：①图片测试法：将一张画有正方形的纸放在老年人面前，令其在正方形纸的上方或下方画圆圈；或将几张内容相同的图片放在老年人面前，每一张图片都画有铅笔和铅笔盒，但铅笔的位置不同，要求老年人描述铅笔与铅笔盒的位置。②功能检测法：将生活中常用的物品摆放在老年人面前，要求老年人按照指令完成相应的动作，如"将牙刷放在牙缸中""将勺子放在碗里"等，不能完成的老年人为存在空间定位障碍。

（3）空间关系障碍。

老年人不能认识两个或两个以上的物体之间、物体与人体之间的位置距离及角度等关系，主要表现为穿衣、梳妆、转移和移动、计算、结构性失用等日常生活活动的异常。如老年人不能区别衣服的前与后、里与外，常常将衣服穿反，找不到袖子、纽扣、两条腿同时穿进一条裤腿中，不能列竖式进行算术运算等。

评定方法：①点式图连接测试：将一张画有左右相同的点式图纸出示给老年人，左边通过各点的连接形成一个图案，要求老年人按照左侧图的形状，将右侧的点连接成与左侧一样的图案。②十字标测试：在示范卡片的不同位置画上十字标，要求老年人按照示范卡的样子，将十字标准确无误地画在另一个卡片上，如果老年人不理解指令，照护者给予示范。③ADL测试：让老年人根据照护者的指令进行穿衣、梳洗、转移、进食等日常生活活动，观察其使用物品、摆放物品、处理物品之间位置关系的能力。④结构性运用测试：准备好盘子、碗、筷子、汤勺等餐具，要求老年人将餐具摆放在餐桌的合适位置上，观察其是否能够合理摆放；也可以准备画笔、纸和绘有表盘的简笔画，要求老年人按照简笔画进行模仿绘图，观察其绘画中时针与分针的位置关系。

（4）地形定向障碍。

地形定向觉是指判断两地之间关系的能力，如从一个地点到另一个地点，需要准确判断目的地的方向、线路周围的环境特征等，最终完成两地之间的移动。当地形定向存在障碍时，患者表现为不能描述以往熟悉环境或线路的特征，不能记住新的线路，不能识别路标，在熟悉的环境中迷路等。

评定方法：①了解病史：询问家属老年人日常生活中是否有迷路的情况，并让老年人描述其非常熟悉的环境的特征，或画出线路图，测试其是否理解和记住两地之间的关系。②地图理解测试：给老年人一张其居住城市的地图，令老年人指出其所在的位置，并按地图所指到达指定地点，观察其是否能准确到达目的地。不能根据地图确定目的地的线路，也不能描述或画出过去熟悉环境的线路图，为存在地形定向障碍。

（5）物体恒常性识别障碍。

物体恒常性指识别两个相似，但大小和位置不同的物体性质的能力。有物体恒常性识别障碍者不能观察或注意到物体的结构和形状上的细微差别，如患者不能区别"b"和"d"、"田"和"由"、"手表"和"手链"等外观或结构略有差别的字或物体。物体恒常性识别障碍与失认症不同，前者是不能区别相似的物品，而后者是不能识别单一的物品。

评定方法：将图片（相似的字或物体）和物品（手表、手链、牙刷、铅笔、吸管、钥匙等）毫无规律地混放在一起，每一个物品从不同的角度呈现给老年人（物品上下、正反颠倒），让其辨认，不能正确识别相似物品者为存在物体恒常性识别障碍。

（6）距离知觉障碍。

距离知觉障碍是指老年人不能准确判断物体之间的距离，如不能准确够到眼前的物品、上下楼梯感觉不安全、往杯子倒水时，水倒在杯子外边或水满后不知道停止，以及不能准确地将饭菜送到口中等。

评定方法：①将一物体抛向空中，让老年人接取（正常时可以接到）。②将物品摆放在桌子上，让老年人抓取（正常时可以准确抓取到）。③让老年人上下阶梯（正常时无不安全感）。不能按指令完成上述动作者为存在距离知觉障碍。

3. 失认症的评定

失认症是指老年人丧失了对物品、人、声音、形状或者气味的识别能力。根据其表现特点分为视觉失认、触觉失认和听觉失认三种。

（1）视觉失认。

老年人在没有视觉障碍的前提下，对所见的颜色、物体、图形等不能分辨其名称和作用。视觉失认又分为物体失认、面容失认、颜色失认等。

物体失认：是失认症中最常见的一种类型，表现为老年人视力和视野正常，却不能识别常用物品，但通过其他感觉可以识别，如拿一双筷子，问老年人"这是什么？"老年人不认识，但用手触摸后知道是筷子。

评定方法：①视物辨认：将生活中常见的物品实物或照片放在老年人面前，如电视、牙膏、牙刷、鸡蛋、碗、筷子等，要求老年人说出物品的名称，或照护者说出某种物品的名称，老年人指出相应的物品。②触物辨认：老年人闭上眼睛，触摸常用的生活物品，并说出它的名字。③描述实物特征：要求老年人根据实物或照片上物体的特征进行描述，如物体的形状、颜色、用途等。④模仿画图：出示常用生活物品的简单线条画，要求老年人模仿绘制。老年人不能说出所看物体的名称，或不能指出照护者说出的物品，或通过触觉不能说出该物品的名称，或不能按图画完整画出，均可判定存在物体失认。

面容失认：不能识别以往熟悉的面孔，即便是自己最亲近的人，但可以通过说话、脚步声、发型、服装等识别。

评定方法：出示老年人本人、亲人、朋友或著名人物的照片，要求老年人说出人物的名字和面部特征；也可以将相同的照片混杂在诸多照片中，要求其挑选出相同的；还可以根据声音、步态和服装等特征辨认，不能完成者判定存在面容失认。

颜色失认：又称色彩失认，老年人不能说出和命名熟悉物品的颜色，但色盲检查是正常。

评定方法：将不同颜色的物品或卡片放在老年人面前，照护者说出某种颜色，要求老年人指出来；或出示常见的水果或植物线条画，让老年人用彩笔涂上相应的颜色，如西红柿、香蕉、苹果、橘子等，不能完成者可判定存在色彩失认。

（2）触觉失认。

触觉失认指不能通过触觉来识别物品。老年人的触觉、温度觉、本体感觉和注意力正常，但不能通过触摸识别熟悉的物品。

评定方法：确认老年人不存在深、浅感觉及复合感觉功能障碍和命名性失语后，在桌子上摆放生活中常用的物品，如碗、勺子、盘子、球、玻璃杯、书、铅笔等，老年人闭上眼睛触摸其中一件物品，识别后放回原处，然后睁开眼睛，挑出该物品。

（3）听觉失认。

老年人听觉正常，但不能识别所听到声音的意义。听觉失认分非言语性声音失认和言语性声音失认（又称纯词聋），前者指老年人不能将一种物体和它所发出的声音联系在一起，如老年人能听到汽车鸣笛声、钟表声、门铃声等，但却不能将声音与汽车、钟表、门铃等联系到一起；后者仅仅表现为不能识别言语声音的意义，而言语声音以外的所有听觉认识正常保留，如听理解破坏，但阅读理解、书写及自发言语均正常。

评定方法：①听力检查：判断老年人听力是否正常。②非言语性听觉测试：照护者在老年人背后发出不同声音，如咳嗽、拍手、敲桌子等，然后询问老年人这些是什么声音。③言语性听觉测试：照护者说一段话或放录音，让老年人复述或写下听到的内容，如不能复述和完成听写功能，可判定存在言语听觉障碍，或言语性声音失认。

4. 失用症的评定

失用症是指由于大脑皮质的损害而造成的有目的的行为障碍，老年人不能正确地计划和执行某些有意识的行为和动作，但老年人没有运动和感觉障碍，并可以完成某些无意识的活动。包括观念性失用症、观念运动性失用症、运动性失用症、结构性失用症、穿衣失用症、步行失用症、言语失用症等类型。

（1）观念性失用症。

老年人不能自动或根据指令完成有目的的动作，尤其是多步骤的动作，老年人能正确完成复杂动作中的每一个分解动作，但不能按顺序完成，也不能正确地选择和使用工具。

评定方法：准备系列日常生活常用物品，要求老年人完成系列的日常生活活动。如将牙杯、牙刷、牙膏准备好让老年人完成刷牙的过程，老年人不知道刷牙的程序，但可以按指令完成每一个分解动作，例如刷牙的正常程序是先用牙杯接水—再将牙膏挤在牙刷上—刷牙漱口，如果先用牙刷刷牙，而不知道将牙膏挤在牙刷上，也不知道先漱口，则说明为观念性失用症。

（2）观念运动性失用症。

老年人不能执行运动的口头指令，也不能模仿他人的动作，但对过去学会的运动仍有记忆，可无意识地、自动地进行过去学会的动作，当发出指令要求其完成某种动作时，却表现出障碍。

评定方式：通过执行动作口令能力进行测试。要求老年人表演使用某种工具的动作，或检查者做出使用某种工具的动作，要求老年人模仿。如果不能执行运动口令，也不能准确模仿他人的动作或手势，但将某种工具交给老年人时，老年人可自动完成使用工具的动作，例如让老年人演示擦脸的动作，老年人会表情茫然，但将其脸上滴上水滴，再将毛巾交给他时，老年人会自动完成擦脸的动作，说明为观念运动性失用症。

（3）运动性失用症。

运动性失用症是最简单的失用症，表现为在排除肢体运动功能障碍疾病的情况下，老年人肢体精细动作笨拙。

评定方法：请老年人做扣纽扣、系鞋带、穿针引线等动作，不能完成者或动作笨拙为运动性失用症。

（4）结构性失用症。

结构性失用症是指以空间失认为基础的一种失用症，表现为对三维空间结构的感知觉和运动程序之间的障碍，老年人虽有形状知觉、辨别觉和定位觉，但不能模仿拼出立体结构。

评定方法：①复制几何图形：要求老年人复制二维的平面几何图形，如相互交叉的五边形，或二维几何图形，如立方体等。②复制图画：要求老年人按照给出的图画进行模仿绘画，内容包括表盘、菊花、大象、空心十字、立方体和房子。③功能活动：令老年人进行实物组装及部分日常生活活动，如组装家具、穿衣、做饭等，观察其功能活动是否受到影响。④拼图：出示拼图图案，图案不宜过于复杂。不能完成者说明为结构性失用症。

（5）穿衣失用症。

穿衣失用症是指老年人不能辨认衣服的上下、前后、里外，找不到袖口及扣眼，常常出现错位系扣、两条腿穿进一条裤子里等现象，但老年人不存在运动障碍或不理解指令。

评定方法：请老年人自己穿衣，通过观察穿衣的过程，如果老年人不能分清衣服上下、里外的关系及与身体的相应部位对应，说明为穿衣失用症。

（三）注意障碍评定

注意是心理活动指向一个符合当前活动需要的特定刺激，同时忽略或抑制无关刺激的能力，是一切意识活动的基础，具有指向性和集中性两个特点。当个体集中于某种事物时，必须排除外界刺激的干扰，当老年人不能处理进行活动所必需的各种信息时即存在注意障碍。存在注意障碍的老年人，不能集中于某种康复训练，不能高质量完成照护者的指令，在作业康复训练中表现尤为突出。

1. 视跟踪和辨认测试

（1）视跟踪要求老年人目光跟随光源做左、右、上、下移动。每一方向记1分，正常为4分。

（2）形态辨认要求老年人临摹画出垂线、圆形、正方形和A字形各一图。每项记1分，正常为4分。

（3）删字母测试要求老年人用铅笔以最快速度划去字母列中的C和E（字母的大小应符合规格）。100 s内划错多于一个为注意有缺陷。

2. 数或词的辨别注意测试

（1）听认字母测试：在60 s内以每秒1个字的速度念无规则排列的字母给老年人听，其中有10个为指定的同一字母，要求听到此字母时举手，举手10次为正常。

（2）背诵数字：以每秒1个字的速度念一列数字给老年人听，要求立即背诵。从两位数开始至不能背诵为止。背诵少于5位数为不正常。

（3）词辨认：先给老年人播放一段短文录音，其中有10个为指定的同一词，要求听到此词时举手，举手10次为正常。

3. 听跟踪

在闭目老年人的左、右、前、后及头上方摇铃，要求指出摇铃的位置，每个位置记1分，少于5分为不正常。

4. 声辨认

（1）声识认：向老年人播放一段有嗡嗡声、电话铃声、钟表声和号角声的录音，要求听到号角声时举手。号角声共出现5次，举手少于5次为不正常。

（2）在杂音背景中辨认词，测试内容及要求同上述词辨认，但录音中有喧闹集市背景等，举手少于8次为不正常。

（四）记忆障碍评定

1. 记忆的特点

（1）瞬时记忆：又称感觉记忆，信息保留时间极短，最长1~2秒。与感觉刺激关系密切，尤其是特殊感觉刺激，当刺激结束后，大脑仍能保持瞬间印象，是记忆的第一阶段。人类只有少量的感觉记忆信息被保留进入到短时记忆中，大部分未被注意的信息很快消失。如许多与我们擦肩而过的人，我们见过但在头脑中却没留下任何记忆。

（2）短时记忆：又称工作记忆，信息保留时间在1分钟以内。感觉记忆信息被注意转入到短时记忆中，是记忆的第二阶段，但短时记忆的容量是有限的，即不是所有的感觉记忆都能转变成短时记忆，它只是将其中必要的感觉信息重新编码和复述后转为长时记忆储存下来，如对某种信息一遍又一遍地复述，使记忆内容得以储存和巩固。

（3）长时记忆：指信息保留时间在1分钟以上，甚至数日、数年、终生。长时记忆又分为近期记忆和远期记忆，近期记忆指信息保留时间在数小时、数日、数月之内，而远期记忆指信息保留超过1年。经过短时记忆阶段重新编码后的信息转入长时记忆中，是记忆的第三阶段，是回忆的基础，并且不受容量限制，没有止境。

2. 评定方法

（1）韦氏记忆量表。

韦氏记忆量表（见表4-3）是应用较广的成套记忆测验方法，可用于7岁以上儿童及成人。该测验有A至J共10项分测验。A至C测长时记忆；D至I测短时记忆；J测瞬时记忆；记忆商（MQ）表示记忆的总水平。

表4-3 韦氏记忆量表（WMS）

	测试项目	内　容	评　分　方　法
A	经历	5个与个人经历有关的问题	每回答正确一题计1分
B	定向	5个有关时间和空间定向的问题	每回答正确一题计1分
C	数字顺序关系	（A）顺数1~100 （B）倒数100~1 （C）累加从1起每次加3，直至49为止	限时记错、记漏或退数次数，扣分分别按计分公式算出原始分

（续上表）

	测试项目	内 容	评 分 方 法
D	再认	每套卡片有8项内容，呈现给受试者30秒后，让受试者再认	根据受试者再认内容与呈现内容的相关性分别计2、1、0或-1分，最高分16分
E	图片记忆	每套图片中有20项内容，呈现给受试者30秒后，要求受试者说出呈现内容	正确回忆计1分、错误扣1分，最高得分为20分
F	视觉再生	有1~2个图形，呈现10秒后让受试者画出来	按所画图形的准确度计分，最高分为14分
G	联想学习	每套卡片上有10对词，分别读给受试者听，同时呈现2秒。10对词完毕后，停5秒，再读每对词的前一词，要受试者说出后一词	5秒内正确回答1词计1分，3遍测验的容易联想分相加后除以2，与困难联想分之和即为测验总分，最高分为21分
H	触觉记忆	使用一副槽板，上有9个图形，让受试者蒙眼用利手、非利手和双手分别将3个木块放入相应的槽中。再睁眼，将各木块的图形及其位置默画出来	计时并计算正确回忆和位置的数目，根据公式推算出测验原始分
I	逻辑记忆	3个故事包含14、20和30个内容。将故事讲给受试者听，同时让其看着卡片上的故事，念完后要求复述	回忆第一个内容计0.5分。最高分为25分
J	背诵数目	要求顺背3~9位数，倒背2~8位数	以能背诵的最高位数为准，最高分分别为9和8，共计17分

结果分析：将10个分测验组的粗分分别根据"粗分等值量表分表"转换为量表分，相加即为全量表分。将全量表分按照年龄组查对"全量表分的等值MQ表"可得到老年人的记忆商（MQ）。根据记忆商可将记忆分为若干等级：MQ≥130为极超常，129~120为超常，119~110为高于平常，109~90为平常，89~80低于平常，79~70为边界，≤69为记忆缺损。

（2）临床记忆量表。

临床记忆量表是评定持续数分钟以内的一次性记忆或学习能力，包括3类5个分量表：语文测验（指向记忆量表、联想学习量表）、非语文性质的测验（图像自由回忆量表、无意义图形再认量表）、语文与非语文之间的测验（人像特点联系回忆量表）。

（五）执行功能评定

执行功能是人类推理、解决和处理问题的能力，是人类智力功能的最高水平。执行功能障碍的老年人常表现为计划、决策、启动障碍，以及持续状态和问题解决能力障碍。其评定方法主要有以下几种。

（1）言语流畅性检查。

此评定检查老年人的启动功能。要求老年人在 1 分钟之内说出以"大"为开头的词或短语，正常人 1 分钟之内可以说出 8~9 个（单词或短语）。如大家、大地、大方、大小、大全、大力支持、大权在握、大大咧咧等。若为失语症患者，可提供设计好的图片让其挑选。

（2）反应—抑制和变换能力检查。

做—不做测验：照护者出示 1 个手指时，老年人出示 2 个手指；照护者出示 2 个手指时，老年人出示 1 个手指，共完成 10 遍。如老年人只是模仿照护者的动作，或反复重复某一个动作均为异常。

手的交替运动：照护者示范动作要求，即一手握拳，另一只手同时五指伸开，然后左右手动作颠倒过来，要求老年人按要求完成。如持续状态和不能完成序列运动均为异常。

（3）问题解决能力检查。

言语推理：例如李娟比王红高，王红比刘丽高，张菲比李娟高。请问下面哪项回答是正确的？①刘丽比李娟高；②张菲比王红高；③刘丽比张菲高；④王红比张菲高。

非言语推理：可以用数字推理、字母推理和图形推理。例如数字推理：在横线上填上正确的数字 1，4，7，10，13。

任务实施

一、实施条件

表 4-4　认知能力评定实施条件

名称	实施条件	要求
实施环境	模拟房间、实训教室	安全、干净、整洁，温湿度适宜
设施设备	（1）模拟卧室。 （2）餐饮用具（如杯、碗、筷、刀、叉、匙、盘、碟等）。 （3）洗漱用具（如洗漱台、牙刷、杯子、毛巾）。 （4）录音机或音乐播放器。 （5）轮椅	无损坏、松动
物品准备	签字笔 1 支、评估量表或白纸、球、铅笔、硬币、戒指、纽扣、积木、剪刀几何图形、拼图、摇铃、图片、记录本 1 本、手消毒剂	照护者自备工作服、帽子、口罩、发网、挂表
人员准备	具备认知能力评估的操作技能和相关知识	照护者着装整齐、洗手、剪指甲

二、实施步骤

1. 评估

评估老年人的性别、年龄、职业、诊断,所处的家庭环境、工作环境、社会环境和居住环境,老年人以往的社会角色及疾病史。评估老年人意识状态。评估老年人的主动性、依从性的态度和情感,以及是否需要专门的设备。

评估者先通过查阅老年人病案记录,然后通过交谈以进一步确认最初收集到的关于老年人的背景资料是否正确、完整。交谈时邀请老年人家属参加,以保证所述内容的正确性。通过交谈,可以了解老年人的康复愿望、文化修养、价值观念等,为后期制订认知功能障碍训练目标和选择训练方法提供依据。

2. 用物准备

(1)环境:安全、安静、干净、整洁。

(2)着装整齐、洗手。

(3)物品:根据评估内容选择不同的物品、签字笔、记录本、手消毒剂。

3. 实施

(1)沟通交流。

正式评定前应首先与老年人交谈,向老年人解释认知功能障碍评定的目的、目标、方式、可能的结果等,以争取老年人的理解与配合。

(2)开始评定。

在完成首次交谈后,可以开始评定。通常根据量表的内容,了解患者认知功能障碍的类型及程度。

(3)评定结束时,跟老年人正确解释评定结果。

(4)整理用物、洗手、记录。

4. 记录与报告

根据完成的评定量表,记录评定内容,分析总结与报告。为制订认知功能训练方案与评估训练效果提供依据。

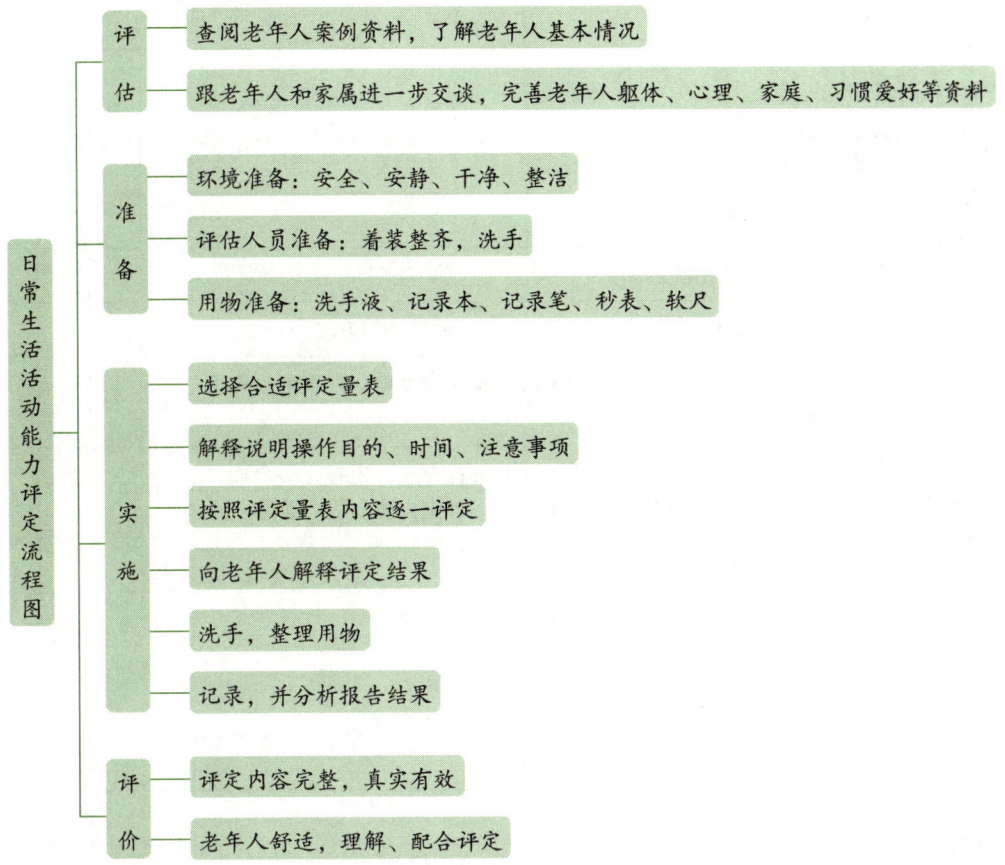

图 4-1 日常生活活动能力评定流程图

三、考核评价

表 4-5 认知能力评定考核标准

考核内容		考核点及评分要求	分值	扣分	得分	备注
评估 （20分）	老年人	1. 性别、年龄、职业、诊断、所处的家庭环境、工作环境、社会环境和居住环境，老年人以往的社会角色及疾病史	5			
		2. 评估意识状况	5			
		3. 主动性、依从性的态度和情感	3			
		4. 是否需要专门的设备	2			
		5. 态度和蔼，沟通有效	2			
		6. 内容全面完整	3			

（续上表）

考核内容		考核点及评分要求	分值	扣分	得分	备注
准备（10分）	环境	安全、安静、干净、整洁	2			
	评估者	着装整齐、洗手	3			
	物品	用物准备齐全	5			
实施（60分）	实施过程	1. 根据老年人存在的问题选择合适的评估方法	5			
		2. 说明操作目的、需要时间及注意事项，得到老年人理解并配合	5			
		3. 按照评定量表或方法逐一进行评定，内容完整全面，每少一项内容扣5分，直到扣完。评定方法合适、准确	40			
		4. 有效沟通，正确解释评定结果	3			
		5. 整理用物，洗手	2			
	记录报告	记录评定内容，分析总结与报告	5			
评价（10分）		1. 操作规范，动作熟练	3			
		2. 评价方式正确有效	3			
		3. 态度和蔼，关爱老年人	2			
		4. 与家属沟通有效，取得合作	2			
总分			100			

知识拓展

脑损伤临床表现

认知功能属于大脑皮质的高级活动范畴。当某些疾病导致脑组织损伤后，由于损害的脑区不同常表现为不同的认知功能障碍。右大脑半球主要与视觉、触觉和空间信息的处理有关，左大脑半球主要与听觉、语言及言语处理有关。额叶损伤后主要表现为记忆力、注意力、自知力、判断力、定向力、智能等方面的障碍。顶叶损伤后主要表现为皮层感觉障碍、空间分辨障碍、失用症、失认症、忽略症和体像障碍。颞叶损伤后主要表现为失语和记忆等障碍。枕叶损伤后主要表现为视觉障碍。边缘叶损伤后主要表现为记忆及情绪障碍、行为异常、幻觉、反应迟钝等精神障碍。广泛性大脑皮质损伤可表现为全面智能减退甚至痴呆。

同步练习

请扫描下方二维码获取本节练习题。

任务二　认知障碍训练

任务情境

王爷爷，72 岁，因进行性认知障碍伴行为异常 6 月余入院。6 个月前无明显诱因，出现记忆力显著减退，常不能回忆起数天前发生的事情，出门忘带钥匙，做饭忘关火，出门找不到回家的路，继而出现行为异常，表现为给孩子饮酒、冷漠。体格检查：T 36.7 ℃，R 20 次 / 分，P 76 次 /min，BP 130/80 mmHg，四肢肌张力略高，肌力 5 级，腱反射对称活跃，感觉、共济功能正常，双侧巴宾斯基征（一），步态异常，步基宽、小碎步、向后倾倒。简易智能状态检查量表（MMSE）评分 14 分。既往有 2 型糖尿病史 2 年，严格控制饮食，未服药，血糖控制良好。大量饮白酒史 10 余年。入院诊断为阿尔茨海默。

任务：为了维持王爷爷的认知功能，延缓认知功能衰退，我们需要对王爷爷进行认知障碍训练。

任务目标

1. 能根据老年人的评定结果制订合理训练计划。
2. 能协助老年人进行认知障碍的康复训练。

任务描述

各种疾病导致的脑损伤会出现以知觉、注意、记忆、计算、思维、解决问题及语言等方面为主要表现的认知障碍。认知康复是针对认知缺陷的老年人，为改善和提高其认知功能和日常生活能力而进行的综合管理。采用改善知觉、注意、记忆、计算、思维、问题解决和执行功能的康复训练方法，是认知障碍康复的主要手段。根据障碍评定结果制订针对性康复训练计划。适用于存在认知障碍的各种脑损伤老年人，包括脑外伤、脑卒中、各种痴呆、脑肿瘤术后、脑瘫、精神疾患等。

一、训练目的与原则

（1）根据评定结果确定认知障碍的特点，并制订相对应的训练计划。
（2）训练计划由易到难，循序渐进。
（3）训练中要注意环境安静，避免干扰。
（4）认知康复需要鼓励老年人和家属共同参与，并教会家属一些简单实用的方法在家继续康复训练，持之以恒地进行。

二、训练方法

（一）躯体构图障碍的康复训练

1. 单侧忽略

（1）视觉搜索训练。

视觉搜索训练是临床常用的训练方法。其目的是通过促进向忽略侧的视觉搜索，提高对忽略侧的注意。训练时在整个桌面上放硬币或积木让老年人逐一拣捡起或数数；或给图画涂色、拼图；或划销指定的字母、数字、文字、形状等。训练要由易到难，即从线到面、从小范围到大范围、从空间连续性搜索到在各个方向的不连续的大幅度搜索；搜索目标的数量由少到多；搜索速度由慢到快；还要在不同环境中分阶段进行，并注意向日常生活中泛化。也可以利用电子计算机进行视觉搜索或对发光体进行视觉追踪练习。

（2）感觉刺激。

在日常生活中尽量给予忽略侧各种感觉刺激。房间布置应使忽略侧朝向床头柜、电视和房门等；对忽略侧肢体皮肤进行冷、热、触觉刺激；向忽略侧翻身，在仰卧位向两侧的重心转移；把颜色鲜艳的物体或发光手电筒放在其忽略侧；坐位及站立平衡练习增加忽略侧的本体感觉。

（3）上肢的使用。

用老年人的双手交叉进行跨越中线的作业活动等。

（4）功能代偿。

进食时提醒老年人勿忘吃的食物，穿衣、修饰时使用姿势镜。把忽略侧的轮椅车闸手柄加长并做上标记，忽略侧的脚托要涂上颜色或做标记等。为避免漏读，阅读时可在忽略侧的极端放上颜色鲜艳的规尺，或让老年人用手摸着书的边缘，从边缘处开始阅读。重度偏瘫忽略老年人在进行站立、步行练习时应使用腰带保护，以防跌倒。

（5）生活环境调整。

餐桌上或楼道的左侧用红线做上标志；进餐时与周围人使用颜色不同的餐具。如忽略侧注意困难，应把所需物品（如食物、衣服、电话等）放在能注意到的空间范围内。为避免碰撞和损伤老年人，要把易碰撞和易伤老年人的物体放置在其健侧。

2. 左右分辨障碍

（1）感觉刺激训练。

在老年人注视下固定给一侧肢体以触觉和本体感觉刺激。

（2）左右辨别练习。

反复使用包含左右的口令或进行与左右有关的活动等。

（3）佩戴标志物。

如戒指、手镯、手表，或在衣袖和鞋上贴彩色胶带以帮助区别左右。

（4）在日常生活中避免对老年人使用带有"左"和"右"的口令，可采用指点或提示的方法。

3. 躯体失认

（1）感觉整合疗法。

把感觉输入与特定的运动反应联系在一起，如令老年人用自己的手或粗糙的毛巾摩擦身体的某一部位并说出该部位的名称；或模仿照护者的动作，如用右手触摸左耳，将左手放在右膝上。

（2）强化辨识训练。

强化对身体各部分及其相互间关系的认识。可按指令做动作，如指出或触摸你的大腿，或呼出指定身体部位名称；也可以练习人体拼图。

（3）神经发育疗法。

用手法和运动给予触觉及运动刺激，鼓励用双侧肢体或患肢进行活动，建立正常的姿势体位及运动模式，重建正常的身体模型。

（4）在日常生活中正确地进行提示。如老年人知道器官的功能但不能辨认器官或器官部位间的关系时用言语暗示，如让老年人举手时说"请举起你拿东西的手"。

4. 手指失认

（1）感觉整合疗法。

增加手指皮肤触觉和压觉输入，如使用粗糙的毛巾用力摩擦老年人前臂的腹侧面、手掌、手指指腹；抓握用硬纸板做成的圆锥体向手掌施加压力并在手掌中移动产生摩擦感等；也可进行按键、弹琴等活动。注意刺激不能引起明显的不适，以免引起防卫反应。

（2）手指辨认训练。

按指令辨认手指图案（老年人本人或照护者的手指）。

（3）ADL训练。

进行与手指功能相关的功能活动，如使用勺子进食、更衣训练等。

（二）视觉辨别功能障碍的康复训练

1. 图形—背景分辨困难

（1）辨识训练。

将三种不同的物品放在老年人面前，要求老年人通过视觉进行分辨（避免用触觉），随着功能改善逐渐增加物品的数量及难度。

（2）ADL训练。

如在装有混杂物体的容器中寻找熟悉的物体；对难于发现轮椅的手闸者反复练习打开和锁上手闸。

（3）养成在找东西时放慢速度并系统搜索的习惯。

如在厨房按一定顺序用眼睛看和用手摸索来寻找操作台上的东西。

2. 空间定位障碍

（1）空间定位作业。

任意摆放四块正方形硬纸板或塑料板让老年人按要求进行排列，如横向平行排列、纵向垂直排列或呈对角线排列等。也可以把几张相同的图卡（或实物）摆成一排，其中一张上下颠倒摆放，让患者找出。还可以练习把一块积木分别放在另一块积木的上方、前方、后方、左侧和右侧。

（2）触觉—运动觉输入作业。

练习组装物体和拼装玩具，以提高估计短距离和物体与点的相对位置的能力。

（3）跟随照护者的"左""右"口令反复练习跨越中线的作业活动。

（4）ADL训练。

练习整理橱柜内容物等，掌握基本的空间定位概念。

（5）环境调整是最有效的补偿空间定位障碍的方法。如家庭和工作环境应简洁。物体位置固定，使用标签帮助定位；家中或常处的环境使用个性化的标记，并指导如何有效地寻求帮助。

3. 空间关系障碍

（1）自身空间定向训练。

按指示进行自身定位，如"请站在我后面""请走到门外"等。也可以让老年人把几种物品放置在房间的不同位置，离开房间然后返回，说出这些物品的位置并逐一取回。也可用家具设计一个迷宫，训练老年人从入口走到出口，或绘制一张地图按指示从一点走到另一点。

（2）物体间定向训练。

复制不同的图形，从简单到复杂，从平面图到立体图。也可练习用木块、火柴、木钉盘等复制模型；或选择日常熟悉的人物、动物或物品的图形进行拼图练习；或把虚线图连接成实线图。

（3）把常用物品摆放在相对固定的位置。

（4）放置重要物品的抽屉、柜橱等贴上标记以便于寻找。

4. 地形定向障碍

（1）反复练习从一个地点到另一个指定地点，如在口头提示下从治疗室走到病房等，从简短路线逐渐过渡到曲折复杂的路线。如果地形定向障碍与左侧忽略或空间关系障碍等有关，应重点治疗这些更为基础的障碍。

（2）增设路标可用标记物（如图片、文字、物品等）标出路线，掌握后逐渐减少标记，最终不再依赖提示。

（3）嘱老年人不要独自外出，或随身携带写有姓名、住址、联系电话的卡片。

5. 物体恒常性识别障碍

（1）辨识训练。

训练前先触摸物品，增加触觉刺激。反复描述、区分和演示形状大小相似物品的外形特征和用途。将同一物品以不同角度、多种规格呈现；对外形相似的物体通过示范其用途强化识别。辨认悬挂摆动的几何图形，感觉物品在空间形状、位置的变化。

（2）匹配训练。

如对形状相似的积木进行匹配。

（3）物品分类训练。

如根据短裤与短袖上衣、长或短袖衬衣等标准将一堆衣服分类。

（4）将日常用品固定放置在易识别的常规位置或作标记、贴标签注明；识别困难时可采用视觉、触觉和自我提示相结合的方法。

（三）失认症的康复训练

1. 视觉失认

（1）识别训练。

如让老年人反复识别常用品、必需品。

（2）训练中给予非语言的感觉—运动指导，如通过梳头来辨识梳子。

（3）对面容失认者的训练。

反复用家人、亲属、名人等的照片或录像借助语言提示进行辨识，找出照片与名字之间的联系；或从不同场景、不同角度、与不同人合影的照片中寻找熟悉的人或将某人的照片按年龄顺序进行排列帮助比较辨认。

（4）对颜色失认者的训练。

用色卡让其进行命名和辨别颜色的练习。

（5）鼓励老年人多使用视觉外的正常感觉输入方式。

如教会面容失认者利用面容以外的特征如声音、发型、身高、步态、服装等进行辨认。

（6）调整生活环境。

如在物品上贴标签，或把不能识别的人物名字写在其不同拍摄角度和光线的面部照片上。

2. 触觉失认

（1）感觉刺激。

用粗糙的物品沿老年人的手指向指尖移动进行触觉刺激；用手掌握锥形体刺激压觉感受器。摩擦刺激和压力刺激交替进行。

（2）辨识训练。

闭目用手感觉和分辨不同质地的材料，如砂纸、丝绸、毛巾等，强调把注意力集中在体会物品特征上。

（3）利用视觉或健手的感觉帮助患肢进行感知，重视对物体的形状、材料、温度等特质的体验。让老年人了解触觉失认在日常生活中的潜在危险性（如在厨房等场所），避免损伤。

3. 听觉失认

（1）建立声与发声体之间的联系。

照护者吹一个口哨，老年人吹一个口哨，然后让他将口哨的图片与写有口哨字样的图片配对。

（2）分辨发声和不发声体。

照护者让老年人细心听（不让看）吹口哨的声音，然后让老年人从画有锤子、水杯、闹钟、口哨的图片中认出口哨。

（3）声—词联系。

照护者用录音带提供猫叫、狗吠、鸟鸣等声音，让老年人找出与叫声一致的动物的词卡。

（4）声辨认。

照护者从发"啊"音开始，令老年人对着镜子模仿此音，数次后，出示一张写有"啊"字音的字卡，再令老年人模仿此音；下一步加入元音"咿""噢""喔"，分别出示相应的字卡。

（四）失用症的康复训练

1. 运动性失用

改善功能进行特定的作业活动。活动前先给肢体以本体感觉、触觉、运动觉刺激。

如制动轮椅训练前可给肢体进行活动。在训练中给予暗示、提醒或亲手教，症状改善后逐渐减少提示并加入复杂的动作。在进行日常生活活动中，尽量减少口头指令。

2. 意念运动性失用

在训练前及训练中给老年人以触觉、本体感觉和运动觉刺激，加强正常运动模式和运动计划的输出。对于动作笨拙和动作异常者尽量不用语言来纠正，而应握住老年人的手帮助完成，并随动作的改善逐渐减少辅助量。训练前先进行想象或观摩，即让老年人在头脑中以流畅、精确和协调的运动模式想象；或观看照护者演示一套完整的动作，然后再进行尝试。意念运动性失用者往往能够较好地完成粗大的全身性活动，训练时不宜将活动分解，而应尽量使活动在无意识的水平上整体地出现，如站起训练时只给"站起来"的口令。在 ADL 训练时，尽可能在相应的时间、地点和场景进行，如早晨在病房进行穿衣训练。

3. 意念性失用

（1）故事图片排序训练。

如摆放 5 张或 6 张卡片，要求老年人按正确的顺序排列起来组成一段情节或短故事，并逐渐增加故事情节的复杂性。

（2）选择日常生活中的系列动作训练，如泡茶后喝茶、洗菜后切菜、摆放餐具后吃饭等。把活动分解为若干步骤练习，逐步串联起来完成一整套系列动作。如把点蜡烛动作分解为拿起火柴盒、取出火柴棒、划着火柴、拿起蜡烛点燃等 4 个步骤并依次进行训练。由于动作顺序常混乱，除将动作分解外，照护者有时还需要对下一个步骤给予提醒，或用手帮助老年人进行下一个运动直到有改善或基本完成动作。

（3）提示训练。

让老年人大声说出活动步骤逐渐变为低声重复，直至默念；若不能通过描述活动顺序来促进运动改善时，应回避口头提示而采用视觉或触觉提示。

4. 结构性失用

（1）复制作业。

①复制几何图形：从简单的平面设计（如正方形、三角形或 T 字形）开始，逐步向复杂设计过渡（如连接点状图或虚线图，将平面图加工成立体图等）。也可以在木板或粗糙地面上画图以增加本体感觉和肌肉运动知觉的输入。②用积木复制结构：一般从简单的（三块）设计开始，逐渐增加积木数量及设计难度：从二维到三维、从单色积木到彩色积木、从大小和形状相同到不同，逐渐过渡到根据照片或图画再现三维结构。③用火柴棍、木钉板或几何拼图、图画拼图进行复制练习：从简单的图形或熟悉的人、动物或物品开始。刚开始进行复制作业时可给予较多暗示、提醒，有进步后逐步减少提示，并逐渐增加图形或构图的复杂性。

（2）ADL 训练。

如做饭摆餐具、组装家具、裁剪衣服等。

（3）应用逆向链接进行辅助，即让老年人完成已经部分完成的课题。如进行摆餐具作业时招护者先摆好筷子、杯子，然后让患者完成剩下的步骤。

（4）对动作成分进行分析以在完成困难的环节时提供辅助；也可先完成部分，再完成全部。在完成组装任务时按一定的顺序摆放配件或按顺序给配件做出标记，或提供模板（说明书或安装顺序）有助于提高效率。

5. 穿衣失用

（1）穿衣前让老年人用手感觉衣服的质地、重量等。在穿衣过程中给予语言和视觉提示，如某个步骤出现停顿或困难可重新给予提示。也可以教给老年人一套固定的穿衣方法，反复练习掌握要领。照护者不在时，可利用录音机或口述提示穿衣的先后顺序，随着功能的改善逐渐减少并去除指导。

（2）教会老年人根据商标或做标记区分衣服的不同部位，如用不同的颜色区别衣服的上下左右；每次扣扣子时从最下面的扣子和扣眼开始或将每对扣子和扣眼做不同的标记。

（五）注意障碍的康复训练

1. 信息处理训练

（1）兴趣法。

发现并应用老年人感兴趣的东西和用熟悉的活动刺激注意，如使用电脑游戏、专门编制的软件、虚拟现实技术的应用等。

（2）示范法。

示范想要老年人做的活动，并用语言提示他们，以多种感觉方式将要做的活动展现在老年人眼前，这样有助于老年人知道让他们集中注意的信息。如打太极拳，一边让老年人看到刚柔共济、舒展流畅的动作，一边抑扬顿挫地讲解动作要领，使老年人视觉听觉都调动起来，加强注意。

（3）奖赏法。

用词语称赞或其他强化刺激增加所希望的注意行为出现的频率和持续的时间，希望的注意反应出现之后，立即给予奖励。临床上常用的代币法就是一种奖赏方法。具体操作时先让照护者用简单的方法在30分钟的训练中，每两分钟一次记录老年人是否注意训练任务，连记5日作为行为基线。然后在训练中应用代币法，每当老年人能注意时就给予代币，每次训练中老年人得到的代币数达到给定值就能换取老年人喜爱的物品，当注意改善后，照护者逐步提高上述的给定值。因此在注意等认知训练时，照护者可准备一些毛公仔、巧克力、各种卡通小贴片等作为小奖品，激发老年人的热情。

（4）电话交谈。

在电话中交谈比面对面谈话更易集中老年人注意力，这是由于电话提供的刺激更有限。因此应鼓励不同住的家人、亲友和朋友打电话给老年人聊天，特别是他感兴趣的问题，可以无话不谈。

2. 以技能为基础的训练

以技能为基础的训练不仅要集中注意力，尚需要些理解、判断能力。包括：①猜测游戏；②删除作业；③时间感；④数目顺序。

3. 分类训练

分类训练的目的是提高老年人不同难度的注意力。操作方式多以纸笔练习形式进行，要求老年人按指示完成功课纸上的练习，或对录音带、电脑中的指示做出适当的反应。其内容可分为连续性、选择性、交替性及分别注意训练。

（1）连续性注意训练。

除删除作业外，还可以给予动听悦耳的音乐等声音刺激；需要大量精神控制和信息处理的竞赛性活动如击鼓传球游戏。

（2）选择性注意训练。

在活动中，将引起注意力分散或无关的信息合并。如在视觉删除活动中，用塑料遮盖住引起注意力分散的图样；播放有背景噪音的磁带，找出要听的内容。

（3）交替性注意训练。

交替性注意训练可采用的方法也很多，如删除偶数后删除奇数，将纸牌按不同颜色分类，正在看报纸时要求接电话，看电视时将频道间隔一定时间更换一次。

（4）分别注意训练。

让老年人听写是一个好方法，在穿衣训练时同老年人谈论时事。根据注意障碍成分的不同，分清轻重缓急，精心设计与安排，原则上每天进行训练。

（六）记忆障碍的康复训练

1. 记忆训练

（1）视觉记忆训练。

先将3~5张绘有日常生活中熟悉物品的图片卡放在老年人面前，告诉老年人每卡可以看5秒，看后将卡收去，让老年人用笔写下所看到的物品的名称，反复数次；成功后增加卡的数目，反复数次；成功后再增加卡片的行数，如原来仅一行，现改放两行或三行卡片等。

（2）地图作业。

在老年人面前放一张大的、上面有街道和建筑物而无文字标注的城市地图，先由照护者用手指从某处出发，沿其中街道走到某一点停住，再让老年人将手指放在照护者手指停住处，从该处返回到出发点，反复10次，连续2日无错误，再增加难度，如路程更长、绕弯更多等。

（3）彩色积木块排列。

用物为6块2.5 cm×2.5 cm×2.5 cm的不同颜色的积木块和1块秒表，以每3秒1块的速度向老年人展示木块，展示完毕后，让老年人按照护者所展示次序展示木块，正确的记"+"，不正确的记"-"，反复10次，连续2日均10次完全正确时，加大难度进行，如增多积木块数、缩短展示时间等。

2. 记忆辅助

（1）外在记忆辅助工具。

外在记忆辅助工具是利用人体外部的辅助物来提示帮助记忆的方法。此法适用于年轻、记忆障碍较轻且其他认知障碍较少者。外部辅助工具分为储存类工具和提示类工具两大类。储存类工具应具备容量大、易携带、使用简单和无须依赖其他工具等特点，如记事本、录音机、日程表、计算机等；提示性工具应具备特异性、快速性等特点，如报时手表、定时器、闹钟、日历、清单、标签等。

（2）内在记忆辅助工具。

内在记忆辅助工具是指通过调动自身因素，以损害较轻或者完好的功能代替损伤的功能以记住新信息的方法。包括言语记忆法和视形象技术两大类，前者适用于右侧大脑半球损伤致形象记忆较差的老年人，常见的有复述、PQRST 练习法、首词记忆法、故事法等；后者常用于左侧大脑半球损伤致言语记忆较差的老年人，常用的有图像法、地点法等。

①复述：要求老年人无声或大声重复要记忆的信息。及时、经常地进行复述，有利于识记的内容得到巩固。比较科学的复述时间是识记材料后的 20 分钟、1 小时、2 小时、1 天、1 周、1 个月、3 个月。

② PQRST 法：PQRST 是预习（previewing）、提问（questioning）、评论（reviewing）、陈述（stating）和测验（testing）的首字母缩写，即理解性记忆。P 是让老年人预习或浏览要记住的内容；Q 是让老年人向自己提问该段落的目的或意义；R 是让老年人仔细阅读材料；S 是让老年人用自己的话陈述从段落中获得的信息；T 是让老年人用回答问题的方式来进行自我检测。主要适用于对书面材料的学习，可用于记忆正常者，对 IQ 较高的脑损伤老年人也可获得良好的效果。

③首词记忆法：让老年人将需要记忆信息的头一个词编成容易记忆的短语或句子，通过熟记这个短语或者句子，达到记住的目的。如将预习（previewing）、提问（questioning）、评论（reviewing）、陈述（stating）和测验（testing）的首字母缩写为"PQRST"来记忆。

④故事法：让老年人根据自己的习惯和爱好，将需要记忆的信息编成一个简单、熟悉的故事来进行记忆。我国的成语一般均内含一个典故，在开发儿童的学习和记忆能力时，可采用故事法。

⑤数字分段：是有效记忆数字的基本方法，如记忆手机号码和身份证号码等。如记身份证号码时可将 18 位身份证号分为 4 段：前 6 位是省份、地区代码，中间 8 位是出生年月日，后 3 位是顺序码，最后一位是检验码。

⑥图像法：将需要记忆的信息在自己的大脑中构建一幅图像来巩固记忆。特别适用于人名的记忆，将一个人的面容特点、体型特点和他的名字结合起来进行记忆。图像记忆法应尽量让老年人看到报纸或者卡片上真实存在的图像，尽量少依靠老年人自己的想象。

⑦地点法：将需要记忆的新信息与地点或部位联系起来记忆。

3. 环境调整与适应

环境调整是通过环境的重建,减轻老年人的记忆负荷,适用于永久性记忆障碍的老年人。

(1)简化环境,消除分散注意力的因素,如房间整洁、家居杂物不过多。

(2)记忆时适当控制信息出现的量、频率和间隔。一般来说,信息量少比多好;重复次数多比少好;不同信息出现的间隔时间长比短好。

(3)尽量减少环境的变化,常用的物品放在固定的位置。

(4)更换安全的家用电器。可将日常生活中常用的电水壶、电炊具、电灯等,设计成间隔一段时间自动关闭的装置,避免健忘老年人使用时带来危险。

(5)避免常用物品遗失。可将眼镜系上绳子后挂在脖子上、把手机挂在腰上等。

(七)解决问题能力障碍的康复训练

训练解决问题的能力就相当于训练推理、综合分析、抽象比较、概括等逻辑思维的能力。可设计下列作业训练:

1. 指出报纸中的消息

取一张当地的报纸,首先问老年人有关报纸首页的信息,如大标题、日期、报纸的名称等;如回答无误,再请指出报纸中的专栏,如体育、商业、分类广告等;回答无误后,再训练寻找特殊的消息,如问某个歌星在哪个地方举行演唱会、当日的天气如何等;回答无误后,再训练寻找些需要做出决定的消息,如已知老年人需买一手机,可取一有出售手机广告的报纸,问老年人想买什么牌子和价值多少的?要求从报纸上寻找到接近条件的,再问其是否想购买等。

2. 排列数字

给老年人3张数字卡,让其由低到高地将顺序排好,然后每次给1张数字卡,让老年人根据数值的大小插进已排好的3张之间;正确无误后,再给几张数字卡,问其中有什么共同之处,如哪些是奇数或偶数、哪些可以互为倍数等。

3. 问题状况的处理

给老年人纸和笔,纸上写有一个简单动作的步骤,如洗脸时,往脸盆里倒水、拧干毛巾和擦脸,问老年人的先后顺序,更换几种简单动作;都回答正确后,再让其分析更复杂的动作,如煎鸡蛋、补自行车内胎等,让老年人自己说出或写出步骤。训练成功后,照护者可向老年人提出不同的问题,如丢失钱包怎么办、在新城市中迷了路怎么办、看到大楼往外冒浓烟怎么办、家里的铜匙被锁在门里怎么办等,以判断老年人解决问题的能力。照护者观察老年人的表现并提供不同的帮助,包括分解问题、给予提示,如询问接下来该如何办。

4. 从一般到特殊的推理

从国家、职业、食品、工具、动物、植物、运动等内容中随便指出1项,如食品,让老年人尽量多地想出与食品有关的细项;如果回答顺利,再对项目给出限制条件,让老年人想出符合这些条件的项目。例如谈到食品时,可问老年人需要加工的有哪些、可以直接食用的有哪些、生熟均可食用的有哪些；成功后再让老年人猜测照护者袋中的食品，让他通过向照护者提问的方式猜出买的什么。鼓励他先提一般的问题，如它是豆制品类？是肉类？还是其他类型。照护者回答后再进一步提问，如照护者回答是肉类，他可以再问是猪肉还是牛肉等。起初允许他通过无数的提问猜出结果，以后限制他必须用30次以内的提问猜出结果，成功后再限定为20次以内、15次以内等。这类似于问问题猜物品名称的游戏。

5. 对比与分类训练

老年人对不同的物品或事物进行分类。给老年人一张写有30种物品名称的卡片，并告诉老年人30种物品都属于三类（如食品、家具、衣服）物品中的一类，让其进行分类，如不能进行，可给予帮助；训练成功后，让其进行更细的分类，如在初步分为食品类后，再细分是肉类、奶制品、蔬菜类、豆制品、水果类等；成功后再给一张清单，上面写有某些共同点的物品名称，如椅子—床、绿茶—咖啡、书—报纸等，让老年人分别回答出每一对中有何共同之处，答案可以多个，如书—报纸可以回答是写出来的和是纸制的等，必须有共同之处。

6. 做预算

让老年人假设一个家庭在租房、水、电、食品等方面的每月开支账目（可做6个月或1年的），然后问老年人哪个月的某一项（如水）花费最高或最低；回答正确后，再让其算算各项每年的总开支是多少钱，如每年的水费是多少；回答正确后，让其改变各项的总开支数，然后再加入其他类别的开支（如衣服、娱乐等），问老年人在上述预算内每月要用多少钱才能正常生活，进而让其细分出每周要多少钱、每小时要多少钱等。

任务实施

一、实施条件

表4-6 认知功能障碍训练实施条件

名称	实施条件	要求
实施环境	模拟房间、作业实训室	安全、干净、整洁，温湿度适宜
设施设备	（1）模拟卧室（床、床头柜、椅子、柜子、桌子、姿势镜等）。 （2）餐饮用具（如杯、碗、筷、刀、叉、匙、盘、碟等）。 （3）洗漱用具（如洗漱台、牙刷、杯子、毛巾）。 （4）电脑。 （5）轮椅。 （6）电话。	无损坏、松动

（续上表）

名称	实施条件	要求
物品准备	签字笔1支、水彩笔、球、铅笔、硬币、戒指、纽扣、积木、剪刀几何图形、拼图、摇铃、图片、卡片、书籍、报纸、砂纸、丝绸、毛巾、硬纸板、木块、木钉盘、组装物体、拼装玩具、食物、火柴、蜡烛、手电筒、记录本1本、手消毒剂	照护者自备工作服、帽子、口罩、发网、挂表
人员准备	具备认知功能障碍训练的操作技能和相关知识	照护者着装整齐、洗手、剪指甲

二、实施步骤

1. 评估

结合认知功能障碍评定结果确定需要训练的内容，评估老年人的心理愿望、家庭中承担的角色、居家环境等，跟老年人及家属共同商议，制订训练计划。在训练开始前要评估老年人的肌力、肌张力、关节活动范围、平衡性、协调性等躯体情况。

2. 用物准备

（1）环境：安全、安静、干净、整洁。

（2）着装整齐、洗手。

（3）物品：根据训练内容的不同选用不同的训练物品。

3. 实施

（1）准备。

训练前，要向老年人解释认知功能障碍训练的内容、目的、目标、方式及可能的结果等，以争取老年人的理解与配合。

（2）训练。

按照训练计划，逐一指导老年人进行认知功能障碍训练。训练时要遵循由易到难、循序渐进的原则。开始时，所需物品应放置在容易拿取的位置，避免不必要的身体前倾、旋转及双手高举过头。如果老年人体力稍差可采取坐位，必要时适当协助。要控制好活动的速度和节奏，不要太过急促，安排时间要充足。时刻站在老年人旁边，以保证其安全。每完成一个训练，都要进行休息，然后再进行下一个训练，保证老年人不要疲劳。

（3）训练结束时，询问老年人情况，自我感觉如何，有无不适。

（4）整理用物、洗手、记录。

4. 记录与报告

记录训练过程，总结分析训练结果并报告。

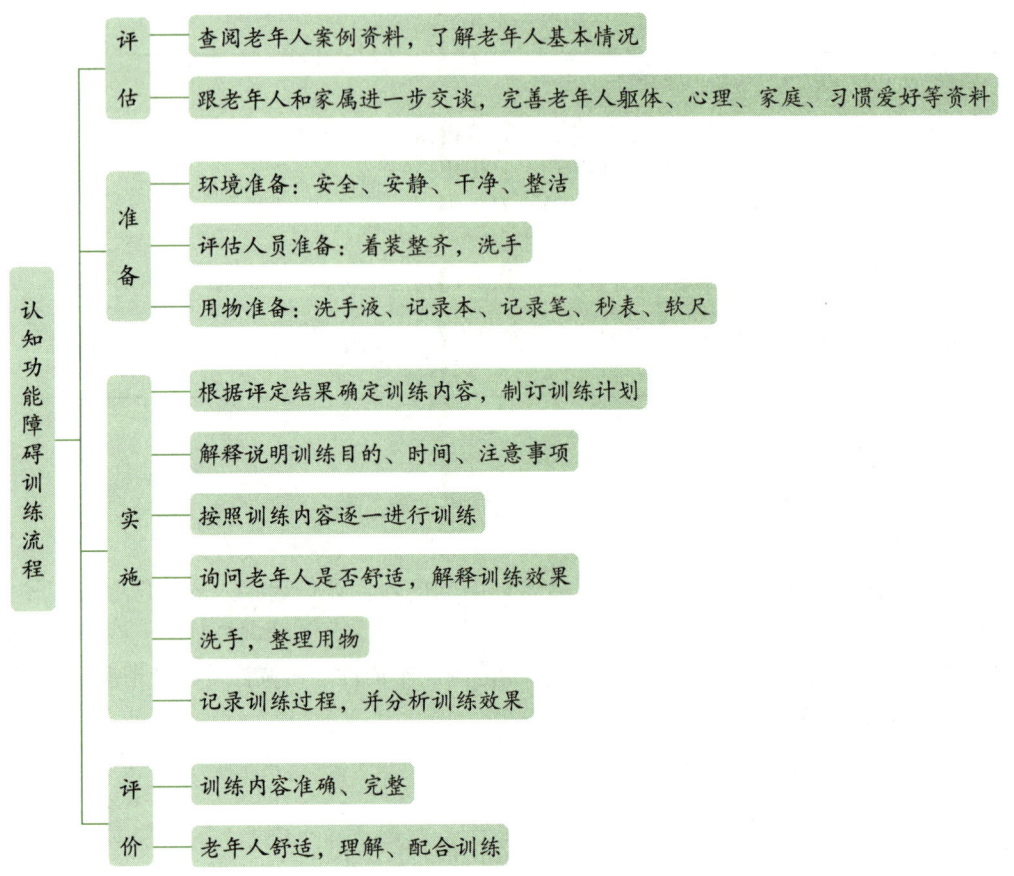

图 4-2 认知功能障碍训练流程图

三、考核评估

表 4-7 认知功能障碍训练考核标准

考核内容		考核点及评分要求	分值	扣分	得分	备注
评估 （20分）	老年人	1. 老年人的心理愿望、家庭中承担的角色、居家环境	6			
		2. 肌力、肌张力、关节活动范围、平衡性、协调性、感觉、认知功能等	6			
		3. 老年人情绪情感，是否存在身体不适	3			
		4. 态度和蔼，沟通有效	2			
		5. 内容全面完整	3			

（续上表）

考核内容		考核点及评分要求	分值	扣分	得分	备注
准备（10分）	环境	安全、安静、干净、整洁	2			
	照护者	着装整齐、洗手	3			
	物品	用物准备齐全	5			
实施（60分）	实施过程	1. 确定训练内容，制订训练计划	5			
		2. 说明操作目的、需要时间及注意事项，得到老年人的理解和配合	5			
		3. 按照训练计划逐一指导老年人进行训练，内容完整全面，每少一项内容扣5分，直到扣完，指导方法合适、准确，训练过程安全，未出现躯体损伤及意外事件发生（出现安全问题即为不合格）	40			
		4. 有效沟通，正确解释训练效果	3			
		5. 整理用物，洗手	2			
	记录报告	记录训练过程，分析总结与报告	5			
评价（10分）		1. 操作规范，动作熟练	3			
		2. 指导正确有效	3			
		3. 态度和蔼，关爱老年人	2			
		4. 与老年人及家属沟通有效，取得合作	2			
总分			100			

知 识 拓 展

虚拟现实技术

虚拟现实技术（VR）如今已普遍应用到认知康复中，并且训练效果优于一般计算机认知康复软件。其优势在于：虚拟现实技术既可以评估也可以用于训练。用于评估实际操作能力明显优于目前流行的很多量表、工具及检查方法。用于训练时，由于场景形象丰富、趣味性强，因而易刺激老年人注意力，调动其积极性和主动参与性；训练内容涉及注意记忆、学习、操作等认知成分，既可针对认知成分进行训练，又有相对特异性，还可以着重实际操作能力，使实际操作能力、认知能力等均得到提高；由于虚拟环境没有现实世界中的限制，可随意改变环境以适应使用者的不同需求，帮助在医院环境下训练日常生活中解决问题的技能等，故非常适合在认知康复中使用。

同步练习

请扫描下方二维码获取本节练习题。

项目总结

认知功能的评定和训练是学生应该掌握的基本知识,要求学生熟悉掌握每一个疾病的发病机制、功能障碍特点、康复评定与治疗的操作方法及注意事项,并能将所学的知识熟练运用于工作实践。在学习过程中以认知功能障碍的理论学习为主,注重临床实践操作,可以通过案例讨论、角色扮演、小组交流等方式,将具体的实践操作应用到不同案例中去。在整个实践操作过程中严格按照操作规范和流程,要善于观察、思考,处处体现人文关怀。

思考实践

(1)尝试一下,用 MMSE 给一位老年人进行评定,并根据评定结果制定训练计划。

(2)思考一下,老年人如果有认知功能障碍,有什么好的方法能防止老年人走失。

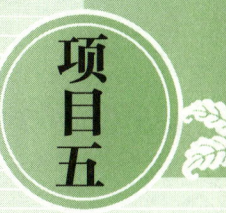

心理障碍的处理

项目概述

进入老年期，人的各种生理机能逐渐衰退，老年人的心理伴随生理功能的减退而出现老化，并常常面临疾病、丧偶等生活事件和社会角色的改变，老年人必须努力面对和适应这些变化。如果适应不良常可导致一些心理问题，如出现焦虑、抑郁、自卑等消极情绪，甚至发展为严重的精神障碍，损害老年人的身心健康，降低生命质量。因此针对老年人常见的心理障碍，及时干预，采取有的放矢的措施以维护和改善老年人的心理健康，是促进健康老龄化必不可少的重要组成部分。

本项目重点学习情绪情感障碍评定、心理康复照护和文娱疗法，共4个学时。

学习目标

知识目标	1. 掌握常见情绪情感障碍的评定方法及心理康复方法。 2. 熟悉老年人常见情绪情感障碍及其特点。 3. 了解文娱疗法及其对老年心理障碍患者的适用性
能力目标	1. 能对老年人常见的情绪情感障碍进行有针对性的评定。 2. 能协助医生对存在一定心理障碍的老年人进行心理康复
素养目标	1. 细心观察和独立思考，具有及时发现问题、分析问题及解决问题的能力。 2. 体贴、关爱老年人，具有爱心、同理心和良好的沟通能力

项目导航

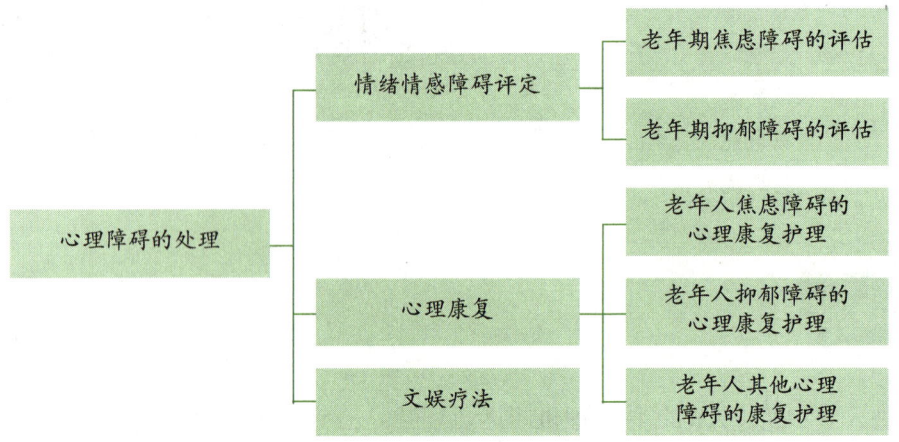

任务一　情绪情感障碍评定

任务情境

王奶奶，68岁。1年前因反复心悸在女儿陪同下来本院就诊。门诊进行心电图检查示"ST-T缺血性改变"。王奶奶平日常听身边的朋友说人老了都会有冠心病，而且很容易发生猝死，遂要求进一步检查。行"冠脉造影"检查未见明显冠脉病变，给予健康宣教及适当的药物治疗。但王奶奶仍担心自己患有未被发现的疾病，不断搜集相关资料并自行购买药物（具体用药不详）服用。半年前王奶奶诉夜间难以入睡、白天坐立不安、疲乏无力，对生活中的事及未来充满担忧，且无法控制，害怕外出受伤，害怕家里发生不幸的事。并出现阵发性呼吸急促、胸闷、心悸、多汗等全身多处不适症状，但又无法说出具体是何种不适。家属诉王奶奶变得烦躁易怒、不能控制自己的情绪，常为琐事与家人争吵，但尚能坚持外出和操持家务。曾再次到医院就诊，检查结果均不能解释其症状，生活受到明显影响。大约3个月前王奶奶表现出情绪低落，整夜失眠，不思饮食。并自述脑子坏了，"像木头一样"反应慢、什么也干不了，对外界事物兴趣降低。并认为自己的病好不了了，因此常常自责，认为一家人全让她给拖累了，又害怕将来无人照顾自己。整天担心孩子及家人的生活，有时坐立不安，心慌，口干，易激惹，见什么都烦，在家自己打自己，打完后就哭。上述症状晨起较重，晚上较轻。有时觉得活着没意思，想跳楼又怕跳楼死后名声不好而影响孩子们的前程，希望去医院打一针"安乐死"，曾企图上吊自杀未遂。

既往体健，家中无精神疾病及痴呆家族史。

体格检查：血压正常，神志清楚，心、肺、腹查体阴性，神经系统未见明显异常。

精神检查：焦虑貌，坐立不安，语速缓慢，诉说病情时精神紧张并不断挥动上肢。认知功能正常，承认自己存在焦虑情绪，对自身健康关注度高。意识清楚，心境低落，对日常生活丧失兴趣，无愉快感，精力减退，自觉联想困难。有无用感，自我评价低，自责，反复出现想死的念头，并有自杀行为，社会功能明显受损。

任务：对王奶奶进行情绪情感障碍评定。

任务目标

1. 能选择合适的老年人焦虑和/或抑郁评定量表。
2. 能采用正确的方式对老年人焦虑和/或抑郁程度进行评定。
3. 能综合分析评定结果。

任务描述

焦虑症和抑郁症是老年人最常见的两大功能性精神障碍。焦虑（anxiety）原本是一种很普遍的情绪体验，几乎人人都有过焦虑的体验，适度的焦虑有益于个体更好地适应变化，但过度而持久的焦虑则会严重影响个体的身心健康。焦虑症是一种以焦虑情绪为主的神经症类型，焦虑的产生没有客观事实依据，或其紧张程度与现实情况很不相称，常伴有自主神经紊乱、肌肉紧张与运动性不安，临床上分为广泛性焦虑障碍和惊恐障碍两种形式。

抑郁症（depression）是最常见的心境障碍类型，以显著而持久的心境低落为主要特征。临床可见心境低落与其处境不相称，情绪的消沉可以从闷闷不乐到悲痛欲绝，自卑抑郁，甚至悲观厌世，可有自杀企图或行为；甚至发生木僵，部分病例有明显的焦虑和运动性激越；严重者可出现幻觉、妄想等精神病性症状。而抑郁情绪在老年人中更为常见，如不及时干预，轻度抑郁症状可转化为抑郁症，成为老年人自杀的主要原因。因此正确而全面地评估老年人的情绪状态，积极防治和护理老年人的过度焦虑和抑郁症状是促进老年人精神康复的重要工作。

一、评定目的

（1）确定老年人有无情绪情感障碍及情感障碍的类型。

（2）综合临床和量表评定的结果，明确情感障碍的类型及程度，分析造成情绪障碍的可能原因。

（3）协助医师拟定合适的治疗目标，制定适当的精神康复措施。

（4）协助医师实施康复措施，评价康复效果，修正或重新制定康复方案。

（5）评定结果反馈，判断预后，提升生活质量。

二、评定方法

对老年人焦虑障碍和抑郁情绪的评定，通常以量表检查法为主要手段。在使用量表的同时，应仔细观察老年人的临床表现，耐心询问老年人身边的家属，全面了解其症状特征、病情发生发展和变化的规律。具体方法一般可分为直接接触法与间接评定法两种，在日常评定中，通常将两种方法结合起来应用。

1. 直接接触法

通过直接与老年人接触，观察、了解病情；或通过对老年人家属、亲戚、朋友、同事的询问及对老年人自己书写的书信、日记等来了解老年人的病情和心理状况。该方法的优点是能够比较全面和直观地反映老年人的实际情况；缺点是评估易受人为因素的限制，过程较烦琐，耗时较长。

2. 间接评定法

主要通过量表和问卷方式进行评估，由老年人或家属配合完成。询问的对象可以是老年人，也可以是其家人或照顾者。该方法的优点是简单、快捷、明了，缺点是量表和问卷都是以老年人的主观感受为依据进行评分，故带有较强的主观性。

三、常用的评定量表

临床上常用于焦虑障碍的评估方法有汉密尔顿焦虑量表（Hamilton anxiety scale，HAMA）和焦虑自评量表（Self-rating anxiety scale，SAS）等。评估抑郁症时可以先提出下述4个问题来进行初步筛选：①您对自己现在的生活满意吗？②您感到生活空虚吗？③您是否担心您会有什么不好的事情发生吗？④您是否总是开心不起来？如果回答是负性的，那就需要做进一步的评估。此外，可用患者健康问卷（patient health questionnaire-9，PHQ9）或简易格式的老年抑郁量表（GDS-5）来进行初步评估。结果阳性的老年人再做进一步的诊断评价和治疗，常用于抑郁症的评估量表有汉密尔顿抑郁量表（Hamilton depression rating scale，HAMD）、焦虑自评量表（Self-rating depression scale，SDS）和老年抑郁量表（geriatric depression scals，GDS；有GDS-30、GDS-15和GDS-5）等。

（一）汉密尔顿焦虑量表

汉密尔顿焦虑量表由Hamilton于1959年编制，是精神科临床中常用的量表之一。

《CCMD-3 中国精神疾病诊断标准》将其列为焦虑症的重要诊断工具，临床上常将其用于焦虑症的诊断及程度划分的依据。

1. 适用范围

主要用于评定神经症及其他老年人的焦虑症状的严重程度，但不大适宜于估计各种精神病发作时的焦虑状态。同时，与汉密尔顿抑郁量表（HAMD）相比较，有些项目是重复的，如抑郁心境、躯体性焦虑、胃肠道症状及失眠等，故对焦虑症与抑郁症也不能很好地进行鉴别。

2. 评定方法

HAMA 应由经过训练的 2 名评定员进行联合检查，一般采用交谈和观察的方法。待检查结束后，2 名评定员独立评分，做一次评定约需 10～15 分钟。在评估心理或药物干预前后焦虑症状的改善情况时，首先在入组时评定当时或入组前一周的情况，然后在干预 2～6 周后，以同样方式对入组老年人再次评定，用以比较治疗前后症状的严重程度和症状谱的变化。

3. 评分标准（表 5-1）

表 5-1　汉密尔顿焦虑量表

编号	项目		无	轻	中	重	极重
1	焦虑心境	担心、担忧，感到有最坏的事将要发生，容易激惹	0	1	2	3	4
2	紧张	紧张感、易疲劳、不能放松，情绪反应，易哭、颤抖、感到不安	0	1	2	3	4
3	害怕	害怕黑暗、陌生人、一人独处、动物、乘车或旅行及人多的场合	0	1	2	3	4
4	失眠	难以入睡、易醒、睡得不深、多梦、夜惊、醒后感疲倦	0	1	2	3	4
5	认知功能	或称记忆、注意障碍，注意力不能集中，记忆力差	0	1	2	3	4
6	抑郁心境	丧失兴趣、对以往爱好缺乏快感、抑郁、早醒、昼重夜轻	0	1	2	3	4
7	躯体性焦虑（肌肉系统）	肌肉酸痛、活动不灵活、肌肉抽动、肢体抽动、牙齿打战、声音发抖	0	1	2	3	4
8	躯体性焦虑（感觉系统）	视物模糊、发冷发热、软弱无力感、浑身刺痛	0	1	2	3	4
9	心血管系统症状	心动过速、心悸、胸痛、血管跳动感、晕倒感、心搏脱漏	0	1	2	3	4

（续上表）

编号	项目		无	轻	中	重	极重
10	呼吸系统症状	胸闷、窒息感、叹息、呼吸困难	0	1	2	3	4
11	胃肠道症状	吞咽困难、嗳气、消化不良（进食后腹痛、腹胀、恶心、胃部饱感）、肠动感、肠鸣、腹泻、体重减轻、便秘	0	1	2	3	4
12	生殖泌尿系统症状	尿意频数、尿急、停经、性冷淡、早泄、阳痿	0	1	2	3	4
13	自主神经系统症状	口干、潮红、苍白、易出汗、起鸡皮疙瘩、紧张性头痛、毛发竖起	0	1	2	3	4
14	会谈时的行为表现	一般表现：紧张、不能松弛、忐忑不安、咬手指、紧紧握拳、摸弄手帕、面肌抽搐、搓手顿足、手发抖、皱眉、表情僵硬、肌张力高、叹气样呼吸、面色苍白。生理表现：吞咽、打呃、安静时心率快、呼吸快（20次/分以上）、腱反射亢进、震颤、瞳孔放大、眼睑跳动、易出汗、眼球突出	0	1	2	3	4

4. 结果分析

（1）汉密尔顿焦虑量表包括14个项目，所有项目采用0~4分的5级评分法。各级的计分标准为：无症状0分；轻度（症状轻微）1分；中度（有肯定的症状，但不影响生活与活动）2分；重度（症状重，需加处理，或已影响生活与活动）3分；极重度（症状极重，严重影响其生活）4分。除第14项需结合观察外，所有项目都根据老年人的口头叙述进行评分，同时特别强调受检者的主观体验，这也是HAMA编制者的医疗观点。因为老年人仅仅在有症状的主观感觉时，方来就诊并接受治疗，故以此可作为病情进步与否的标准。

（2）因子分析：HAMA分躯体性和精神性两大类因子构成：①躯体性焦虑（somatic anxiety）：由肌肉系统、感觉系统、心血管系统症状、呼吸系统症状、胃肠道症状、生殖泌尿系统症状和自主神经系症状等7项组成。②精神性焦虑（psychic anxiety）：由焦虑心境、紧张、害怕、失眠、认知功能、抑郁心境以及会谈时行为表现等7项组成。通过因子分析，不仅可以具体反映老年人的精神病理学特点，也可以反映症状群的治疗结果。

（3）总分：能较好地反映病情严重程度。按照全国量表协作组提供的资料，总分超过29分，可能为严重焦虑；超过21分，肯定有明显焦虑；超过14分，肯定有焦虑；超过7分，可能有焦虑；如小于6分，就没有焦虑症状。一般认为HAMA14项的分界值为14分。

（二）焦虑自评量表（SAS）（表5-2）

表5-2　焦虑自评量表（SAS）

评估项目	没有或很少时间有	少部分时间有	相当多时间有	绝大部分或全部时间有	得分
1. 我觉得比平常容易紧张和着急	1	2	3	4	
2. 我无缘无故感到担心害怕	1	2	3	4	
3. 我容易心烦意乱或感到恐慌	1	2	3	4	
4. 我觉得我可能将要发疯	1	2	3	4	
*5. 我感到一切都很顺利，不会有倒霉的事情发生	4	3	2	1	
6. 我的手脚发抖打战	1	2	3	4	
7. 我因头痛、颈痛和背痛而烦恼	1	2	3	4	
8. 我感到无力而且容易疲劳	1	2	3	4	
*9. 我感到心平气和，能安静坐下来	4	3	2	1	
10. 我感到我的心跳很快	1	2	3	4	
11. 我因阵阵的眩晕而不舒服	1	2	3	4	
12. 我有阵阵要晕倒的感觉	1	2	3	4	
*13. 我呼吸时进气和出气都不费力	4	3	2	1	
14. 我的手指和脚趾感到麻木和刺激	1	2	3	4	
15. 我因胃痛和消化不良而苦恼	1	2	3	4	
16. 我必须频繁排尿	1	2	3	4	
*17. 我的手总是温暖而干燥	4	3	2	1	
18. 我觉得脸发红发烧	1	2	3	4	
*19. 我容易入睡，晚上休息很好	4	3	2	1	
20. 我做噩梦	1	2	3	4	
总分					

备注：①SAS采用4级评分，主要评定症状出现的频度，其标准为："1"表示没有或很少时间有；"2"表示有时有；"3"表示大部分时间有；"4"表示绝大部分或全部时间都有。20个条目中有15项是用负性词陈述的，按上述1~4顺序评分。其中5项（第5、9、13、17、19）注*号者，是用正性词陈述的，按4~1顺序反向计分。

② SAS 的主要统计指标为总分。将 20 个项目的各个得分相加,即得粗分;用粗分乘以 1.25 以后取整数部分,就得到标准分,或者可以查表做相同的转换。

③ 按照中国常模结果,SAS 标准分的分界值为 50 分,其中 50~59 分为轻度焦虑,60~69 分为中度焦虑,70 分以上为重度焦虑。

(三)Zung 抑郁自评量表(SDS)(表 5-3)

表 5-3　Zung 抑郁自评量表(SDS)

评估项目	很少有	有时有	大部分时间有	绝大多数时间有
1. 我感觉闷闷不乐,情绪低落	1	2	3	4
*2. 我觉得一天之中早晨心情最好	4	3	2	1
3. 我一阵阵哭出来或觉得想哭	1	2	3	4
4. 我夜间睡眠不好	1	2	3	4
*5. 我吃饭跟平常一样多	4	3	2	1
*6. 我的性功能正常	4	3	2	1
7. 我感到体重在下降	1	2	3	4
8. 我有便秘的苦恼	1	2	3	4
9. 我的心跳比平时快	1	2	3	4
10. 我无缘无故感到疲乏	1	2	3	4
*11. 我的头脑跟平常一样清楚	4	3	2	1
*12. 我觉得经常做的事并没有困难	4	3	2	1
13. 我坐卧不安,难以保持平静	1	2	3	4
*14. 我对将来抱有希望	4	3	2	1
15. 我比平时更容易激动	1	2	3	4
*16. 我觉得做出决定是容易的	4	3	2	1
*17. 我觉得自己是个有用的人或不可缺少的人	4	3	2	1
*18. 我的生活很有意义	4	3	2	1
19. 我认为如果我死了别人会过得更好	1	2	3	4
*20. 平常感兴趣的事我仍然照样感兴趣	4	3	2	1

备注：①SDS 采用 4 级评分，主要评定症状出现的频度，其标准为："1"表示没有或很少时间有；"2"表示有时有；"3"表示大部分时间有；"4"表示绝大部分或全部时间都有。20 个条目中有 10 项是用负性词陈述的，按上述 1~4 顺序评分。另外 10 项（第 2、5、6、11、12、14、16、17、18、20）注 * 号者，是用正性词陈述的，按 4~1 顺序反向计分。

②结果分析：SDS 评定的抑郁严重度指数按下列公式计算：

抑郁严重度指数 = 各条目累计分 /80（最高总分）。指数范围为 0.25~1.0。指数越高，抑郁程度越高。评分指数在 0.50 以下者（总得分 40 以下）为无抑郁症患病风险；0.50~0.59（总得分 40~47）可能为轻微至轻度抑郁症；0.60~0.69（总得分 48~55）为中度至重度抑郁症；0.70 以上（总得分 56 以上）为重度抑郁症。仅做参考。

（四）老年抑郁量表（GDS-15）（表 5-4）

表 5-4 老年抑郁量表（GDS-15）

询问被测试者过去一周的情况

序号	评估内容	评分	得分
1	您对您的生活基本上满意吗？	是 = 0；否 = 1	
2	您是否常感到厌烦？	是 = 1；否 = 0	
3	您是否常常感到无论做什么都没有用？	是 = 1；否 = 0	
4	您是否比较喜欢待在家里而较不喜欢外出及不喜欢做新的事？	是 = 1；否 = 0	
5	您是否感到您现在生活得没有价值？	是 = 1；否 = 0	
6	您是否减少很多的活动和嗜好？	是 = 1；否 = 0	
7	您是否觉得您的生活很空虚？	是 = 1；否 = 0	
8	您是否大部分时间精神都很好？	是 = 0；否 = 1	
9	您是否害怕将有不幸的事情发生在您身上？	是 = 1；否 = 0	
10	您是否大部分时间都感到快乐？	是 = 0；否 = 1	
11	您是否觉得您比大多数人有较多记忆的问题？	是 = 1；否 = 0	
12	您是否觉得"现在还能活着"是很好的事情？	是 = 0；否 = 1	
13	您是否觉得精力充沛？	是 = 0；否 = 1	
14	您是否觉得您现在的情况是没有希望？	是 = 1；否 = 0	
15	您是否觉得大部分的人都比您幸福？	是 = 1；否 = 0	

评价标准：总分 15 分。1~4 分，不考虑抑郁；5~9 分，可能抑郁症；≥10 分，抑郁症

（五）患者抑郁自评工具（9条目患者健康问卷）（PHQ-9）（表5-5）

表5-5 患者健康问卷（PHQ-9）

在过去2周内，您多久被下列问题烦扰一次？	完全不会	好几天	一半以上的天数	几乎每天
1. 做事时提不起劲或没有兴趣	0	1	2	3
2. 感到心情低落、沮丧或绝望	0	1	2	3
3. 入睡困难、易醒或睡眠过多	0	1	2	3
4. 感觉疲倦或缺乏精力	0	1	2	3
5. 食欲不振或吃太多	0	1	2	3
6. 觉得自己很糟，或觉得自己很失败，让自己或家人失望	0	1	2	3
7. 对事物专注有困难，如无法集中精力阅读报纸或看电视	0	1	2	3
8. 言语或行动缓慢到别人能察觉；或正好相反，烦躁或坐立不安、动来动去的情况别人能察觉	0	1	2	3
9. 有不如死掉或伤害自己的念头	0	1	2	3
总分				

如果有上述问题对您造成困扰，这些问题会对您做工作/处理家务或与别人相处造成多大困难：
没有困难 □ 有些困难 □ 非常困难 □ 极度困难 □

评定标准：总分0～4分，无抑郁；5～9分，轻度抑郁；10～14分，中度抑郁；15～19分，中重度抑郁；20～27分，重度抑郁。

四、注意事项

（1）评估环境适宜、时间充分。老年人体温调节功能降低、怕冷、耐力差、皮肤干燥，视力和听力均下降。所以，在评估过程中要注意保暖，室内温度、湿度适宜。环境安全、安静；光线柔和、适度，必要时应在私密环境下进行。同时，老年人思维能力下降，容易感到疲劳。因此，应保持老年人舒适体位，并根据老年人的具体情况合理安排时间，既让其有充足的时间进行回忆、察觉自己的主观感受，又可以避免老年人疲惫，有利于获得详尽的资料。

（2）评估前要充分了解老年人的生活习惯、文化素养、工作性质、所处的社会环境以及评定时的精神状态和合作程度，因为这些内容都会对心理功能和情感障碍的评定产生影响。不同的国家和地区、宗教文化信仰、民族习俗也会导致评定内容上的差异。

（3）重视老年人的主观感受，争取老年人的信任。首先应尊重老年人，与老年人交谈时，应面带微笑、态度和蔼可亲，用温柔、关心、体贴的语气进行提问，使用老年人喜欢的尊称，取得老年人的信任。只有当老年人感到平等、受到尊敬时，才会接纳来访者并坦诚相告。

（4）合理运用沟通技巧，耐心引导老年人。在采集病史和进行量表评估时，应采用简单、明了、老年人能够理解的语言与老年人交流，语速应慢。必要时可运用表情、眼神、手势、坐姿等肢体语言，以及能够让老年人接受的沟通方式与老年人进行交流。同时应注意引导老年人，多采用开放式提问法。老年人的反应速度减慢，注意力不易集中，因此询问老年人时要有耐心，需要的时间比普通人稍长。但亦应注意会谈的时间不宜过长，否则可能影响资料收集的准确性和完整性。

（5）选择合适的评估方法和工具，保证评估资料的客观、真实、完整。评估资料要实事求是，不可主观臆断，以免影响下一步的治疗和康复护理。为了准确地收集评估资料，需要选择针对性的评估量表及工具进行评估。评估的方法有交谈法、观察法、量表评定法等。对有认知功能障碍的老年人收集资料时，可安排主要的照顾人进行陪伴，协助提供资料。

（6）及时准确记录评估结果，争取做到早诊断、早干预、早康复。老年人入住养老院后的首次心理评估应及早进行，评估的内容应在24h内完成记录。通常采用表格填写和叙述法相结合的记录方法，内容应真实、准确、及时、完整。评估和记录贯穿于老年人照护过程的始终，频率依病情而定。一般每周1~2次，病情有变化随时评估和记录，随时反映老年人心理的动态变化。

任务实施

一、实施条件

表5-6　情绪情感障碍评定实施条件

名称	实施条件	要求
实施环境	模拟病房、实训教室	安全、安静、整洁，温湿度适宜
设施设备	模拟病房及相应的家具（如床、桌、椅等）、水杯和温开水、餐巾纸	舒适、方便
物品准备	签字笔1支、评估所需各种量表、记录本1本、手消毒剂	照护者自备工作服、帽子、口罩、发网、挂表
人员准备	具备良好的心理素质、心理评估的技巧和相关心理学知识	照护者着装整齐、洗手、剪指甲

二、实施步骤

1. 评估

评估老年人的性别、年龄、职业、诊断,所处的家庭环境、工作环境、社会环境和居住环境,老年人以往的社会角色及疾病史。评估老年人感知觉、记忆思维、情绪情感、意志行为、自知力等,评估老年人的主动性、依从性的态度和情感,以及是否需要专人陪护和代述。

评估者先通过查阅老年人病案记录,然后通过交谈进一步确认最初收集到的关于老年人的背景资料是否正确、完整。交谈时最好邀请老年人家属参加,以防由于老年人言语交流障碍、认知障碍等造成表述内容不准确。通过交谈,可以了解老年人的康复愿望、文化素养、价值观念等,为后期制订心理康复目标和选择康复护理的方法提供依据。交谈收集的资料还要包括:老年人以前的就业史与生活史、退休后独立生活和继续工作的愿望、家人能提供的照顾、居住环境、自身能力在现实生活中的障碍程度等。

2. 用物准备

(1) 环境:安全、安静、干净、整洁、温湿度适宜。

(2) 着装整齐、洗手。

(3) 物品:签字笔、记录单、心理评估所需各种量表、手消毒剂、纸巾。

3. 实施

(1) 沟通交流。

正式评定前应先与老年人交谈,向老人解释情绪情感评定的目的、目标、方式、可能的结果等,以争取老年人的理解与配合。

(2) 开始评定。

在完成首次交谈后,可以开始评定。通常采用间接法,根据量表的内容,了解老年人精神状态和心理功能。为保证评定的准确性,部分评定内容应采用直接观察法,如老年人会谈时的表情和行为表现等。

(3) 评定结束后,跟老年人及其亲属正确解释评定结果。

(4) 整理用物、洗手、记录。

4. 记录与报告

根据完成的评定量表,记录评定内容。再进行分析、总结与报告,为制订心理康复方案和评价康复效果提供依据。

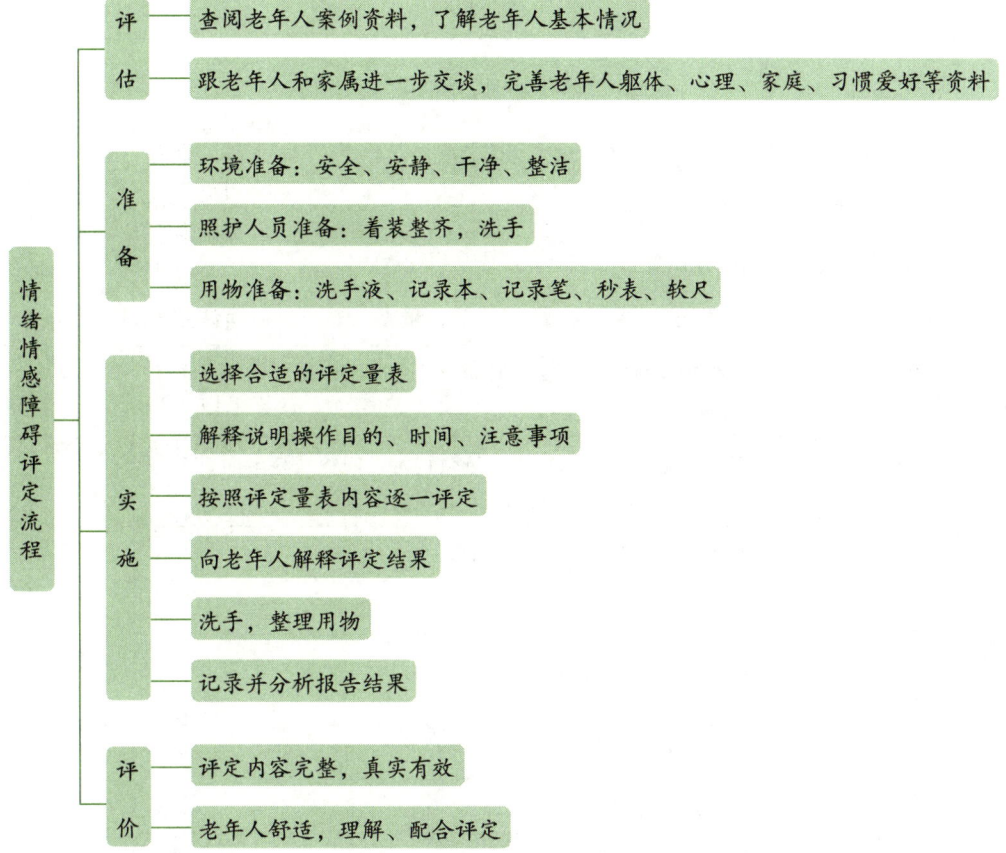

图 5-1 情绪情感障碍评定流程图

三、考核评价

表 5-7 情绪情感障碍评定考核标准

考核内容		考核点及评分要求	分值	扣分	得分	备注
评估 （20分）	老年人	1. 性别、年龄、职业、诊断、所处的家庭环境、工作环境、社会环境和居住环境，老年人以往的社会角色及疾病史	5			
		2. 感知觉、记忆思维、情绪情感、意志行为、自知力等	5			
		3. 主动性、依从性的态度和情感	3			
		4. 是否需要专人陪护或代述	2			
		5. 态度和蔼，沟通有效	2			
		6. 内容全面完整	3			

（续上表）

考核内容		考核点及评分要求	分值	扣分	得分	备注
准备（10分）	环境	安全、安静、干净、整洁、温湿度适宜	2			
	照护者	着装整齐、洗手	2			
	物品	用物准备齐全	4			
实施（60分）	实施过程	1．选择合适的焦虑症或抑郁症评定量表	5			
		2．说明操作目的、需要的时间及注意事项，得到老年人的理解和配合	5			
		3．按照评定量表的内容逐一进行评定，内容完整全面，每少一项内容扣3分，直到扣完。评定方法合适、准确	40			
		4．有效沟通，正确解释评定结果	3			
		5．整理用物，洗手	2			
	记录报告	记录评定内容，分析总结与报告	5			
评价（10分）		1．操作规范，动作熟练	3			
		2．评价方式正确有效	3			
		3．态度和蔼，关爱老年人	3			
		4．与家属沟通有效，取得合作	3			
总分			100			

知识拓展

老年人心理健康的标准

老年人要怎样的心理状态才算是健康的呢？有关学者制定了10条老年人心理健康的标准。

一、充分的安全感

安全感需要多层次的环境条件，如社会环境、自然环境、工作环境、家庭环境等。其中家庭环境对安全感的影响最为重要，有家才会有安全感。

二、充分地了解自己

能够客观分析自己的能力，并做出恰如其分的判断。如果过高地估计自己，勉强去做超过自己能力的事情，则常常会因为得不到预期结果而使自己的精神遭受失败的打击；相反，自我评价过低，缺乏自信心，则常常会产生抑郁情绪。

三、生活目标切合实际

要根据自己的经济能力、家庭条件及相应的社会环境来制订生活目标。既要符合实际，又要留有余地，不要超出自己及家庭经济能力的范围。道家创始人老子曰："乐莫大于无忧，富莫大于知足。"

四、与外界环境保持接触

老年人退休在家，有着过多的空闲时间，如果不与外界保持接触，则反而滋生出抑郁或焦虑情绪。现今的老年活动中心、老年文化活动站以及老年大学等公益机构，为老年人接触外界环境提供了条件。这样一方面可以丰富自己的精神生活，另一方面还可以及时调整自己的行为，以便更好地适应环境。

五、保持个性的完整与和谐

个性中的能力、兴趣、性格与气质等各个心理特征必须和谐统一，在生活中才能体验到幸福感和满足感。

六、具有一定的学习能力

在现代社会中，为了适应新的生活方式，就必须不断学习。比如：不学习电脑就体会不到上网的乐趣；不学习健康新观念就会使生活停留在吃饱穿暖的水平上。学习可以锻炼老年人的记忆和思维能力，对于预防脑功能衰退和阿尔茨海默病有益。

七、保持良好的人际关系

人际关系的形成包括认知、情感、行为三个方面的心理因素。情感方面的联系是人际关系的主要特征。在人际关系中，有正性积极的关系，也有负性消极的关系，而人际关系的协调与否，对人的心理健康有很大的影响。

八、能适度地表达与控制自己的情绪

对不愉快的情绪必须予以释放或称为宣泄，但不能过分地任性发泄，否则既影响自己的生活，又加剧了人际矛盾。另外，须知客观事物并非决定情绪的主要因素，情绪是通过人们对事物的评价而产生的，不同的评价结果会引起不同的情绪反应。有一位老太太，大儿子是晒盐的，小儿子是卖伞的。老太太总是发愁，雨天她为大儿子担心，晴天为小儿子担心。一位心理医生对老太太说："您真有福气，晴天您的大儿子赚钱，雨天您的小儿子赚钱。"老太太一想很有道理，此后便高兴起来。

九、有限度地发挥自己的才能与兴趣爱好

一个人的才能与兴趣爱好应该不仅对自己有利，更要对家庭有利，对社会有利。如果只顾发挥自己的才能和兴趣，而损害了他人或团体的利益，则会引起人际纠纷，增添不必要的烦恼。

十、在不违背社会道德规范的情况下，个人的基本需求应得到一定程度的满足

因为当个人的需求得到满足时，就会产生愉快感和幸福感。但人的需求往往是无止境的，在法律与道德的规范下，适当满足个人的需求方为最佳选择。

同步练习

请扫描下方二维码获取本节练习题。

任务二 心理康复

任务情境

王奶奶神经精神量表评估：简易智力状况检查（MMSE）26 分；焦虑自评量表（SAS）68 分，汉密尔顿焦虑量表（HAMA）23 分；老年抑郁量表（GDS-15）13 分，患者健康问卷（PHQ-9）20 分。

任务：帮助王奶奶进行心理康复。

任务目标

1. 能根据神经精神量表评定结果协助心理医生制订科学的心理康复方案。
2. 能协助心理医生完成焦虑和抑郁相关的康复措施。
3. 能协助心理医生完成其他情感障碍的康复护理。

任务描述

精神康复（psychiatric rehabilitation），又称社会心理康复（psychosocial rehabilitation，PSR），是通过生物、社会、心理等各种方法，帮助那些因精神障碍而出现各种功能缺陷者达到能够重新在社区独立生活的心理适应过程。它是康复医学的一门不可或缺的分支学科，是康复治疗中非常重要的内容之一，能让老年人重获精神上的新生，大大提升生活质量。在我们平常的认知体系里,第一,心理康复远不及躯体康复那样重要和实际;第二,心理康复似乎是只有等到病情痊愈之后才能进行。其实不然,躯体治疗、药物治疗和心理功能的康复应该是同时进行的。即便是精神疾病的患者病情尚未痊愈,也要及早督促他们照顾自己的生活,适当与人交往,住院患者还应参加各种工娱治疗和系统的康复训练。因此,精神障碍的康复过程就是以药物治疗为主体,多种康复措施综合应用的结果。

一、心理康复的目的及原则

心理康复的目的是通过生物、心理、社会等各项康复措施,帮助那些因精神障碍而出现各种功能缺陷的老年人,使其精神残疾程度降到最低,留存的能力得以最大的保持,因精神障碍丧失的家庭、社会功能得以最大程度的恢复,以达到能够重新在社区独立生活的心理适应过程。

心理康复照护应遵循以下原则:①早期发现有问题的老年人,给予及时充分的治疗,尽量使多数患者达到治愈和临床缓解。②加强巩固治疗,防止复发和导致精神残疾。对已经出现精神残疾者,应设法提高其生活自理能力,尽可能减轻精神残疾程度。③对难治性老年人,也应尽可能防止其精神衰退,争取能够达到独立做一些事情或生活部分自理,从而减轻家庭负担,同时也减少对社会的不良影响。④通过各种康复措施,尽量使老年人具有代偿性生活和工作技能,能操持部分家务,能自己支配、安排和享受闲暇时光。精神康复的过程就是使精神障碍老年人适应或再适应社会生活的过程,逐步提高精神障碍老年人的社会适应能力。

二、心理康复的内容

心理康复必须从实际出发,根据精神障碍的不同类型、神经精神量表的评定结果和老年人的个体差异等因素,协助心理医生制订详细可行的心理康复方案,并完成焦虑、抑郁及其他情感障碍的心理康复照护。

老年人的心理康复方法虽然不拘一格,但常用的促进老年人心理健康的方法主要有渐进式肌肉放松训练和进行有针对性的心理疏导。

(一)渐进式肌肉放松训练

渐进式肌肉放松训练(progressive relaxation training)是指一种逐渐的、有序的、使肌肉先紧张后放松的训练方法。该项运动强调,放松要循序渐进地进行,要求练习者在放松之前先使肌肉收缩,继而进行放松。同时它还要求练习者在放松训练时,应自上而下有顺序地进行,放松一部分肌肉之后再放松另外一部分,依次渐进而行。

1. 评估

和老年人沟通,评估老年人的情绪和心理状态,告知渐进式肌肉放松的目的、方法，取得老年人的支持和配合。

2. 沟通内容

（1）渐进式肌肉放松运动的主要目的是释放和宣泄压抑的情绪，改善睡眠，促进心理健康。

（2）交代注意事项，指导老年人学会正确地配合。

3. 渐进式肌肉放松运动的训练

（1）体位：照顾老年人平卧于床上，或采取舒适的体位或坐或卧于沙发上。

（2）深呼吸训练：先引导老年人深呼吸三下，每一次吸入后，尽可能忍住不呼出。这样全身处于轻度紧张状态，并握紧拳头，这一过程是让老年人体会到紧张的感觉。然后在每一次忍受不住时，再缓缓呼气，尽可能自我体验"如释重负"之感，这一过程是让老年人体会到松弛的感觉。尽量感受紧张的不适感与松弛的舒适感的强烈对比，感受到松弛的妙处。

（3）催眠：按身体部位逐一发布"松弛催眠命令"，依次为手指、手掌、前臂、手臂、头皮、前额、眼、口、鼻、下颚、颈、背、前胸、后腰、肚、臀、耻骨及生殖器、大腿、小腿、脚和脚趾。按此顺序依次放松并发布以下命令："放……松……松……弛……我现在感到非常舒畅，我的（部位）非常松弛，我明显地感觉到这个部位有一种踏实而舒服的感觉。"在发布这些命令的同时，引导老年人体验全身松弛的感受。当完成手指到脚趾的松弛过程时，想象一股暖流，由头顶缓缓地流向头面、胸、肚、腿、脚及脚尖。这股潜意识里的暖流带来的舒适感，会大大地加深全身的松弛度。

（4）收尾：静静地躺在床或沙发上，心无杂念尽情地享受这难得的松弛，体会这种状态的美好。

（5）放松要点及注意事项：①除了收尾阶段没有时间限制之外，前面由手至脚整个依次逐步放松的过程需时6~7分钟，如果老年人在不到6分钟的时间完成，说明老年人尚未达到完全松弛的状态，若时间和环境不许可，可以"弹性"变通一下；②保证在这段时间内没有外界干扰；③以每天2次的频率坚持练习一周，就能较好地掌握渐进式肌肉放松运动。

（二）心理疏导

心理疏导（psychological counseling）是一种以人本主义心理学和认知心理学为基础理论，通过言语的沟通技巧进行"梳理、泄压、引导"，改变个体的自我认知，从而提高其行为能力和改善自我发展的心理疏泄和引导方法。

1. 评估

（1）评估老年人的视力、听力、语言表达和理解能力。

（2）与老年人沟通，评估老年人的情绪和心理状态，告知心理疏导的目的、方法，取得老年人的支持和配合。

2. 沟通内容

（1）与老年人一起共同找出老年人目前最关心、最困扰、最需要解决的问题，从而确定优先解决的问题。

（2）进一步了解问题的来龙去脉，包括问题的起因、经过和已经采取的措施等。

（3）了解老年人的社会支持系统。

3. 实施

（1）分析诊断：根据搜集的资料，确定老年人心理问题的类型、形成的原因及深层心理机制。

（2）制订计划：针对评估结果和诊断结论，与医生、护士等专业人员共同制订心理照护计划，包括心理照护的目标、形式和具体方法、时间与频次、内容提纲、效果评价时间和方法。

①目标：应与老年人共同制定目标，双方达成一致。目标应具体、可行、积极，双方可以接受并利于评估。同时注意近期目标和远期目标的结合。如：近期目标可为睡眠和饮食恢复到以前水平，抑郁量表分值降至正常范围；而远期目标可为能运用所学的应对方法调适情绪状态。

②形式与方法：可采用一对一的心理疏导、心理健康知识宣讲、音乐放松训练、肌肉放松训练、安排参加休闲文娱活动和适当的体育活动等形式和方法。

③时间与频次：通常每周1~2次心理疏导，每次50~60分钟；每周参加其他形式活动的频次可为3~4次。

④内容提纲：列出每次心理疏导的内容提纲，以使心理疏导紧扣主题，提高效率。尽量使用开放式问题，以引导老年人充分表达内心的感受。比如问老年人"您能告诉我您觉得自己最近为什么心情不好呀？""您以前心情不好时，您会怎么做呢？"等。

⑤效果评价时间和方法：分别在每次心理疏导结束后和完成4次心理疏导后进行效果评价。评价的方法包括：采用量表进行评估、观察情绪症状和生理症状的改善情况、老年人的自我评价。如果未见改善，应与医生、护士等讨论该个案的情况，调整心理疏导计划。

（3）结束：在每次心理疏导结束时，提前告诉老年人，让老年人有心理准备，不要突然中止谈话。在谈话快要结束时，尽量不要提出新问题；简要总结会谈的重点内容。在最后阶段，应综合所有资料做出总结性解释，并帮助老年人举一反三，学习应用所获得的新知识和经验，帮助老年人愉快自然地结束心理疏导。

（4）注意事项：①照护者应给老年人良好的第一印象；②照护者要有同理心，设身处地为老年人着想，给予老年人充分的支持与鼓励，使老年人愿意与照护者接近、交谈，申诉他的心理问题，并使他觉得有希望改善自己的问题，从而对心理疏导感兴趣；③在首次心理疏导中，照护者的耐心倾听尤为重要，耐心听老年人诉说自己的苦闷，本身就是对他的鼓励和安慰。④照护者应综合运用谈话、调查、观察等方法全面收集老年人的资料。充分利用各种语言和非语言的疏导技术，如恰当的身体距离、恰当的姿势、目光注视和面部表情、明确清晰的表达、全神贯注的倾听、适时的反应、开放式的提问等,调动老年人的积极性,启发和引导老年人表达内心的感受,发现自身的问题及解决问题的方法;鼓励和支持老年人增强解决问题的信心和力量。⑤对于心理问题严重的老年人,照护者应及时进行转介,帮助老年人寻求精神科专业人员或具有专业知识和技能的社会工作者的治疗和护理。

任务实施

一、实施条件

表 5-8　心理康复的实施条件

名称	实施条件	要求
实施环境	模拟病房或实训教室	安全、安静、整洁、温湿度适宜
设施设备	模拟病房及相应的家具(如:床、小桌、靠背椅子或沙发)、水杯和温开水、餐巾纸	舒适、使用方便
物品准备	签字笔 1 支、记录本 1 本、手消毒剂	照护者自备工作服、帽子、口罩、发网、挂表
人员准备	具备良好的心理素质、心理康复训练的经验和技能以及相关的精神康复学知识	照护者着装干净整洁、洗手、剪指甲;态度亲近、举止端庄

二、实施步骤

1. 评估

评估老年人的性别、年龄、职业、诊断,居住环境、所处的家庭、学习工作的环境和社会环境,老年人以往的社会角色及疾病史。进一步评估老年人的视力、听力、语言表达和理解能力,对治疗和康复的主动性、依从性态度,情感反应和心理状态。

照护者先通过查阅老年人的病案记录和神经精神评估量表及结果分析,然后通过交谈进一步确认最初收集到的关于老年人的背景资料是否正确、完整。通过沟通与交流,可以了解老年人的文化素养、价值观念、康复愿望等,为后期制订心理康复目标和选择康复训练的方法提供依据。交谈收集的资料还包括:老年人以前的就业史与生活史、退休后独立生活和继续工作的愿望、家人能提供的照顾、居住环境、自身能力在现实生活中的障碍程度等。

2. 用物准备

(1) 环境:安全、安静、干净、整洁、温湿度适宜。

(2) 照护者着装干净整洁、剪指甲、洗手;态度亲近、举止端庄。

（3）物品：签字笔、记录单、评估量表和结果分析报告单、手消毒剂、纸巾。

3. 实施

（1）沟通交流。

正式实施前应先与老年人充分沟通，评估老年人的情绪和心理状态，向老年人解释心理康复的目的、目标、方式方法、可能的结果等，以争取老年人的理解与配合。

（2）实施阶段。

在老年人知晓心理康复的目的并表示接受和愿意配合后，可以开始实施康复训练。通常采用渐进性肌肉放松训练和心理疏导。为保证放松训练和心理疏导的效果，每完成一个周期的训练或疏导后均应及时进行效果评价和再次的心理评估。

（3）根据每一阶段的实施情况和效果评价，跟老年人及其亲属正确解释和分析评价结果，并共同制订下一阶段的康复计划。

（4）妥善安置老年人，整理用物、洗手。记录、签名并存档。

4. 记录与报告

根据实施前、实施中和实施后的情况，进行记录、签名并存档。对于心理问题严重的老年人，照护者应及时报告和进行转介，帮助老年人寻求精神科专业人员或具有专业知识和技能的社会工作者的治疗和护理。

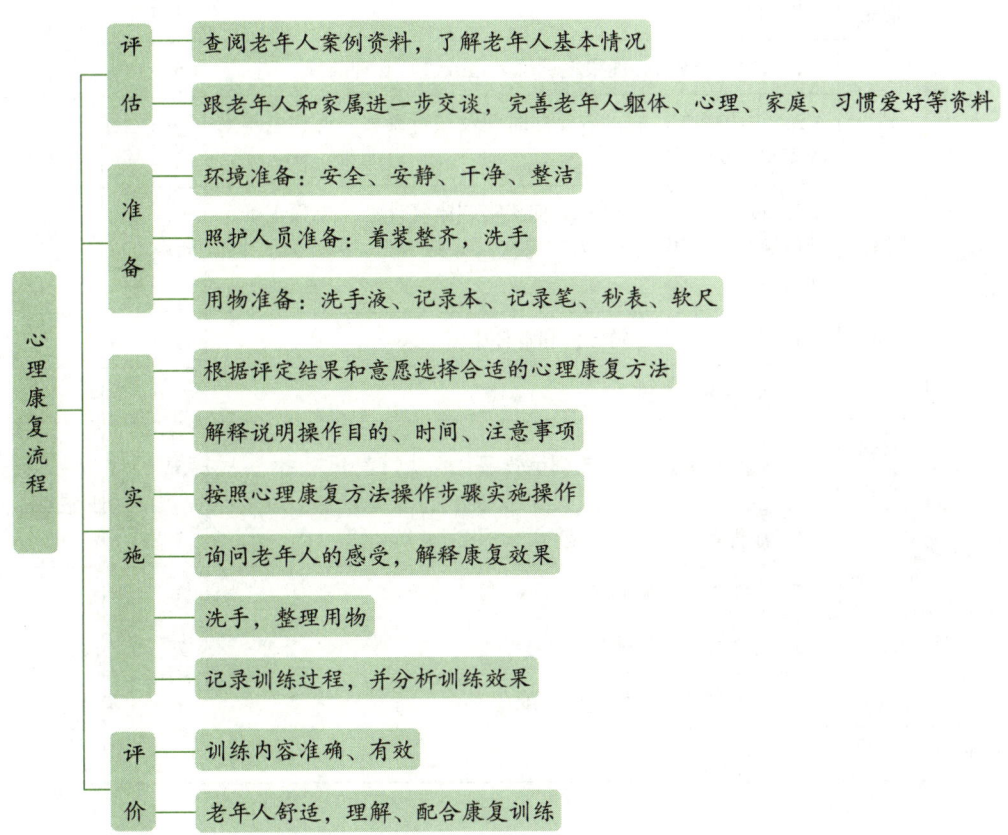

图 5-2　心理康复流程图

三、考核评价

表 5-9　心理康复的考核标准

考核内容		考核点及评分要求	分值	扣分	得分	备注
评估（20分）	老年人	1. 性别、年龄、职业、诊断，所处的家庭环境、工作环境、社会环境和居住环境，老年人以往的社会角色及疾病史	5			
		2. 视力、听力、语言表达和理解能力	3			
		3. 对心理康复的主动性、依从性态度	3			
		4. 情感反应和心理状态	3			
		5. 态度和蔼，沟通有效	3			
		6. 内容全面完整	3			
准备（10分）	环境	安全、安静、干净、整洁、温湿度适宜	2			
	照护者	着装整齐、洗手；态度亲近、举止端庄	3			
	物品	用物准备齐全	5			
实施（60分）	实施过程	1. 选择合适的心理康复训练方法或进行心理疏导	5			
		2. 说明操作目的、需要的时间及注意事项，得到老年人的理解、支持和配合	5			
		3. 按照工作流程和训练步骤实施康复计划，流程正确、操作规范、用语恰当、内容完整，每少一项内容扣3分，直到扣完	40			
		4. 有效沟通，正确分析和解释康复效果	3			
		5. 整理用物，洗手	2			
	记录报告	正确记录并签名，分析训练效果	5			
评价（10分）		1. 流程熟悉，操作规范	3			
		2. 训练方法正确有效	3			
		3. 态度和蔼，关爱老年人	2			
		4. 与家属沟通有效，取得配合	2			
总分			100			

知识拓展

森田疗法

森田疗法又叫禅疗法、根治的自然疗法，由日本东京慈惠会医科大学森田正马教授（1874—1938）创立，1938年森田正马教授病逝后，他的弟子将其命名为"森田疗法"。主要适用于强迫症、恐惧症、惊恐发作、广泛性焦虑、疑病症等神经症，还对抑郁症等也有疗效。森田疗法随着时代在不断继承和发展，治疗适应证已从各种神经症、抑郁症扩大到精神病、人格障碍、酒精或药物依赖等，还扩大到正常人的生活适应和生活质量的改善中。其实，森田疗法可谓是一门人生学问。

"顺其自然、为所当为"是森田疗法的基本治疗原则。所谓"顺其自然"，并非随心所欲。很多时候情绪不是可由自己力量左右的，想哭的时候要立即变得愉快，很是勉强；反之，极度愉快时，想努力变得悲伤也不可能。对不能被自己力量所左右的情绪，并不逃避，顺其自然地接受，以行动去做应该做的事，这就是顺其自然。另一方面，即使想哭，但如果参加朋友的婚礼，则无论如何也要表现出笑脸，这也是顺其自然。森田理论要求人们把烦恼等当作人的一种自然感情来顺应和接纳它，而不要当作异态去拼命地想排除它。否则，就会由于"求不可得"而引发思想矛盾和精神交互作用，导致内心世界的激烈冲突。如果能够顺其自然地接纳所有的症状、痛苦以及不安、烦恼等情绪，默默承受和接纳这些带来的痛苦，就可从被束缚的机制中解脱出来，达到"消除或者避免神经质性格的消极面的影响，而充分发挥其正面的'生之欲望'的积极作用"的目的。森田疗法强调的是不能简单地把消除症状作为治疗的目标，而应该把自己从反复想消除症状的泥潭中解放出来，然后重新调整生活。不要指望也不可能立即消除自己的症状，而是学会带着症状去生活。

森田疗法不赞成追溯和沉湎于过去，而是要重视当前的现实生活，通过现实生活去获得体验性认识。像健康人一样去生活，在生活中获得体验性的认识、启发，顺应情绪的自然变化，努力按照自己的目标去行动。

同步练习

请扫描下方二维码获取本节练习题。

任务三 文娱疗法

任务情境

黄奶奶，64岁，退休教师。原本个性开朗外向，为人和善。从事教育工作30余年，工作兢兢业业，人际关系良好，得到领导和同事们的一致好评。老伴几年前因为脑出血去世，黄奶奶当时因为在岗且工作忙并没有太多的不适。但自从退休后便产生了强烈的失落感和孤独感，常常自感身体不适。其儿子、儿媳曾多次带老太太去医院检查，都没有查出大的问题。黄奶奶不愿外出活动，每日在家闷闷不乐，并常常要求儿子陪伴在自己身边。由此导致儿子和儿媳之间发生矛盾，儿子为此十分苦恼。

任务：根据黄奶奶目前的状况，施以文娱疗法，来改善她退休之后的晚年生活。

任务目标

1. 理解工娱疗法和文娱疗法的概念。
2. 熟悉适合于老年人的常用文娱疗法及其作用。
3. 能根据具体情况帮助老年人制定个体化文娱疗法方案。

任务描述

一、概述

工娱疗法是工作治疗和文娱治疗的统称，就是组织患病老年人进行适当的生产劳动和文娱体育活动，以促进疾病康复和恢复社会功能，是临床上常用的一种辅助治疗手段，其本质属于心理治疗的一部分。尤其是在慢性精神病人、人格障碍、智能衰退老年人中，工娱治疗常是一种重要的治疗方法。其中文娱疗法就是让老年人参加一些文娱、体育活动，帮助老年人得到满意康复效果的一种治疗方法。文娱疗法形式不拘一格，只要是老年人喜闻乐见的活动都可以。如有计划地安排和组织老年人参加丰富多彩的集体活动和各种比赛：下棋、打牌、打球、打太极拳、练气功、跳舞等；也可以是阅读报纸杂志、欣赏音乐、听唱片和散步等。

文娱疗法对老年人的益处很多：①可锻炼体魄，使肌肉放松；②可清洁呼吸道，增强肺的呼吸功能；③可使老年人思想集中，情绪松弛，避免老年人整日沉浸于病态之中，解除恐惧、忧伤、孤独等消极情绪；④有助于发散多余的精力，消除精神紧张和焦虑，帮助驱散愁闷；⑤可陶冶情操，有益于抒发健康的情感；⑥有助于乐观地对待现实，减轻"社会束缚感"；⑦参加集体活动能使老年人接触现实生活，克服羞怯心理；改善人际关系，促进社会适应能力的恢复；⑧有助于发挥正常的身心机能，防止智力、体力失用性衰退，保存或学习一部分娱乐技能，减少并发症的发生，缩短住院时间。这些都表明无论是从生理、心理还是社会功能方面，文娱疗法都具有重要的辅助治疗价值。

二、分类

适合于老年人的文娱疗法多种多样，其作用也各有千秋，基本可以分为两大类。

（一）体育运动类

散步、快走、慢跑、乒乓球、羽毛球、台球、门球、游泳、瑜伽、打太极拳、骑自行车。

（二）文化娱乐类

戏剧疗法、音乐疗法、观鱼疗法、集邮疗法、钓鱼疗法、书法疗法、吟诗疗法、笔耕疗法、风筝疗法、抚琴疗法、舞蹈疗法、笑话疗法、赏花疗法、动物疗法、幽默疗法、电视疗法、美学疗法、吹笛疗法、赏画疗法、看球疗法、弈棋疗法、旅游疗法、摄影疗法。

丰富多彩的文娱方式正在受到广大中老年人的青睐，许多老年人通过亲身体验，已尝到防病治病、健身娱心、益智延年的甜头。

三、注意事项

（1）首先，应本着自愿参加的原则。因为如果参加并不感兴趣甚至厌恶的娱乐活动，则只会适得其反，也就失去了文娱疗法本身的意义。

（2）其次，必须因人而异。由于老年人有着不同的经历、不同的个性特点、不同的娱乐爱好和兴趣修养，因此在组织其参加文娱活动时，必须充分考虑这些因素来选择合适老年人的文娱方式。

（3）再次，必须遵循自然的原则。娱乐本身是一种轻松、自然的活动，它的疗效主要是在潜移默化中实现的。因此，不应使用强硬的、教条的、做作的方式进行，而应使治疗和谐、自然地融合在娱乐之中。

（4）对于进行文体活动的老年人，应督促老年人坚持"循序渐进，持之以恒"的八字原则，活动时随身携带急救药品，如硝酸甘油片等。并教会老年人自我监测运动后心率，能够及时发觉身体异常和实施常规自救。而对进行娱乐活动或集体活动的老年人，需有专人全程陪同，监护老年人们的安全，稳定老年人们的情绪以防乐极生悲。

任务实施

一、实施条件

表 5-10 文娱疗法的实施条件

名称	实施条件	要求
实施环境	模拟活动室、操场	安全、安静、整洁、温湿度适宜
设施设备	模拟活动室及相应家具（如：靠背椅子或沙发）、投影仪及音响设备等	舒适、使用方便
物品准备	签字笔1支、文娱疗法相应的物品（如：毛笔、墨、纸、棋、琴、球、笛子等）、记录本1本、手消毒剂	照护者自备工作服、帽子、口罩、发网、挂表
人员准备	具备良好的心理素质、文娱疗法的经验和技能以及相关的知识	照护者着装干净整洁、洗手、剪指甲；态度亲近、举止端庄

二、实施步骤

1. 评估

首先应全面评估老年人的生理功能，包括肌力、肌张力、关节活动范围、平衡性、协调性、感觉、认知功能等躯体情况，然后详细评估老年人在家庭中的角色、心理愿望、兴趣爱好、经济状况、社会支持系统等。结合生理—心理—社会状况的评估结果，确定推荐给老年人的文娱疗法方案，并跟老年人及家属充分沟通，制定可行性活动计划。

2. 用物准备

（1）环境：安全第一。若为室内活动则房间宽敞、明亮、干净、整洁、温湿度适宜；若为户外则应阳光充足、空气清新、温度适宜。

（2）有照护者陪护为最佳。

（3）物品：根据活动内容选用活动所需的用具。

3. 实施

（1）准备。

活动前，要向老年人介绍清楚文娱活动的内容、目标、方式及活动的注意事项等，以争取老年人的参与和配合。

（2）活动。

需要先学习和培训的活动项目，要组织老年人学习和培训，耐心指导老年人进行练习。对体力稍差的老年人，必要时给予适当协助。要控制好活动的频率和强度，时间安排要充足。老年人身边要时刻有人监护，保证安全。每完成一项活动都要进行休息，再次征求老年人意愿后方可进行下一项活动，保证老年人不要有明显疲劳感。

（3）活动结束时，询问老年人情况，自我感觉如何，有无不适等。

（4）协助整理活动用具。

4. 记录与报告

根据实施前、实施中和实施后的情况，进行记录、签名并存档。对于心理问题严重的老年人，照护者应及时报告和进行转介，帮助老年人寻求精神科专业人员或具有专业知识和技能的社会工作者的治疗和护理。记录活动过程，书写陪伴老年人进行文娱活动的心得。

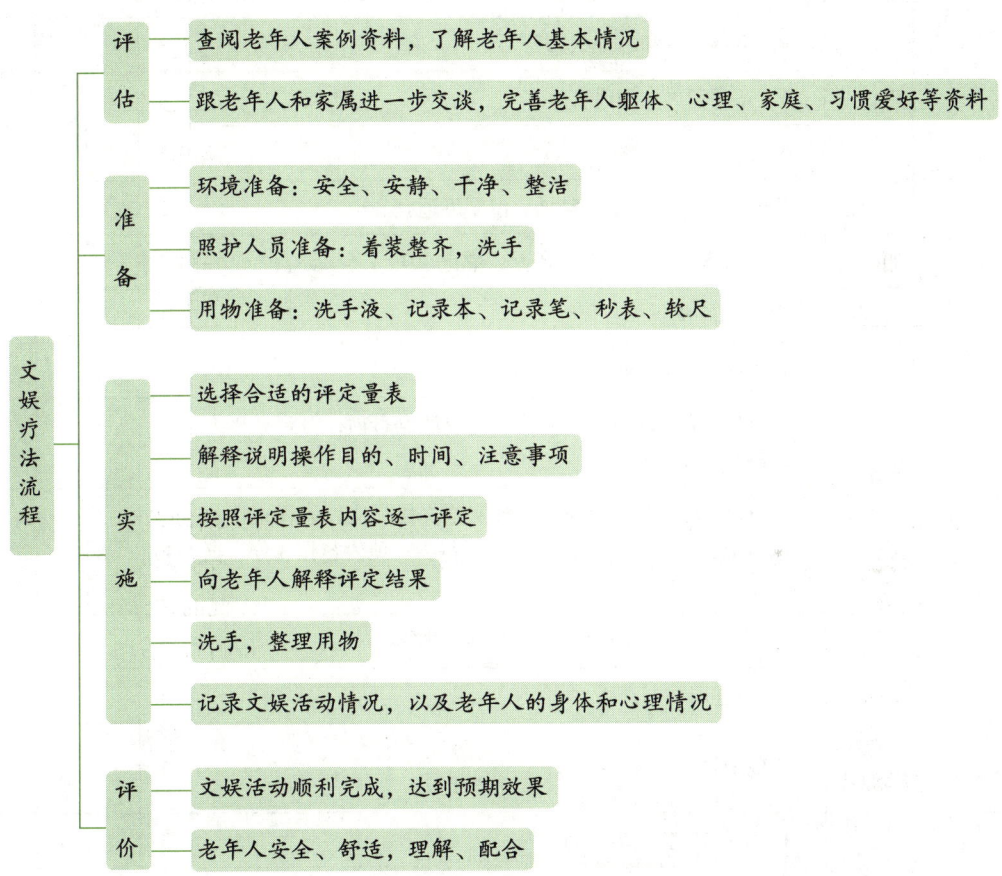

图 5-3　文娱疗法流程图

三、考核评价

表 5-11 文娱疗法的考核标准

考核内容		考核点及评分要求	分值	扣分	得分	备注
评估 （20分）	老年人	1. 性别、年龄、职业、诊断，所处的家庭环境、工作环境、社会环境和居住环境，老年人以往的社会角色及疾病史	5			
		2. 视力、听力、语言表达和理解能力	3			
		3. 对参与文娱活动的主动性、依从性态度	3			
		4. 情感反应和心理状态	3			
		5. 态度和蔼，沟通有效	3			
		6. 内容全面完整	3			
准备 （10分）	环境	安全、安静、干净、整洁、温湿度适宜	2			
	照护者	着装整齐、洗手；态度亲近、举止端庄	2			
	物品	用物准备齐全	4			
实施 （60分）	实施过程	1. 选择合适的文娱疗法	5			
		2. 说明操作目的、需要的时间及注意事项，得到老年人的理解、支持和配合	5			
		3. 按照工作流程和训练步骤实施文娱疗法，流程正确、操作规范、用语恰当、内容完整，每少一项内容扣3分，直到扣完	40			
		4. 有效沟通，正确分析和解释康复效果	3			
		5. 整理用物，洗手	2			
	记录报告	正确记录并签名	5			
评价（10分）		1. 流程熟悉，操作规范	3			
		2. 老年人安全、舒适、达到预期效果	3			
		3. 态度和蔼，关爱老年人	3			
		4. 与家属沟通有效，取得配合	3			
总分			100			

知识拓展

老年大学

近三十年来，随着生活水平与医疗条件的大幅度改善，中国老龄化的步伐加快了，中国人口已进入老龄化阶段。面对社会老龄化，党和政府十分重视老年人方面的工作。老年大学是适应社会老龄化、建设终身学习的学习型社会以及建设和谐社会的需要而发展起来的时代产物。20世纪80年代起，老年大学在国内许多地方兴起。

老年大学是老年人特别是"空巢"老人更新知识的课堂、健身养心的场所、开心娱乐的园地、广交朋友的平台、智力开发的基地。"空巢"老人即一代户或独居户老人，资料显示，到2005年"空巢"家庭已超过老年家庭的一半。"空巢"老人从出现到快速增长，引起了社会各界的极大关注。满足"空巢"老人的需求已成为现今重要的研究课题。"空巢"老人的需求具有老年人完整的养老需求，即经济供养、生活照料和精神慰藉等特点。但在精神慰藉上要求更高，表现为求友、求康、求乐、求知、求为等方面。满足"空巢"老人上述五种需求，老年大学可以发挥积极作用，她是"空巢"老人的温馨家园。因此，老年大学的学员中，大多数为"空巢"老人或准老人。

老年大学的办学方式非常灵活，既有固定场所集中授课，也能进行远程授课。老年大学的授课内容也非常丰富，主要包括保健、烹饪、艺术等方面。胡锦涛同志曾经深刻地指出：尊重老年人就是尊重人生和社会发展的规律，就是尊重历史。党和政府多年来强调提高全民族的科学文化素质，党的十六大报告把"形成全民学习、终身学习的学习型社会，促进人的全面发展"作为全面建成小康社会的奋斗目标之一，老年人也要继续实现全面发展的目标。老年大学是实现这一目标的重要手段，是"终身学习"最恰当的体现。

老年大学面对老年群体，但老年教育却是最年轻的教育。所以，老年大学的建设还缺乏成熟的经验和理论指导。我们要不断探索，认真总结，提高对老年大学办学规律性的认识。老年大学要充分利用各方面条件，达到帮助老年朋友"增长知识、丰富生活、陶冶情操、促进健康"的目的，使老人们真正实现老有所依、老有所学、老有所乐、老有所为。

同步练习

请扫描下方二维码获取本节练习题。

项目总结

老年人心理障碍的评估和康复照护方法是学生们应该掌握的基本知识和基本技能。要求学生掌握相关理论知识、评估和照护方法及注意事项，并能将所学知识运用于工作实践。在学习过程中，以理论学习为主，可以通过情境导入、角色扮演、案例讨论、小组交流等方式，将具体的实践操作应用到不同案例中去。在实践过程中严格按照操作规范和流程实施，同时要善于观察、积极思考，并始终贯穿安全意识和人文关怀。

思考与实践

（1）了解一下，我们本市有没有老年大学。如果有，请做一次具有实际意义的社会调查。

（2）思考一下，如何理解"关爱老人，我们需要更多同理心"。尝试写一篇小论文："亲近老人　共情与关注"。

日常生活活动能力障碍的处理

项目六

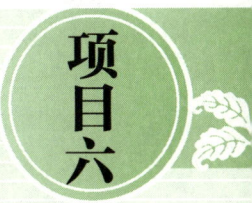

项目概述

人最基本的能力就是日常生活活动能力,老年人如果日常生活活动能力减弱或丧失,会进一步导致身体结构与功能的继发性损害,出现焦虑、抑郁、自卑等消极情绪,其生活质量会大大降低,还将直接影响到整个家庭和社会,因此最大限度地恢复与发展日常生活活动能力在康复护理中非常重要。老年人衰弱、肌少症等老年综合征以及脑卒中、帕金森病等慢性疾病都会对日常生活活动能力造成不同程度的影响。

本项目重点学习日常生活活动能力评定、日常生活活动能力训练,共 4 个学时。

学习目标

知识目标	1. 掌握常用日常生活活动能力评定方法及训练方法。 2. 熟悉日常生活活动能力范围。 3. 了解其他日常生活活动能力评定方法
能力目标	1. 能对老年人日常生活活动能力进行评定。 2. 能协助存在日常生活活动能力障碍的老年人进行功能训练
素养目标	1. 善于观察事物,具有独立分析、判断问题能力及创新能力。 2. 体贴、关爱老年人,具有良好沟通能力

项目导航

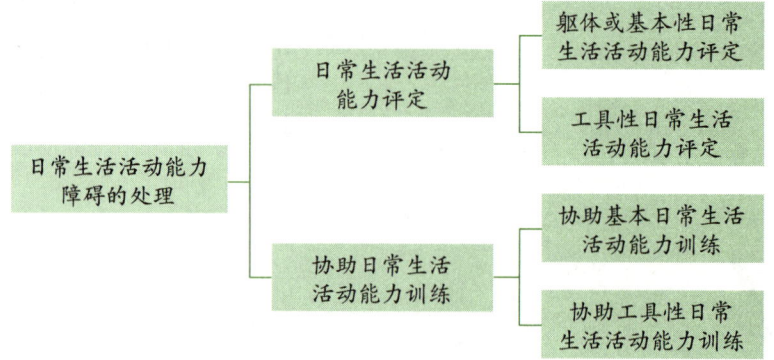

任务一 日常生活活动能力评定

任务情境

李奶奶，76岁，4个月前起床30分钟后突然歪倒在家里，神志逐渐不清，口角歪斜，右侧肢体不能活动，遂被家人送入医院。既往有高血压病史10年，高血脂，轻度脑卒中发作1次，冠心病。辅助检查核磁共振示双侧多发多灶性脑梗死（左侧额叶新梗死灶），颈动脉彩超示双侧颈动脉内膜增厚伴斑块形成（多发）。入院后通过救治，病情稳定，积极进行康复治疗。

发病4个月后，神志清楚，精神差，右侧肢体活动不灵，大部分时间卧床，仅可靠轮椅坐30分钟，言语表达不清。

任务：为了能给李奶奶制订有效的康复计划，帮助她尽快恢复日常生活活动能力，我们将先了解李奶奶日常生活活动能力在哪些方面受限，受限的程度有多大。

任务目标

1. 能选择合适的日常生活活动能力评定量表。
2. 能采用正确的方式进行日常生活活动能力评定。
3. 能综合分析评定结果。

> **任务描述**

日常生活活动（activities of daily living，ADL）能力是指人在独立生活中必须反复进行的、最必要的基本活动，包括躯体或基本性和工具性 ADL。躯体或基本性日常生活活动能力（physical or basic activities of daily living，PADL or BADL）是指人为维持最基本的生存和生活需要所必须每天反复进行的活动，包括自理活动（如进食、梳妆、洗漱、洗澡、如厕、穿衣等）和功能性移动活动（如起身、转身、行走、上下楼梯等）；工具性日常生活活动能力（instrumental activities of daily living，IADL）是指人为了在家庭和社区中维持独立生活所必须进行的活动，如使用电话、购物、处理家务、理财、利用交通工具和休闲活动等。

一、评定目的

（1）确定日常生活活动能力方面是否能独立及独立程度。
（2）结合其他评定结果，综合分析，明确造成不能独立完成的问题所在。
（3）拟定合适的治疗目标，确定适当的康复措施。
（4）评价康复效果，修正或重新制定康复方案。
（5）判断预后。
（6）评定结果反馈，增强自信心。

二、ADL 评定方法

日常生活活动能力的评定，采用量表检查法为主。在使用量表的同时，有时也会使用一些工具和用品直接测试。具体方法通常分为直接观察法与间接评定法两种。

1. 直接观察法

通过直接观察患者 ADL 的实际完成情况来评定老年人的日常生活活动能力的方法，观察的场所可以在家庭实际环境或实训模拟环境。该方法的优点是能够比较客观地反映老年人的实际能力情况，有效地避免夸大、缩小或对自己能力不准确的描述。但缺点是评估易受具体条件限制，过程较烦琐，对老年人配合度要求较高。

2. 间接评定法

主要通过询问的方式进行评估（也可以通过问卷方式，由老年人或家属完成），询问的对象可以是老年人，也可以是其家人或照顾者，该方法的优点是简单、快捷，但缺点是缺乏客观性，故主要用于一些不便直接观察或演示的动作评定，如二便控制、洗澡等。

在日常评定中，可以将两种方法结合起来应用。

三、常用的评定量表

临床上用于评定 ADL 的量表随着康复医学的发展越来越多。常用的 PADL 标准化量表有：Barthel 指数、PULSUS、Katz 指数、修订的 Kenny 自理评定和功能独立性评定等。常用 IADL 标准化量表有：快速残疾评定量表、社会功能活动问卷和 Frenchay 活动指数等。

（一）Barthel 指数评定

Barthel 指数评定简单，可信度高，灵敏度也高，是目前临床应用最广、研究最多的一种 ADL 能力的评定方法，它不仅可以用来评定治疗前后的功能状况。而且可以预测治疗效果、住院时间及预后。

（1）评定内容：包括大便控制、小便控制、修饰、如厕、进食、转移、步行、穿着、上下楼梯、洗澡，共 10 项。根据是否需要帮助及其帮助程度分为 0、5、10、15 分四个等级，总分为 100 分。

（2）评分标准（表 6-1）。

表 6-1　Barthel 指数评分标准

项目		分类和评分
大便	0 分	失禁；或无失禁，但有昏迷
	5 分	偶尔失禁（每周≤1 次），或在需要帮助下使用灌肠剂或栓剂，或需要辅助器具
	10 分	能控制；如需要，能使用灌肠剂或栓剂
小便	0 分	失禁；或需由他人导尿；或无失禁，但有昏迷
	5 分	偶尔失禁（每 24h≤1 次，每周>1 次），或需要器具帮助
	10 分	能控制；如果需要，能使用集尿器或其他用具，并清洗。如无需帮助，自行导尿，并清洗导尿管，视为能控制
修饰（个人卫生）	0 分	依赖或需要帮助
	5 分	自理：在提供器具的情况下，可独立完成洗脸、梳头、刷牙、剃须（如用电则应会用插头）
用厕	0 分	依赖
	5 分	需部分帮助：指在穿衣脱裤，使用卫生纸擦净会阴，保持平衡或便后清洁时需要帮助
	10 分	自理：指能独立地进出厕所，使用厕所或便盆，并能穿脱衣裤、使用卫生纸，擦净会阴和冲洗排泄物，或倒掉并清洗便盆

（续上表）

项目	分类和评分	
进食	0分	依赖
	5分	需部分帮助：指能吃任何正常食物，但在切割、搅拌食物或夹菜、盛饭时需要帮助，或较长时间才能完成
	10分	自理：指能使用任何必要的装置，在适当的时间内独立完成包括夹菜、盛饭在内的进食过程
转移	0分	依赖：不能坐起，需2人以上帮助，或用提升机
	5分	需大量帮助：能坐，需2人或1个强壮且动作熟练的人帮助或指导
	10分	需少量帮助：为保安全，需1人搀扶或语言指导、监督
	15分	自理：指能独立地从床上转移到椅子上并返回。能独立地从轮椅到床，再从床回到轮椅，包括从床上坐起，刹住轮椅，抬起脚踏板
平地步行	0分	依赖：不能步行
	5分	需大量帮助：如果不能行走，能使用轮椅行走45 m，并能向各方向移动以及进出厕所
	10分	需小量帮助：指在1人帮助下行走45 m以上，帮助可以是体力或语言指导、监督。如坐轮椅，必须是无需帮助，能使用轮椅行走45 m以上，并能拐弯。任何帮助都应由未经特殊训练者提供
	15分	自理：指能在家中或病房周围水平路面上独自行走45 m以上，可以用辅助装置，但不包括带轮的助行器
穿着	0分	依赖
	5分	需要帮助：指在适当的时间内至少做完一半的工作
	10分	自理：指在无人指导的情况下能独立穿脱适合自己身体的各类衣裤，包括穿鞋、系鞋带、扣纽扣、解纽扣、开关拉链、穿脱矫形器和各类护具等
上下楼梯	0分	依赖：不能上下楼梯
	5分	需要帮助：在体力帮助或语言指导、监督下上、下一层楼
	10分	自理（包括使用辅助器）：指能独立地上、下一层楼，可以使用扶手或用手杖、腋仗等辅助用具
洗澡（池浴、盆浴或淋浴）	0分	依赖或需要帮助
	5分	自理：指无需指导和他人帮助能安全进出浴池，并完成洗澡全过程

（3）结果分析：Barthel 指数评分分值越高说明功能越好，依赖性越小。100 分，表示老年人不需要照顾；＞60 分，良，虽有轻度残疾，但生活基本自理；40～60 分，中度残疾，生活需要帮助（40 分以上者康复治疗效益最大）；20～40 分，重度残疾，生活依赖明显，需要很大帮助；＜20 分，完全残疾，生活完全依赖。

但是注意评分 100 分者，日常生活可以自理，但并不意味着能独立生活，他可能不能烹饪、料理家务和与他人接触。

Barthel 指数虽然有较高的信度和效度，评定简单易行，临床应用广泛，但也有一定缺陷，它设定的评定等级比较少，而相邻等级之间的分数值差距较大，评估不够精确。国外学者提出一种改良的 BI，称为 MBI（modified Barthel index），将评分更加细化，评定项目与每项的满分值不变，而将每一项的评定等级进一步细化（表 6-2）。

表 6-2　改良 Barthel 指数（MBI）

项目	完全依赖	最大帮助	中等帮助	最小帮助	完全独立
修　饰	0	1	3	4	5
洗　澡	0	1	3	4	5
进　食	0	2	5	8	10
用　厕	0	2	5	8	10
穿　衣	0	2	5	8	10
大便控制	0	2	5	8	10
小便控制	0	2	5	8	10
上下楼梯	0	2	5	8	10
床椅转移	0	3	8	12	15
平地行走	0	3	8	12	15
坐轮椅*	0	1	3	4	5

注：* 表示仅在不能行走时才评定此项

（二）PULSES 评定量表

该法产生于 1957 年，由 Moskowitz 和 Mclann 参考美国和加拿大征兵体检方法修订而成，是一种总体的功能评定量表。最初主要用来评定慢性疾患、老年人和住院老年人的 ADL，现常和其他评定方法一起评定老年人的康复潜能、治疗过程及帮助制订治疗计划。

评定分为六项内容：①身体状况（Physical condition，P）；②上肢功能（upper limb functions，U）；③下肢功能（lower limb functions，L）；④感觉功能（sensory components，S）；⑤排泄功能（excretory functions，E）；⑥精神和情感状况（mental and emotional status，S），简称 PULSES。每一项又分四个功能等级：1 级为正常，无功能障碍；2 级

为轻度功能障碍；3级为中度功能障碍；4级为重度功能障碍。总分为6分（即六项均为1级）者功能最佳；＞12分表示独立自理生活严重受限；＞16分表示有严重残疾；24分（即六项均为4级）者功能最差。

（三）快速残疾评定量表

快速残疾评定量表（rapid disability rating scale，RDRS）对于住院和在社区中生活的老年人尤为合适。表中分为日常生活需要帮助的程度、残疾的程度、特殊问题的严重程度3个大项，日常生活需要帮助的程度包括进食、行走、活动、洗澡、穿衣、用厕、整洁修饰、适应性项目（钱财管理、使用电话、买报纸等）8项，残疾的程度包括语言交流、听力、视力、饮食不正常、大小便失禁、白天卧床、用药7项，特殊问题的严重程度包括精神错乱、不合作（对医疗持敌对态度）、抑郁3项，共18个项目，每项得分最高为3分，最低为0分，总分最高为54分。分数越高表示残疾越重。完全正常应为0分。此表在信度方面是IADL表中最可靠的，效度仅次于社会功能活动问卷，故值得推广应用。

（四）社会功能活动问卷

社会功能活动问卷（the functional activities questionnaire，FAQ）主要用于研究社区老年人的独立性和轻症阿尔茨海默病。此表目前在IADL表中效度最高，且所有评定项目均为IADL内容，故在评定IADL时可以作为首选（表6-3）。

表6-3 社会功能活动问卷（FAQ）

项 目	正常或从未做过，但能做（0分）	困难，但可单独完成或从未做过（1分）	需要帮助（2分）	完全依赖他人（3分）
1. 每月平衡收支的能力、算账的能力？				
2. 患者的工作能力？				
3. 能否到商店买衣服、杂货和家庭用品？				
4. 有无爱好？会不会下棋和打扑克？				
5. 会不会做简单的事，如点炉子、泡茶等？				
6. 会不会准备饭菜？				
7. 能否了解最近发生的事件（时事）？				
8. 能否参加讨论和了解电视、书、杂志的内容？				
9. 能否记住约会时间、家庭节日和吃药？				
10. 能否拜访邻居、自己乘公共汽车？				

FAQ评定分值越高表明障碍程度越重，正常标准为小于5分，大于或等于5分为异常。

四、注意事项

（1）评估前要充分了解老年人过去的生活习惯、文化素养、工作性质、所处的社会环境以及评定时的心理状态和合作程度，因为这些内容都会对 ADL 能力的评定产生影响。不同的国家地区、民族宗教、文化习俗也会导致评定内容上的差异。

（2）某些活动的评定，需要选择在老年人正常生活或熟悉的环境中进行。如评定翻身起床能力时，最好是在老年人平时睡觉的床上进行。还应尊重个人的生活方式、生活习惯与个人隐私，对于如厕、穿脱衣物等涉及隐私的内容可以私下进行或通过询问的方式来了解其能力水平。

（3）在评定中，由评定者给出动作指令如"请您洗脸""请将这件衣服穿上"等，让老年人自己完成某个具体任务，完成过程中不要告诉老年人如何完成，如发现动作不合适，有困难，可给予适当的帮助，但需记录下来。

（4）在评定中，只有确实需要辅助器具时才使用。使用辅助器、支具或采取替代的方法完成动作，均可视为独立完成，但如果评定表中有说明不能使用除外，记录时要注明。

（5）在评定中，应记录老年人确实能做到的，如脑卒中偏瘫老年人，虽然可以独立用左手进食，但却一直由家人喂食，则不能作为其能独立。

（6）在评定中，如果老年人对某项活动的完成显得十分困难，可暂停，或给予一定的体力帮助，然后继续下一项目检查。

（7）在评定中，对于有语言理解障碍或认知障碍的老年人，可以动作示范或动作图示帮助其理解所要完成的动作。

（8）在评定中，可以选择从安全、简单的项目开始，然后进行比较困难和复杂的项目，对于老年人不安全或不可能完成的项目可以略去并记录。对体能较差无法一次完成整个评估过程的老年人，可以分期进行评定。

任务实施

一、实施条件

表 6-4 日常生活活动能力评定实施条件

名称	实施条件	要求
实施环境	模拟房间、实训教室	安全、干净、整洁、温湿度适宜
设施设备	（1）模拟卧室、浴室、厕所、厨房等及相应的家具（如床、桌、椅、橱、柜等）。 （2）餐饮用具（如杯、碗、筷、刀、叉、匙、盘、碟等）。	无损坏、松动

续上表

名称	实施条件	要求
	（3）清洁用品（簸箕、扫把、拖把、搓衣板、洗衣粉或洗衣液）。 （4）家用电器（如电冰箱、洗衣机、吸尘器等）。 （5）通信设备（如电话等）。	
物品准备	签字笔1支、记录本1本、手消毒剂	照护者自备工作服、帽子、口罩、发网、挂表
人员准备	具备日常生活活动能力评估的操作技能和相关知识	照护者着装整齐、洗手、剪指甲

二、实施步骤

1. 评估

评估老年人的性别、年龄、职业、诊断，所处的家庭环境、工作环境、社会环境和居住环境，老年人以往的社会角色及疾病史。评估老年人肌力、肌张力、关节活动范围、平衡性、协调性、感觉、认知功能等，评估老年人的主动性、依从性的态度和情感，以及是否需要专门的设备。

评估者先通过查阅老年人病案记录，然后通过交谈以进一步确认最初收集到的关于老年人的背景资料是否正确、完整。交谈时最好邀请老年人家属参加，以防止由于老年人言语交流障碍、认知障碍等造成的表述内容不准确。通过交谈，可以了解老年人的康复愿望、文化修养、价值观念等，为后期制订ADL训练目标和选择训练方法提供依据。交谈收集的资料还要包括：老年人以前的就业史与生活史、回家后独立生活和工作愿望、家人能提供的照顾、居住环境、实际能力在现实环境中的障碍等。

2. 用物准备

（1）环境：安全、安静、干净、整洁。

（2）着装整齐、洗手。

（3）物品：签字笔、记录本、手消毒剂。

3. 实施

（1）沟通交流。

正式评定前应首先与老年人交谈，向老年人解释日常生活能力评定的目的、目标、方式、可能的结果等，以争取老年人的理解与配合。

（2）开始评定。

在完成首次交谈后，可以开始评定。通常采用间接法，根据量表的内容，了解患者日常生活能力。为保证评定的准确性，部分评定内容应采用直接观察法，如穿脱衣物、转移、行走等。

（3）评定结束时，跟老年人正确解释评定结果。
（4）整理用物、洗手、记录。

4. 记录与报告

根据完成的评定量表，记录评定内容，分析总结与报告。为制订日常生活训练方案与评估训练效果提供依据。

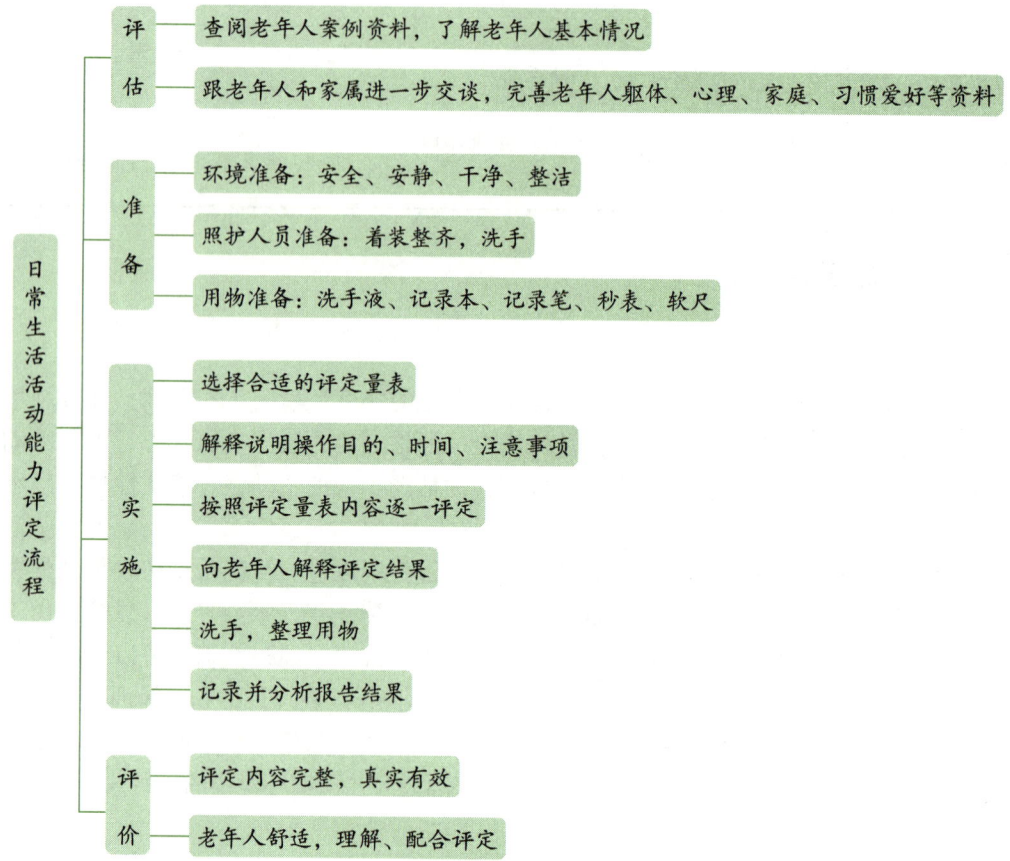

图 6-1 日常生活活动能力评定流程图

三、考核评价

表 6-5 日常生活活动能力评定考核标准

考核内容		考核点及评分要求	分值	扣分	得分	备注
评估 （20分）	老年人	1. 性别、年龄、职业、诊断，所处的家庭环境、工作环境、社会环境和居住环境，老年人以往的社会角色及疾病史	5			
		2. 肌力、肌张力、关节活动范围、平衡性、协调性、感觉、认知功能等	5			

续上表

考核内容		考核点及评分要求	分值	扣分	得分	备注
		3. 主动性、依从性的态度和情感	3			
		4. 是否需要专门的设备	2			
		5. 态度和蔼，沟通有效	2			
		6. 内容全面完整	3			
准备（10分）	环境	安全、安静、干净、整洁	2			
	评估者	着装整齐、洗手	3			
	物品	用物准备齐全	5			
实施（60分）	实施过程	1. 选择合适的 BADL 或 IADL 评定量表	5			
		2. 说明操作目的、需要时间及注意事项，得到老年人的理解和配合	5			
		3. 按照评定量表的内容逐一进行评定，内容完整全面，每少一项内容扣 5 分，直到扣完。评定方法合适、准确	40			
		4. 有效沟通，正确解释评定结果	3			
		5. 整理用物，洗手	2			
	记录报告	记录评定内容，分析总结与报告	5			
评价（10分）		1. 操作规范，动作熟练	3			
		2. 评价方式正确有效	3			
		3. 态度和蔼，关爱老年人	2			
		4. 与家属沟通有效，取得合作	2			
总分			100			

知识拓展

霍桑效应

霍桑效应是指当人们意识到自己正在被关注或被观察的时候，会刻意去改变一些行为或者言语表达的效应。1924—1932 年美国哈佛大学教授梅奥（Mayo，George Elton，1880—1949）主持的在美国芝加哥郊外的西方电器公司霍桑工厂所进行的一系列实验。它发现工人不是只受金钱刺激的"经济人",而个人的态度在决定其行为方面起重要作用。后来,心理学专家专门对其进行了一项试验,发现:当工人受到额外关注和对工人的意见进行倾听时,工厂的产值就大幅度提高。

我们进行 ADL 评估时,需要注意老年人也会因霍桑效应使原本在日常生活活动中不能完成的任务,在评估中得以完成。同时,我们也可以利用霍桑效应在 ADL 训练中给予老年人更多的关注,倾听他们的心声,可以提高康复训练的效果。

同步练习

请扫描下方二维码获取本节练习题。

任务二 协助日常生活活动能力训练

任务情境

李奶奶,76 岁,4 个月前起床 30 分钟后突然歪倒在家里,神志逐渐不清,口角歪斜,右侧肢体不能活动,遂被家人送入医院。既往有高血压病史 10 年,高血脂,轻度脑卒中发作 1 次,冠心病。辅助检查核磁共振示双侧多发多灶性脑梗死(左侧额叶新梗死灶),颈动脉彩超示双侧颈动脉内膜增厚伴斑块形成(多发)。入院后通过救治,病情稳定,积极进行康复治疗。

发病 4 个月后,神志清楚,精神差,右侧肢体活动不灵,大部分时间卧床,仅可靠轮椅坐 30 分钟,言语表达不清。Barthel 指数评分 40 分,RDRS 评分 48 分。

任务:根据李奶奶的情况,协助她进行日常生活活动能力训练。

任务目标

1. 能根据 ADL 评定结果协助康复医师制定科学的 ADL 训练方案。
2. 能协助康复医师完成 BADL 训练。
3. 能协助康复医师完成 IADL 训练。

任务描述

日常生活活动是维持一个人的日常生活所必需的基本活动。这种活动能力对于正常人来说极为简单、容易，但对于存在功能障碍的老年人来说却需要反复训练才能完成。以改善或恢复这些基本活动能力为目的而进行的一系列针对性的训练，称为日常生活活动训练（ADL 训练）。日常生活活动训练是康复治疗中非常重要的内容之一，能让老年人重获新生，提升生活质量。ADL 训练可分为基本日常生活活动能力训练和工具性日常生活活动能力训练两部分。休闲活动亦属于 IADL 范畴。

一、训练目的及原则

日常生活活动能力训练的目的在于建立或维持老年人基本的日常生活活动，调动或发展自身潜力，使其能生活自理，把对他人的依赖程度降至最低；改善老年人躯体功能，重建独立生活的自信心，以适应日后回归家庭、重返社会的需要。对于不能独立完成 ADL 的老年人，可以通过 ADL 评估，找出老年人存在的主要问题及解决问题的简易方法，训练老年人学会利用辅助器具达到最大限度的生活自理。

日常生活活动训练应该遵循以下原则。①首先了解老年人日常生活的需求、最迫切要解决的问题，其次了解老年人的生活情况、文化背景、职业特点等以及目前的功能水平、病程阶段，为制订训练目标和内容提供可靠的依据。② ADL 训练应由易到难，从简单到复杂。③训练环境要尽量接近真实情况，训练时间也要跟老年人平时的作息时间一致。

二、基本性 ADL 训练

基本性 ADL 训练必须从实际出发，根据功能障碍的不同和老年人个体差异等因素，制订详细可行的训练计划，有步骤地进行日常生活活动能力的训练。

（一）进食训练

1. 进食的体位

（1）坐位：老年人最佳的进食体位是坐位，头略前屈体位。

（2）半卧位：对于不能坐起的老年人，可采用床头摇起30°的半卧位，头前屈体位。

2. 进食前的准备

（1）食物准备：根据食物的种类形状不同，将食物分成老年人能一口吃下的大小，而且要便于老年人用筷子夹起、用勺子舀起或用叉子叉住等。

（2）评估老年人头部控制能力、视觉、上肢关节活动度、手部握持能力、手眼协调性、张口的程度等基本功能，以确定适当的进食方法。

（3）进食辅助器具准备。根据老年人实际情况，选择合适的辅助器具（图6-2）。

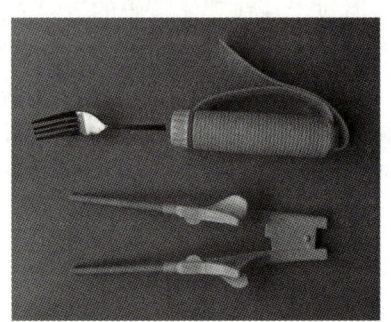

图6-2 助餐筷、助餐叉

3. 进食动作训练

（1）患者靠近桌旁坐下，上肢放在桌子上，将食物放在适当的位置。

（2）将食物及餐具放在老年人便于拿取的位置，若操作有困难，可以利用辅助器具固定碗、盘。

（3）老年人利用筷子或调羹将碗里食物夹盛，送入口中。

（4）咀嚼和吞咽食物。

（5）放下餐具。

（二）穿脱衣训练

老年人穿脱衣训练需要具有一定认知判断能力、平衡协调等综合能力。当老年人能坐平衡时就可以进行穿脱衣训练。训练的内容包括穿脱上衣、穿脱裤子、穿脱鞋袜等。穿脱衣训练原则是老年人取坐位，先穿患侧，再穿健侧，先脱健侧，再脱患侧。

1. 穿脱上衣训练

（1）穿开衫训练。

偏瘫老年人先用健手将衣服置于膝关节上，分清衣服前后、衣领、袖笼等。将患手插入衣袖内，用健手将衣领向上拉至患侧肩。健手从颈后部抓住衣领拉至健侧肩部，再将健手插入另一衣袖中。健手系好纽扣并整理好衣服。脱衣时，健手先将衣领由头脱下患侧衣袖的一半。脱下健侧衣袖。健手抓住患侧袖口脱出另一侧衣袖。

（2）穿套头衫训练。

偏瘫老年人先用健手将衣服平铺在健腿上，领子放于远端，患侧袖子垂直于两腿之间，用健手将患侧袖子套入患侧上肢并拉到肘以上，再穿健侧袖子，最后健手将套头衫背面高举过头顶套头，整理好衣服。

2. 穿脱裤子训练

（1）穿裤子时，将患腿屈膝屈髋，放在健腿上。

（2）健手穿上患侧裤腿，向上提拉，放下患腿，然后穿上健侧裤腿。

（3）站起，将裤子提至腰部并整理好裤子。

（4）扣好扣子，系好腰带并整理。

（5）脱裤子时，健手先脱下健侧裤子。

（6）再脱下患侧裤子。

3. 穿脱鞋袜训练

（1）穿袜子时，先将患腿置于健侧腿上。

（2）用健手将袜口张开，身体前倾将袜子套入脚上。

（3）用同样的方法穿上另一只袜子。

（4）脱袜子时，动作模式类似。

穿脱鞋子比穿脱袜子容易，训练方法与穿脱袜子相同。

4. 注意事项

（1）穿脱衣训练的衣服宜选择质地轻柔、舒适、宽松、便于穿脱的前开襟为宜，纽扣要选择按扣或尼龙搭扣。

（2）穿脱裤子训练的裤子腰带需要改造成弹力带或尼龙拉扣，也可选用背带挂钩式裤子，方便系紧裤子。

（3）穿脱鞋袜训练应选择软底、穿脱方便的鞋子，也可在鞋上安上尼龙搭扣等。对弯腰有困难的患者，可用简易穿袜器及穿鞋器协助穿脱。

（三）修饰

1. 刷牙、漱口

（1）备好使用物品，靠近水池。

（2）打开水龙头，将水杯装满水。

（3）可将牙刷固定在架子或是防滑垫上或是用膝盖夹住，健手将牙膏挤到牙刷上。

（4）选择健手辅助患手持牙刷，也可以用健手持牙刷。

（5）拿起水杯漱口。

2. 洗脸

（1）备好脸盆和毛巾，靠近水池。

（2）打开水龙头，用脸盆装水。

（3）将浸湿的毛巾套在水龙头或是患侧前臂上，用健手将毛巾向一个方向拧干。

（4）用健手将拧干的毛巾洗脸。

3. 梳头

（1）面对梳洗台，坐稳。

（2）拿起梳子梳头。

（四）洗澡

1. 准备

（1）将洗澡所需的衣物、洗澡用品放置在浴室容易拿取的地方。

（2）浴室做防滑处理，如安放防滑垫等。

（3）在浴室或浴缸边安装扶手，帮助转移。

2. 进出浴缸

（1）从轮椅进出浴面：可参考本章转移的相关内容。

（2）对于转移能力差的患者，可直接使用浴椅通过淋浴来完成洗澡活动。

3. 擦洗

（1）脱去衣物。

（2）利用健手持毛巾擦洗前面，后背用长柄的海绵刷完成擦洗。

（3）冲洗完毕后，将毛巾拧干，擦拭身体。

训练过程中，应注意调节室温与水温，防止烫伤的发生。

（五）如厕

患者背对坐便器站立，一手扶持厕卫扶手，一手解开腰带脱下裤子，身体前倾，借助扶手缓慢坐下或蹲下。便后处理，进行自我清洁。一手拉裤子，一手扶持扶手，身体前倾站立，站稳后穿好裤子。如厕活动时，将卫生纸放在伸手易取的地方，以免在拿取卫生纸时摔倒。

（六）床上活动训练

床上活动训练的内容包括桥式运动、床上翻身、床上坐起。床上活动是 ADL 活动训练的前提和基础，及早的床上活动训练可预防长期卧床导致的压力性损伤、感染等并发症的发生。

1. 桥式运动

（1）双桥式运动训练。

老年人仰卧于床面，双下肢屈曲，双足平放于床面。足踏床，慢慢地抬高臀部，维持一段时间后慢慢放下。

（2）单桥式运动训练。

老年人仰卧位，健腿伸直抬起悬空，患腿屈曲，患足平放于床面支持身体，慢慢抬高臀部，维持一段时间后慢慢放下。

2. 床上翻身

（1）向患侧翻身。

老年人仰卧位，双手Bobath握手（十指交叉相握，患侧拇指放在健手拇指上方），健侧下肢屈曲。由健侧上肢带动患侧上肢向上伸直，左右摆动，借摆动的惯性翻向患侧。对于翻身困难者，照护者可以协助其翻身，一只手置于腰下，另一只手置于髋部下方，用力推动髋部向上，完成翻身活动。

（2）向健侧翻身

患者仰卧位，健腿插入患腿下方，并使双髋、双膝屈曲。双手十指交叉相握，左右摆动，利用腰腹肌的力量和上肢摆动的惯性，将身体摆至健侧时，顺势翻向健侧。在身体旋转的同时，用健腿搬动患腿，翻向健侧。照护者也可协助其翻身，将双手放于臀部和足部，辅助向健侧翻身。

（3）注意训练中，不论向哪一侧翻身，都应先转动头部再进行上肢、躯干、下肢等部位的旋转。对偏瘫老年人翻身训练时，应注意保护患肩，避免牵拉患侧上肢。

3. 床上坐起

（1）从健侧坐起的训练。

老年人先从翻身至健侧卧位，然后用健腿将患腿移至床边，垂下小腿。最后利用健侧肘撑起上身，健手撑床面使躯干伸直至坐位。照护者可立于健侧床边协助，将患侧上肢搭在肩上，用双手扶住老年人双肩向上抬，或是指导老年人用健侧上肢撑起上身，用健侧腿将患侧腿带至床下呈坐位。

（2）从患侧坐起的训练。

老年人侧移至床边并转向患侧。然后将健腿插入患腿下，使双腿位于床沿外。健手撑住床面，伸直上肢、下压下肢将肩部和身体从患侧撑起至坐位。

（七）转移训练

转移活动是指整个身体从一个位置转移到另一个位置的过程。转移训练的内容包括在床、轮椅、厕所、浴室之间的转移。

1. 床椅转移

（1）独立转移。

偏瘫老年人的侧方转移（轮椅到床）：先将轮椅置于老年人健侧，并且与床尽量成45°，刹住车闸，移开脚踏板。然后用健手握住轮椅外侧扶手，健足稍前，患足稍后，躯干前倾站起。站稳后以健侧下肢为旋转轴，缓慢转动身体，背对床，最后调整身体位置缓慢坐下。从床到轮椅的转移步骤与此相反。

截瘫老年人的侧方转移（床到轮椅）：将轮椅与床平行或成30°，刹住车闸，拆去轮椅近床的扶手。然后取床边端坐位，一手撑住床面，一手握住轮椅外侧扶手，将身体支撑起并移动臀部至轮椅座位上，最后将双足放在脚踏板上。从轮椅到床的转移步骤与此相反。

（2）辅助下转移。

偏瘫老年人的辅助下转移：将轮椅置于患者健侧，并且与床尽量成45°，刹住车闸，移开脚踏板。老年人坐床边，双足着地。照护者与老年人面对面用膝盖顶住老年人患侧下肢的膝盖，弯腰抱住腰背部或拉住皮带，老年人健手抱住照护者的颈部或肩膀。照护者辅助老年人身体前倾，指导老年人将重心移到脚上，利用口令与老年人同时发力使其臀部离开床面，同时以健侧下肢为轴，向健侧旋转身体，使臀部对准轮椅座位坐下。最后调整好坐姿，放下脚踏板，将双足置于脚踏板上，打开车闸，驱动轮椅。

截瘫老年人的辅助下转移：将轮椅置于老年人健侧，并且与床尽量成30°~40°，刹住车闸，移开脚踏板。在照护者协助下坐起并移至床边，双足着地，躯干略前倾。照护者面向老年人站立，双膝夹住老年人双膝外侧并固定，弯腰双手抱住其臀部或拉住皮带，老年人双手抱住照护者的颈部，将头放在照护者靠近轮椅侧的肩上。照护者挺直后背利用重心后仰将老年人拉离床面，并以自己的足为轴，旋转躯干，使老年人臀部对准轮椅座位，最后将老年人慢慢放下，坐在轮椅座位上，放下脚踏板，双足置于脚踏板上，打开车闸，驱动轮椅。从轮椅到床的转移步骤与此相反。

（3）注意事项

转移训练不宜太快，注意安全。偏瘫老年人辅助下转移应避免用力拉拽患侧上肢造成肩关节半脱位，应支持患侧上肢控制身体的平衡。转移训练过程中，照护者要利用自己的膝盖控制老年人的膝盖以维持身体稳定。

2. 厕卫转移

先将轮椅驱动至坐厕旁，老年人健侧与坐厕成30°~40°，刹住车闸，移开脚踏板。然后用健手抓住对侧坐厕旁扶手站起，以健侧下肢为中心旋转身体，背对坐厕。最后脱下裤子，确保双脚后方贴近坐厕，缓缓坐下。

3. 浴室转移

（1）偏瘫老年人的浴室转移。

先将轮椅移至浴缸旁，患侧靠浴缸并于与平行，刹住车闸，移开脚踏板。然后健手托起患侧下肢放入浴缸内。健手扶住浴缸边缘的扶手，身体前倾，利用健侧下肢抬起臀部移动到浴缸内的转移板或浴椅上坐稳。最后将健侧下肢移入浴缸。

（2）截瘫老年人的浴室转移。

先在浴缸内安放一个固定稳妥的矮凳，将轮椅移至浴缸旁，刹住车闸，移开脚踏板。然后将双足托至浴缸内。最后利用双手支撑身体将臀部移至浴缸内的矮凳上。老年人如果体力稍差，可借助滑板来完成转移。

（3）注意事项。

浴室转移训练应保证浴室地面干燥、防滑，必要时可安放防滑垫。训练时，照护者要在旁保护，以免发生跌倒。

三、部分工具性 ADL 训练内容

老年人是具有社会属性的个体，因此除了保持 BADL 的独立性，还需能够完成家务、外出交流等 IADL，这样他们才能选择更有意义的生活，达到进一步提升独立生活能力的目的。IADL 训练一般是老年人在 BADL 训练的基础上进行，以下我们介绍几种常用的 IADL 训练方法。

（一）家务训练

家务训练前应先评估老年人的移动能力、上肢肌肉力量、关节活动度、手的精细运动能力、认知能力等躯体功能，再评估其家庭成员组成、环境状况及在家庭担当的角色。

1. 切菜

（1）准备：选择特制切菜板（菜板中央有两个起到固定食材作用的钉子，周围有防止菜品掉出的挡板）和方便老年人抓握的刀具。

（2）在切菜板下可安放防滑垫或自带吸盘避免使用时滚动。

（3）利用菜板上的钉子固定食材。

（4）持菜刀进行切菜活动。

2. 开瓶盖

老年人可以用腿或腋窝、肘部夹住瓶子，健手拧开瓶盖。也可利用辅助器具，如安放在墙上的固定式开瓶器（图 6-3），单手拧开瓶盖。对于手部力量弱的老年人可借助摩擦力系数高的防滑材质或齿轮防滑设计的开瓶器轻松打开瓶盖（图 6-4）。

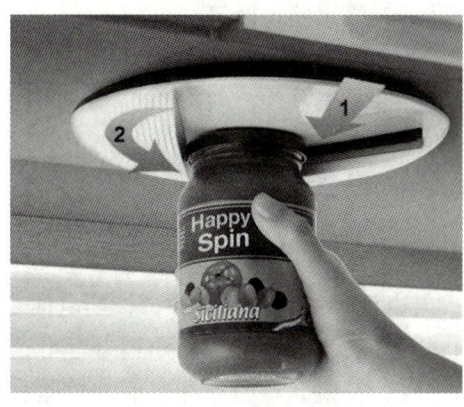

图 6-3　固定式开瓶器

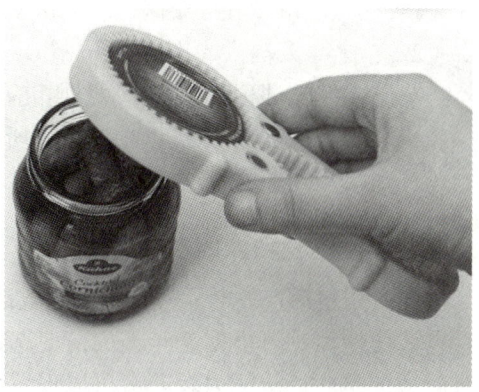

图 6-4　齿轮防滑设计开瓶器

3. 打扫地板

（1）借助躯干、足或墙等物体来固定簸箕。

（2）再用健手持扫帚将垃圾扫入簸箕。

（3）拖地时，先把拖把杆固定在患臂下，然后用健手转动拖把拧干，再用健手持拖把慢慢拖地。

4. 清洗衣物

（1）将需要清洗的衣物拿至水池或水盆旁。

（2）打开水龙头，如果拧开水龙头有困难者，可利用辅助器具或选用按压式水龙头，再将衣物浸泡于水中。

（3）倒入一小袋洗衣粉或洗衣液。为了避免洗衣粉洒落，可以先将洗衣粉分装成小袋。

（4）固定搓衣板。

（5）健手抓持衣服于搓衣板上上下搓洗。

（二）乘坐交通工具训练

乘坐交通工具训练方法与上下楼梯的方法一致。

（1）上车时，健手扶住车门或把手，将身体重心转移到患腿，健腿迈上车门口的台阶，在将重心前移到前面的健腿上时，患腿再迈上台阶。

（2）下车时，健手扶住车门或把手，将身体重心转移到健侧，先用患腿下车，重心转移到患腿后，再迈健腿。

（三）购物训练

购物包括明确购买物品、前往超市、挑选物品、称重、结账离开。照护者根据老年人情况设定训练内容，可先在模拟超市进行训练，再带老年人去实地进行训练。如外出困难者也可训练网络购物。

（1）模拟超市设置蔬菜区、水果区、日用品区、酒水饮料区等。

（2）给老年人提供购物清单。

（3）让老年人根据购物清单找到相应的物品，并放于购物篮内。

（4）照护者充当收银员，检查患者所购的物品是否符合要求。

（5）照护者提供相应物品的价格，让老年人自行结账。

（四）电话使用训练

电话使用包括查找电话号码、拿起电话、拨打电话号码、电话交谈、挂断电话等。

电话使用训练可根据老年人的情况选择不同的方法，如手精细动作稍差者可选用按键较大的电话；记忆力较差者可以设置常用号码，一键式拨打；握持能力较差者可选用免提功能或耳机。

任务实施

一、实施条件

表 6-6　日常生活活动能力训练实施条件

名称	实施条件	要求
实施环境	模拟房间、模拟超市、实训教室	安全、干净、整洁、温湿度适宜
设施设备	（1）模拟卧室、浴室、厕所、厨房等及相应的家具（如床、桌、椅、橱、柜、水池、坐便器等）。 （2）餐饮用具（如杯、碗、筷、刀、叉、匙、盘、碟等）。 （3）清洁用品（簸箕、扫把、拖把、搓衣板、洗衣粉或洗衣液等）。 （4）通信设备（如电话等）。 （5）辅助用具（轮椅、助行器、齿轮设计开瓶器、特制切菜板等）	无损坏、松动
物品准备	BADL：床、轮椅、衣服、碗、勺、食物、牙刷、梳子、毛巾、脸盆、长柄的海绵刷 IADL：特制切菜板、菜刀、瓶子、开瓶器、簸箕、扫帚、拖把、洗衣粉、衣服、搓衣板、电话	照护者自备工作服、帽子、口罩、发网、挂表
人员准备	具备日常生活活动能力训练的操作技能和相关知识	照护者着装整齐、洗手、剪指甲

二、实施步骤

1. 评估

结合 ADL 评估结果确定需要训练的内容，评估老年人的心理愿望、家庭中承担的角色、居家环境等，跟老年人及家属共同商议，制定训练计划。在训练开始前要评估老年人肌力、肌张力、关节活动范围、平衡性、协调性、感觉、认知功能等躯体情况。

2. 用物准备

（1）环境：安全、安静、干净、整洁。
（2）着装整齐、洗手。
（3）物品：根据不同的训练内容选用不同的训练物品。

3. 实施

（1）准备。

训练前，要向老年人解释日常生活能力训练的内容、目的、目标、方式及可能的结果等，以争取老年人的理解与配合。

（2）训练。

按照训练计划，逐一指导老年人进行 ADL 训练。训练时要遵循由易到难的原则。开始时，所需物品应放置在容易拿取的位置，避免不必要的身体前倾、旋转及双手高举过头。如果老年人体力稍差可采取坐位，必要时适当协助。要控制好活动的速度和节奏，不要太过急促，安排时间要充足。时刻站在老年人旁边，以保证其安全。每完成一个训练，都要进行休息再进行下一个训练，保证老年人不要疲劳。

（3）训练结束时，询问老年人情况，自我感觉如何，有无不适。

（4）整理用物、洗手、记录。

4. 记录与报告

根据记录训练过程，总结分析训练结果并报告。

日常生活活动能力训练操作视频

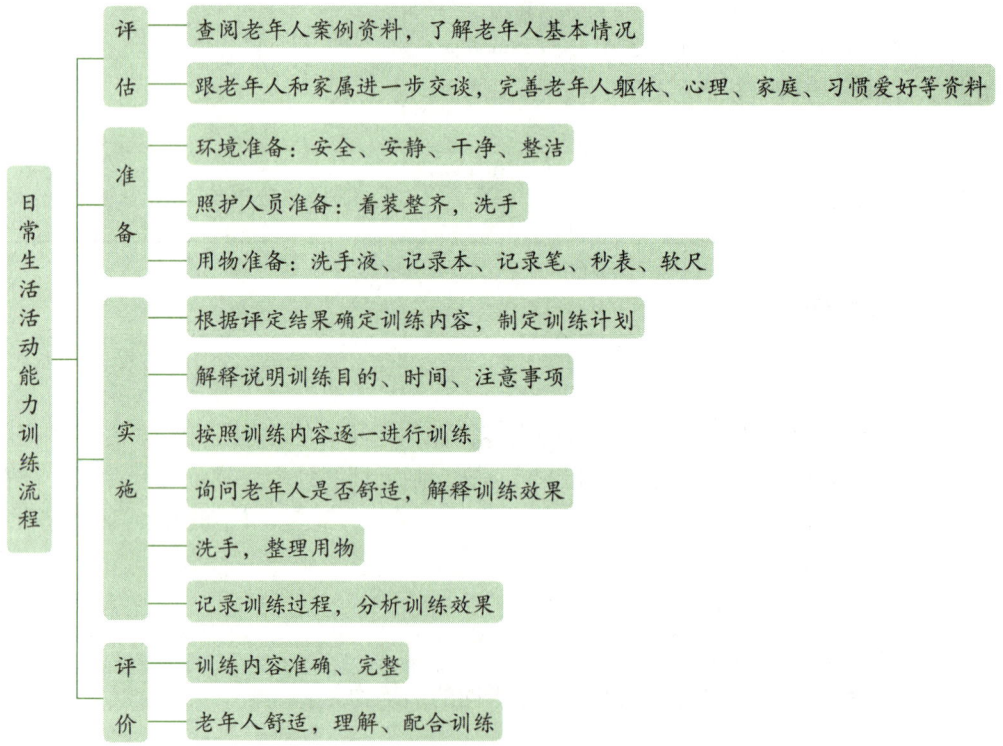

图6-5 日常生活活动能力训练流程图

三、考核评价

表 6-7 日常生活活动能力训练考核标准

考核内容		考核点及评分要求	分值	扣分	得分	备注
评估 （20分）	老人	1. 老年人的心理愿望、家庭中承担的角色、居家环境	6			
		2. 肌力、肌张力、关节活动范围、平衡性、协调性、感觉、认知功能等	6			
		3. 老年人情绪情感，是否存在身体不适	3			
		4. 态度和蔼，沟通有效	2			
		5. 内容全面完整	3			
准备 （10分）	环境	安全、安静、干净、整洁	2			
	评估者	着装整齐、洗手	3			
	物品	用物准备齐全	5			
实施 （60分）	实施过程	1. 确定训练内容，制定训练计划	5			
		2. 说明操作目的、需要时间及注意事项，得到老年人的理解和配合	5			
		3. 按照训练计划逐一指导老年人进行训练，内容完整全面，每少一项内容扣5分，直到扣完，指导方法合适、准确，训练过程安全，未出现躯体损伤及意外事件发生（出现安全问题即为不合格）	40			
		4. 有效沟通，正确解释训练情况	3			
		5. 整理用物，洗手	2			
	记录报告	记录训练过程，分析总结与报告	5			
评价（10分）		1. 操作规范，动作熟练	3			
		2. 指导正确有效	3			
		3. 态度和蔼，关爱老年人	2			
		4. 与老年人及家属沟通有效，取得合作	2			
总 分			100			

知识拓展

护理机器人

随着人口老龄化问题不断凸显，护理机器人已成为老龄化阶段解决养老问题的重要手段之一。老年人即使运动能力降低，也能借助机器人活动身体，参与社会生活；而护理人员减轻负担后，也能为老年人提供更加优质的护理服务。世界各国都在研究护理机器人，欧美、日韩更是走在了其他国家的前面。护理机器人可充当病症记录器、医疗档案记录库，可以让医生更完整地了解病情，从而做出更准确的指导。24小时不间断持续监护，采集老年人的生理特征信息，便于后续对老年人进行针对性的治疗与分析。护理机器人还拥有远程传输功能，医生只需要接收机器人设备上传获得的医疗信息就可以足不出户对患者进行治疗。护理机器人能够针对老年人肢体受限的情况，起到辅助活动的作用，如帮助起床、帮助传递物品等。老年人的记忆能力减退时，可以对机器人设定提醒服务。当老年人出现突发事件时，机器人可以担当紧急救护任务。另外，护理机器人能够照护患病的老年人，这可以让照护者从枯燥重复乏味的劳动中解脱出来，做一些更加有意义的事情。在护理老年人方面应用护理机器人不仅可以解放一批劳动力，同时还能促进机器人行业的发展，推进机器人产业化和市场化。

同步练习

请扫描下方二维码获取本节练习题。

项目总结

　　日常生活活动能力评估和训练的方法是学生应该掌握的基本技能和方法，要求学生熟练掌握理论知识、操作方法及注意事项，并能将所学知识熟练运用于工作实践。在学习过程中，以理论学习为主，注重 ADL 评估和训练的实践操作，可以通过案例讨论、角色扮演、小组交流等方式，将具体的实践操作应用到不同案例中去。在整个实践操作过程中严格按照操作规范和流程，要善于观察、思考，处处体现人文关怀。

思考实践

　　（1）尝试一下，如果一侧偏瘫如何能完成如厕，如何用一只手洗脸、刷牙。
　　（2）思考一下，如果老年人肢体功能难以恢复或改善，怎样才能提高老年人的日常生活活动能力。

老年常见疾病及问题的康复

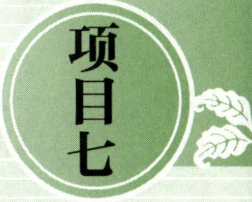

项目七

项目概述

随着社会的进步和经济的发展，物质生活条件及环境卫生条件的改善，医疗保健技术的提高，人们平均寿命明显延长，人口老龄化问题已成为一个重要的社会问题，预防老年人常见疾病，提高老年人的健康水平，已成为整个社会关注的重要问题。有效的康复介入可以预防、延缓、缩小甚至暂时逆转某些生理性衰退，因此，对老年人进行有计划的康复训练及护理，对老年人生活质量的提高具有十分重要的意义。

本项目重点学习脑卒中、颈椎病、腰椎病、慢性阻塞性肺疾病、冠心病、帕金森病、阿尔茨海默病、神经源性膀胱和神经源性大肠的康复，共 22 个学时。

学习目标

知识目标	1. 掌握老年人常见疾病的康复护理方法，护理教育。 2. 熟悉老年人常见疾病的康复评定方法。 3. 了解老年人常见疾病的概述及相关理论知识
能力目标	1. 能掌握对老年人常见疾病进行康复评定的方法。 2. 能掌握老年人常见疾病的康复训练技术
素养目标	1. 培养职业道德修养与救死扶伤精神。 2. 体贴、关爱老年人，具有良好沟通能力

项目导航

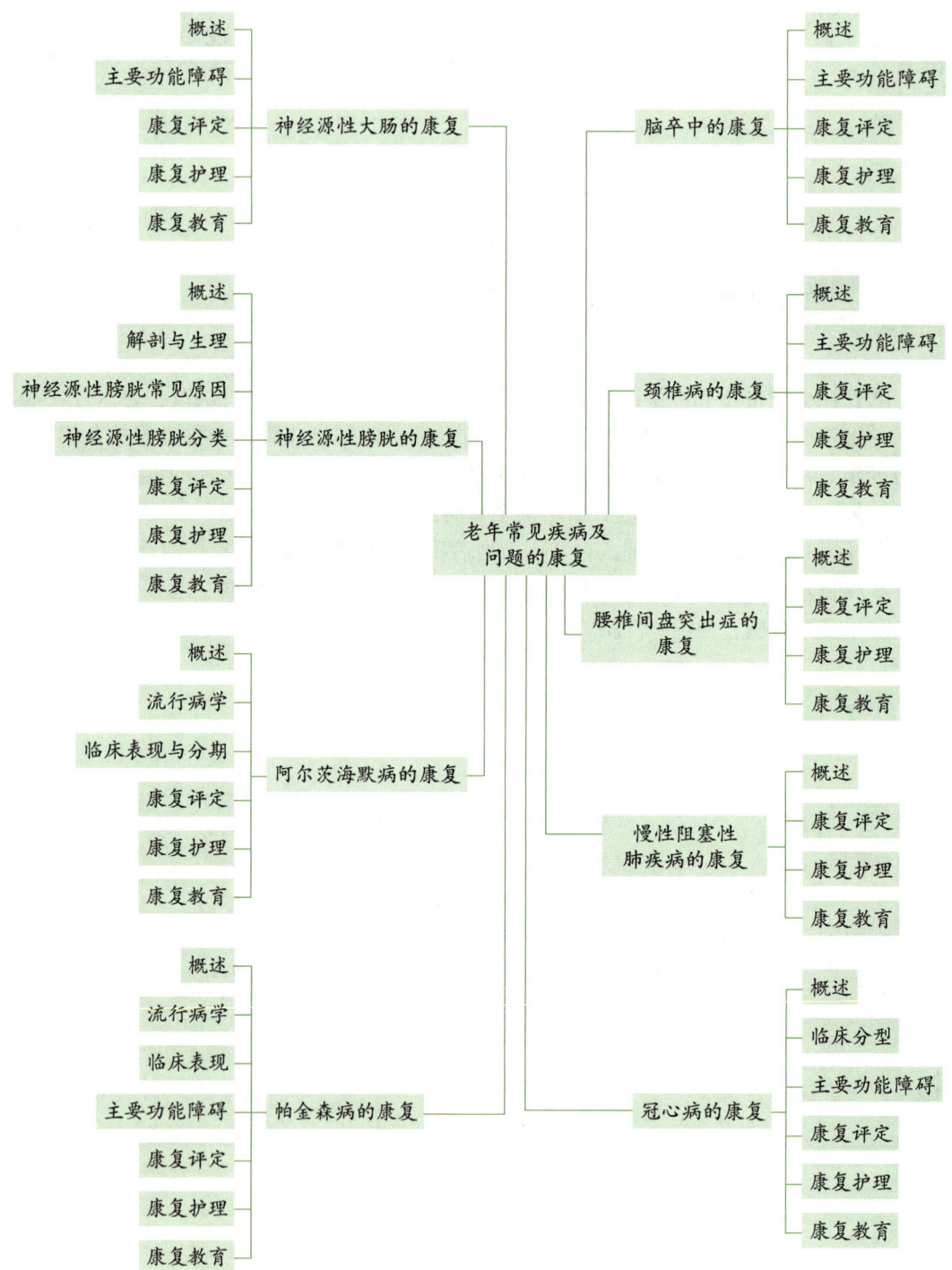

任务一　脑卒中的康复

任务情境

陈奶奶，67岁，既往有高血压病史，4个月前散步回家休息时突然出现右侧肢体不能活动，伴口角歪斜，语言含糊，被家人送入医院。辅助检查MRI示左侧额叶多发多灶性脑梗死。入院后通过救治，病情稳定，积极进行康复训练。

目前老年人神志清楚，精神差，大部分时间卧床，仅靠轮椅坐30分钟，右侧肢体活动障碍，反应迟钝，口齿含糊，言语表达不清，无饮水呛咳，二便失禁。

任务：为了帮助陈奶奶尽快恢复躯体功能、生活能够自理、回归社会，对其进行功能评估，针对存在的功能障碍，协助其进行康复训练。

任务目标

1. 能熟练操作各种评定方法和康复训练技术。
2. 能准确评定脑卒中的功能障碍情况。
3. 能指导患病老年人康复训练和评估康复疗效的能力。
4. 能对患病老年人在康复护理或训练过程中出现的简单问题进行处理。

任务描述

一、概述

脑卒中又称脑血管意外，分为缺血性脑卒中和出血性脑卒中，是突然发生的脑血管疾病引起的局限性或全脑功能障碍，持续时间超过24小时或引起死亡的临床综合征。具有发病率高、致残率高、死亡率高和复发率高的特点，与恶性肿瘤、心脏疾病并列为危害人类生命健康的三大疾病，尤其是中老年人主要致死和致残疾病之一。

常见的病因有：血管病变，动脉粥样硬化和高血压性动脉硬化最常见，其次如血管瘤、血管畸形、先天性血管狭窄、外伤、颅脑手术等；心脏和血流动力学改变，如高血压、低血压或血压急骤波动、心功能障碍、传导阻滞等；血液成分和血液流变学改变，如高黏血症、凝血机制异常、血液流变学异常等；脂肪、癌细胞和寄生虫栓塞及血管痉挛等其他原因。

以猝然昏倒、不省人事或突发口眼歪斜、半身不遂、吐字不清、智力障碍为主要临床表现。

二、主要功能障碍

1. 运动功能障碍

是最常见功能障碍之一，以一侧肢体瘫痪，即偏瘫为主要表现。患病老年人运动功能一般经过弛缓期、痉挛期和恢复期3个阶段恢复。

2. 感觉功能障碍

据报道，约65%的患病老年人出现不同程度和不同类型的感觉障碍，以痛觉、温度觉、触觉、本体觉和视觉减退或丧失为主要表现。

3. 共济障碍

又称共济失调，指四肢协调动作和行走时的身体平衡发生障碍。包括大脑性共济障碍、小脑性共济障碍和共济失调性偏瘫。

4. 言语障碍

发生率高达40%~50%。包括失语症和构音障碍。失语症是由于大脑优势半球语言区损伤所致，以听、说、读、写的能力障碍为主要表现。构音障碍是由于脑损害引起发音器官的肌力减退、协调性不良或肌张力改变而导致语音形成的障碍。

5. 认知障碍

（1）意识障碍：发生率约为40%。是指大脑皮质的意识功能处于抑制状态，认识活动的完整性降低。

（2）智力障碍：记忆力、注意力、思维能力、计算力、定向力等障碍。智力是个人行动有目的、思维合理、应付环境有效聚集的较全面的才能。思维能力，特别是创造性思维是智力的核心。

（3）失认症：病变部位多位于顶叶、枕叶、颞叶交界区。包括视觉失认、听觉失认、触觉失认、躯体忽略、体像障碍等。

（4）失用症：是指在没有感觉和运动损害的情况下不能进行以前所学过的、有目的的运动。包括意念性失用、结构性失用、运动性失用和步行失用等。

6. 日常生活活动（ADL）能力障碍

患病老年人，由于运动功能、感觉功能、认知功能等多种功能障碍并存，导致日常生活活动能力障碍。

7. 心理障碍

患病老年人抑郁心理障碍最常见，表现为情绪低落、对周围事物失去兴趣，以及自感体力差、记忆力下降、失眠、自责和内疚等。

8. 继发功能障碍

常见的有大小便障碍、面神经功能障碍、延髓性麻痹、废用综合征和误用综合征等。

三、康复评定

在对患病老年人进行康复训练之前、训练期间和训练结束时都要对患病老年人各种障碍的性质、部位、范围、程度等做出准确的评定。

1. 运动功能评定

对于有中枢神经系统损伤所造成的肢体功能障碍常用的评定方法包括 Brunnstrom 偏瘫运动功能评定法、Fugl-Meyer 评定法和上田敏法等。

（1）Brunnstrom 偏瘫运动功能评定法。

Brunnstrom 将脑卒中后上肢、手及下肢偏瘫恢复过程结合肌力、肌张力变化情况分为 6 个阶段进行评定。是一种定性或半定量的评定方法。具体如表 7-1 所示。

表 7-1　Brunnstrom 偏瘫运动功能评定表

阶段	上肢	手	下肢
Ⅰ	弛缓，无任何运动	迟缓，无任何运动	迟缓，无任何运动
Ⅱ	出现痉挛，出现协同运动模式	仅有极细微屈指动作	出现痉挛，有最小限度的随意运动
Ⅲ	痉挛加剧，可随意发出协同运动	能进行钩状抓握，但不能伸指	坐位和站位时，髋、膝和踝可协同性屈曲
Ⅳ	痉挛开始减弱，出现脱离协同运动的活动： ①手能置于腰后部。 ②肘伸展位，上肢可前屈 90°。 ③屈肘 90°时，前臂可旋前、旋后	能侧方抓握及松开拇指，手指能部分随意地、小范围地伸展	痉挛开始减弱，脱离共同运动，出现分离运动。坐位，在足跟不离地的情况下可背屈踝；足可向后滑动，使膝屈曲大于 90°
Ⅴ	痉挛减弱，出现相对独立于协同运动的活动： ①肘伸展位，前臂旋前，上肢可外展 90°。 ②肘伸展位，上肢可前平举并可上举过头。 ③肘伸展位，前臂可旋前、旋后	可抓握圆柱状及球形物，全指可随意张开，但范围大小不等	痉挛减弱，共同运动进一步减弱，分离运动增强。立位髋伸展位可屈膝；膝伸直，足稍向前踏出，踝可背伸
Ⅵ	痉挛基本消失，协调运动接近正常，手指指鼻无明显辨距不良，但速度比健侧慢（≤5 秒）	各种抓握均可完成，但速度和准确性比健侧稍差	协调运动大致正常，立位髋外展可超过骨盆上提范围；坐位髋可交替内外旋，并伴踝内外翻

（2）上田敏偏瘫功能评定法。

上田敏偏瘫功能评定法是一种半定量的方法，日本上田敏等在 Brunnstrom 评定法的基础上，将偏瘫功能评定分为 12 级，并进行了肢位、姿势、检查种类和检查动作的标准化判定。

（3）简化 Fugl-Meyer 评定法。

Fugl-Meyer 等在 Brunnstrom 评定法的基础上制定的偏瘫综合躯体功能的定量评定法，包括上肢、下肢、平衡、四肢感觉功能和关节活动度的评定，因科学性比较强，有关科研中多采用此法。而简化 Fugl-Meyer 评定法，只评定上肢、下肢运动功能，具有省时简便的优点。可对患病老年人运动障碍严重程度进行评定。

（4）改良 Ashworth 肌张力评定法。

主要用于上运动神经元损伤引起的肌张力异常增高的评定，通过被动活动关节来了解受累肢体肌肉的张力情况。

2. 感觉功能评定

包括浅感觉、深感觉和复合感觉。评定患病老年人的痛温觉、触觉、运动觉、位置觉、实体觉和图形觉是否减退或消失。

3. 认知功能评定

评定患病老年人对事物的注意、识别、记忆、理解和思维是否出现障碍。

4. 言语功能评定

对患病老年人的发音情况及各种言语形式的表达能力进行评定，包括说、听、读、写和手势表达。患病老年人常见的言语功能障碍有构音障碍和失语症。

5. 日常生活活动（ADL）能力评定

是患病老年人临床康复常用的功能评定。常采用 Barthel 指数评定或功能独立性评定（FIM）。

6. 社会活动参与能力评定

采用社会活动参与量表评定，该量表分为理解与交流、身体移动、生活自理、与人相处、生活活动、社会参与 6 个方面，共 30 个问题，每个问题的功能障碍程度分为"无、轻、中、重、极度重"，相应分值为 1、2、3、4、5 分。

四、康复护理

脑卒中最初几周功能恢复最快，3 个月以内达到恢复平台期，6 个月后瘫痪肢体的运动和步行功能进一步改善的可能性减小，但言语、认知、家务及工作技能在 2 年内仍有进一步恢复的可能。患病老年人的康复护理根据急性期、恢复期和后遗症期的康复护理目的不同，采用不同的治疗方法，包括物理治疗、作业治疗、言语治疗、心理治疗、矫形器的应用及传统康复治疗等。

（一）急性期的康复护理

脑卒中急性期持续时间一般为2~4周，待病情稳定后，康复护理即可与临床诊治同时进行。

急性期的康复目标：预防压疮、呼吸道和泌尿道感染、深静脉血栓形成以及关节挛缩和变形等并发症；尽快使患病老年人从床上的被动活动过渡到主动活动，恢复或重建功能，发挥残余功能；调整心理状态，尽早开始床上的生活自理；为恢复功能训练做准备。

1. 良肢位的保持

良肢位是指为防止或对抗痉挛姿势的出现，保护肩关节及早期诱发分离运动而设计的一种治疗体位。脑卒中偏瘫老年人典型的痉挛姿势表现为上肢肩下沉、后缩，肘关节屈曲，前臂旋前，腕关节掌屈，手指屈曲；下肢外旋、髋膝关节伸直、足下垂内翻。急性期注意床上正确体位的摆放，有助于预防或减轻上述痉挛姿势的出现和加重。

（1）健侧卧位（图7-1）：是患病老年人最感舒服的体位。患侧上肢下垫一软枕，患侧肩充分前伸，前臂旋前，肘、腕、指各关节伸展置于枕上。患侧髋、膝关节呈自然半屈曲位，患足与小腿尽量保持垂直位，置于另一枕上。

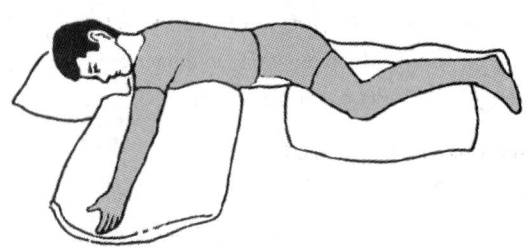

图7-1　健侧卧位

（2）患侧卧位（图7-2）：患侧上肢前伸，使肩部前伸，避免受压和后缩。肘、腕、指伸展，前臂旋后。患髋伸展，膝略屈曲。患侧卧位增加了对患侧的知觉刺激输入，整个患侧被拉长，从而减少痉挛，此外，健手能自由活动。

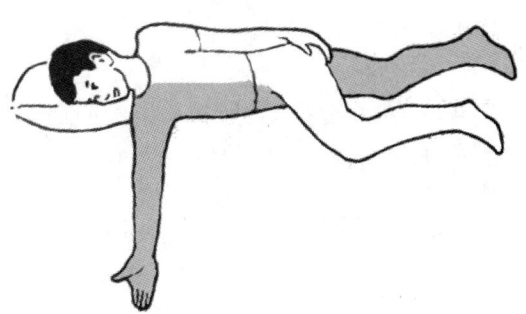

图7-2　患侧卧位

（3）仰卧位（图 7-3）：不是最佳体位，可增加患病老年人的痉挛模式。头下置一枕头，但不宜过高，面部朝向患侧。患侧肩稍垫高防止肩后缩，上肢稍外展，前臂旋后，手掌心向上，手指伸开，拇指指向外侧。患侧髋及大腿下放置垫枕，使骨盆前伸，防止患腿外旋，膝下放一小枕使膝关节轻度屈曲。足底不放任何东西，防止增加不必要的伸肌模式的反射活动。

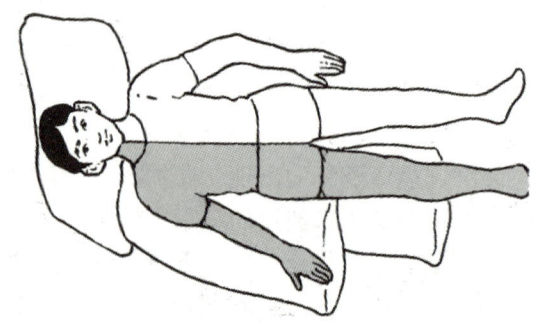

图 7-3 仰卧位

2. 床上体位变换

任何一种体位持续时间过长，都可能引起继发性损伤，如关节挛缩、压疮等。不断变换体位可使肢体的伸屈肌张力达到平衡，预防痉挛模式出现，也可防止长时间维持某一体位而导致的压疮。一般 60～120 分钟变换体位一次。

（1）被动向健侧翻身：先旋转上半部躯干，再旋转下半部躯干。照护者一手放在颈部下方，另一手放在患侧肩胛骨周围，将患病老年人头部及上半部躯干转呈侧卧位，然后一手放于患侧骨盆将其转向前方，另一手放在患侧膝关节后方，将患侧下肢旋转并摆放于自然半屈位。

（2）被动向患侧翻身：照护者先将患侧上肢放置于外展 90° 的位置，再让患病老年人自行将身体转向患侧，若老年人处于昏迷状态或体力较差时，则可采用向健侧翻身的方法帮助老年人翻身。

（3）主动翻身动作训练：是基本的躯干功能训练之一。具体操作方法见项目六任务二。

（4）桥式运动。

①双桥式运动（图 7-4）：患病老年人仰卧位，上肢伸直放于体侧，双腿屈曲，足支撑于床面上，然后将臀部主动抬起，并保持骨盆成水平位，维持一段时间后慢慢地放下。②单桥式运动（图 7-5）：随着控制能力的改善，为进一步提高患侧髋关节伸展控制功能，可逐步调整桥式运动的难度，让老年人健腿悬空，仅用患腿完成桥式运动。

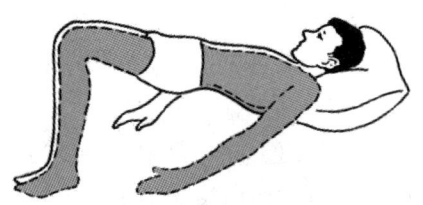
图 7-4　双桥式运动
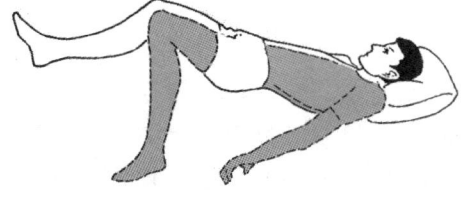
图 7-5　单桥式运动

（二）恢复期的康复护理

脑卒中恢复期一般为 1 年，言语和认知功能的恢复可能需要 1~2 年。发病后 1~3 个月是康复护理和功能恢复的最佳时期。恢复后期功能进步缓慢或停滞不前，出现肢体的失用。对患侧功能不可恢复或恢复很差者，应充分发挥健侧的代偿作用，必要时加用自助器具。

1. 康复目标

包括改善步态，恢复步行能力；增强肌力，促进肢体协调性和精细运动，提高和恢复日常生活活动能力；适时使用辅助器具，以补偿患肢的功能；重视心理、家庭及社会环境改造，使患病老年人重返社会。

2. 康复训练

（1）抗痉挛训练。

大部分患病老年人患侧上肢为屈肌痉挛，下肢为伸肌痉挛。老年人仰卧，以 Bobath 式握手用健手带动患手上举、伸直和加压患臂。双腿屈曲，Bobath 式握手抱住双膝，将头抬起，前后摆动使下肢更加屈曲。

（2）下肢控制能力训练。

卧床期间进行下肢训练可以改善下肢控制能力，为以后行走训练做准备。

①髋、膝屈曲训练：老年人仰卧，照护者一手握其患足保持背伸，足底支撑于床面，另一手扶持患侧膝关节，保持髋关节内收位，在患足不离开床面的情况下屈曲髋、膝关节，然后缓慢伸直下肢，如此反复练习。

②踝背屈训练：老年人仰卧，屈髋屈膝，双足踏于床面上，照护者一只手握住老年人的踝部向下加压，另一只手使足背伸且保持足外翻位，当被动踝背伸抵抗逐渐消失后，让老年人主动保持该姿势。随后指导老年人进行主动背伸踝关节练习。

（3）坐位训练。

长期在床上制动，尤其是患病老年人，可引起严重的并发症，如静脉血栓形成、坠积性肺炎、压疮等。因此只要病情允许，尽早让老年人采取床上坐位。患病老年人首先由仰卧变为侧卧，用健侧手握住患侧手置于腹部，抬头，健侧肘关节屈曲，上臂直立位支撑上半身抬起，然后健侧足插入患侧足下呈交叉状，用健侧足将患侧足带到床边，上半身进一步上抬、前倾，同时用健侧手手掌支撑床面将身体直立，两足下垂于床沿上，坐起，双足着地。

（4）平衡训练。

分静态平衡训练和动态平衡训练。静态平衡训练要求患病老年人在无支撑下静坐于床边或椅子上，髋关节、膝关节和踝关节均屈曲 90°，足踏地或支持台，双足分开约一脚宽，双手置于膝上。照护者协助患病老年人调整躯干和头至中立位，当感到双手已不再用力时松开双手，此时老年人可保持该位置数秒然后慢慢地倒向一侧。随后照护者要求老年人自行调整身体至原位，必要时可给予一定帮助。静态平衡完成后，让老年人将双手手指交叉在一起，伸向前、后、左、右、上、下方并有重心相应的移动，此称动态坐位平衡训练。老年人在受到突然推、拉的外力作用时仍能保持平衡（他动态平衡）就可认为已完成坐位平衡训练。

（5）坐到站起平衡训练。

患病老年人双手交叉，屈髋、身体前倾，重心移至双腿，然后做抬臀站起动作，负重能力增强后，可独立做双手交叉、屈髋、身体前倾，然后自行站立。患病老年人完成坐到站起动作后，可依次进行扶站、平行杠内站立、独自站立以及单足交替站立的三级平衡训练。尤其做好迈步向前、向后和向左、向右重心转移的平衡训练。

（6）步行训练。

①步行前准备：在扶持站立位患腿做前后摆动、踏步、屈膝、伸髋等练习，然后利用患腿负重，健腿前后迈步和进一步训练患腿的平衡。

②扶持步行：照护者站在患病老年人偏瘫侧，一手握住患手，掌心向前，另一手从患侧腋下穿出置于胸前，手背靠在胸前处，与老年人一起缓慢向前步行，训练时要按照正确的步态做行走或平行杠内步行，然后过渡到扶杖步行，最后到徒手步行。

③改善步态训练：步行训练早期常有膝过伸和膝打软（膝突然屈曲）现象，应进行针对性的膝控制训练。

④复杂步态训练：如高抬腿步、走直线、绕圈走、转换方向、跨越障碍、弓箭步、各种速度和节律的步行以及训练步行耐久力，通过上斜坡增加下肢力量，在窄步道上步行训练步行稳定性，踏固定自行车训练协调性。

（7）上下楼梯训练：应遵循健足先上、患足先下的原则。照护者站在患侧后方，一手协助控制患膝关节，另一手扶持健侧腰部，帮助将重心转移至患侧，健足先蹬上一层台阶支撑稳定后，将重心充分前移，照护者一手固定腰部，另一手协助患足抬起，髋膝关节屈曲，将患足置于高一层台阶。如此反复进行，逐渐减少帮助，最终能独立上楼梯。下楼梯时，照护者站在患侧，协助完成膝关节的屈曲及迈步。老年人可用健侧手轻扶于楼梯扶手上以提高稳定性，但不能把整个前臂放在扶手上。

（8）上肢控制能力训练：包括臂、肘、腕、指的训练。老年人可坐于桌前，用患手翻动桌上的扑克牌，也可在任何体位转动手中的一件小物品，做前臂的旋前、旋后训练。老年人仰卧，患臂上举，尽量屈伸直肘关节，用手触摸自己的口、对侧耳和肩，做肘的控制训练。双手交叉，手掌朝前，手背朝胸，然后伸肘，举手过头，掌面向上，返回胸前，再向左、右各方向伸肘，做腕指伸展训练。

（9）手功能训练：通过打字、搭积木、拧螺帽、拾豆子、和面、编织、刺绣等训练手指精细活动。

（10）日常生活能力训练：通过床椅转移、穿衣、进食、上厕所、洗澡、行走、上下楼梯等训练，使老年人尽可能实现生活自理。

（三）后遗症期的康复护理

后遗症期是脑卒中发病后1年以上的时期，康复一般病程经过大约1年，老年人经过治疗或未经积极康复，老年人可以留有不同程度的后遗症，如肢体痉挛、关节挛缩畸形、肌力减退、共济失调和运动姿势异常等。后遗症期康复目标是指导老年人维持性训练、利用残余功能和防止功能退化，以便于争取最大程度的生活自理。

（1）继续强化患侧的康复训练。

（2）加强健侧的训练，充分发挥健侧的代偿作用。

（3）指导正确使用矫形器和辅助器，如手杖、步行器、轮椅、支具，以补偿患肢的功能，帮助老年人提高日常生活活动能力。

（4）改善步态训练，主要是加强站立平衡、屈膝和足背屈训练，同时进一步完善下肢的负重能力，提高步行效率。

（5）改善周围环境，方便老年人完成日常生活活动，预防跌倒。如将门槛和台阶改成斜坡，蹲式便器改成坐式便器，在经常活动范围内加装扶手等。

（四）并发症的康复

（1）肩关节半脱位：为脑卒中早期常见并发症，多在脑卒中3周内发生，对老年人上肢功能恢复影响较大。由于脑卒中早期以冈上肌为主的肩关节周围肌肉瘫痪、肩关节稳定性减弱，使固定肩关节的稳定机构强度降低，导致肩关节脱离关节窝的正常位置。

对于肩关节半脱位主要是预防其发生。首先纠正恢复肩关节的正常位置。通过手法活动使肩胛骨充分前屈、上抬、外展，并向上旋转。加强刺激肩关节周围起稳定作用的肌肉，肩关节无痛活动范围被动运动以保持肩关节正常活动范围。注意在训练中不要牵拉患肩，软瘫期立位或坐位时患侧应予悬吊或支撑。

（2）肩痛：为脑卒中常见和严重的并发症之一，多在患病后1~2个月时发生。不仅给老年人带来身心上的痛苦，还极大地影响老年人的进一步康复。预防和治疗的方法主要包括良好的体位摆放；通过手法活动增加肩胛被动运动范围和交叉前伸的上肢自主运动；同时可应用消炎镇痛药物、抗痉挛药物、局部理疗等控制疼痛。

（3）肩手综合征：多见于脑卒中后1~3个月。可能与反射性交感神经营养不良有关。表现为突然出现肩痛、活动受限、手部疼痛和水肿，后期出现手部肌肉萎缩，手指挛缩畸形。预防及治疗的方法主要有：保持正确的腕部体位，避免腕部掌屈；抬高患肢；向心性加压缠绕患手；加强患肢主动和被动活动，维持全关节活动范围；采用冰疗等物理治疗。

五、康复教育

（1）对患病老年人及家属进行脑卒中相关知识的健康教育，充分了解脑卒中的危险因素、先兆症状、主要临床表现、积极康复训练对预后的影响，以及如何预防等知识，让他们了解脑卒中康复的最新进展。预防脑卒中的发生和再复发，对如高血压、动脉硬化、高血脂、糖尿病及心脏病等主要危险因素进行干预，积极预防。

（2）向患病老年人和家属传授如何调整脑卒中后的心理变化，家属和患病老年人都要树立康复的信心，家属给予患病老年人积极的心理支持。患病老年人需养成良好的生活习惯，戒烟、戒酒、控制体重、合理膳食、保持合理的运动，控制自己的情绪。家属要注意患病老年人的安全，防止老年人滑倒。

（3）加强对患病老年人自我健康管理的教育，康复是一个长期的过程，患病老年人回到社区后，需要在康复治疗师的指导下继续保持康复功能的训练，定期复诊，力争生活自理。

任务实施

一、实施条件

表 7-2 脑卒中康复实施条件

名称	实施条件	要求
实施环境	模拟房间、实训教室	安全、干净、整洁、温湿度适宜
设施设备	诊断床、桌、椅、日常生活用具（如床、橱、柜、杯、碗、筷、电话等）、拐杖、轮椅、平行杠等	无损坏、松动
物品准备	签字笔1支、记录本1本、手消毒剂	照护者自备工作服、帽子、口罩、发网、挂表
人员准备	具备脑卒中康复评定的操作技能和相关知识	照护者着装整齐、洗手、剪指甲

二、实施步骤

1. 评估

评估患病老年人的性别、年龄、职业、诊断，所处的家庭环境、工作环境、社会环境和居住环境，患病老年人以往的社会角色及疾病史。评估老年人症状和体征。评估患病老年人的主动性、依从性的态度和情感，以及是否需要专门的设备。

评估者先通过查阅患病老年人病案记录，然后通过交谈以进一步确认最初收集到的关于患病老年人的背景资料是否正确、完整。交谈时最好邀请患病老年人家属参加，以防止由于患病老年人言语交流障碍、认知障碍等造成的表述内容不准确。通过交谈，可以了解患病老年人的康复愿望、文化修养、价值观念等，为后期制订脑卒中康复训练目标和选择训练方法提供依据。交谈收集的资料还要包括：患病老年人以前的就业史与生活史、回家后独立生活和工作的愿望、家人能提供的照顾、居住环境、实际能力在现实环境中的障碍等。

2. 用物准备

（1）环境：安全、安静、干净、整洁。

（2）着装整齐、洗手。

（3）物品：签字笔、记录本、手消毒剂。

3. 实施康复评定

（1）沟通交流。

正式评定前应首先与患病老年人交谈，向患病老年人解释脑卒中的康复评定目的、目标、方式、可能的结果等，以争取患病老年人的理解与配合。

（2）开始评定。

在完成首次交谈后，可以开始评定。通常采用徒手评定、量表法等方式，了解患病老年人的运动功能、感觉功能、日常生活能力、认知能力、语言能力等。

（3）评定结束时，跟患病老年人正确解释评定结果。

（4）整理用物、洗手、记录。

4. 记录与报告

根据完成的评定内容，记录并分析。

5. 制定康复训练目标与计划

根据康复评定结果，为患病老年人制定脑卒中后的康复训练目标与计划。

6. 实施康复护理

（1）沟通交流。

正式训练前应首先与患病老年人交谈，再次向患病老年人解释脑卒中的康复训练目的、目标、方法等，以争取患病老年人的理解与配合。

（2）开始训练。

在完成首次交谈后，可以开始训练。训练过程中要注意患病老年人训练项目完成是否准确、难度是否适中，患病老年人是否可耐受训练项目等。

（3）训练结束后整理用物、洗手、记录。

7. 康复宣教

为巩固训练效果，应针对患病老年人训练以及生活中的问题展开康复宣教。

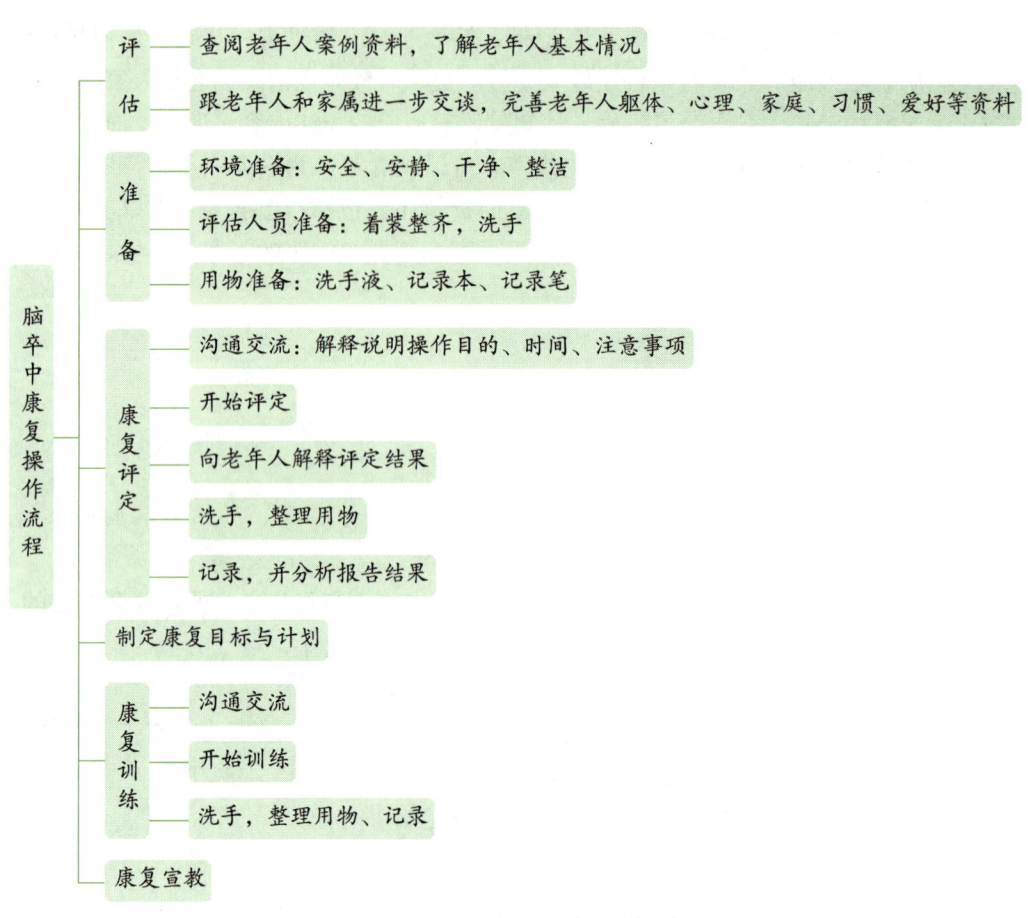

图 7-6 脑卒中康复操作流程图

三、考核评价

表 7-3 脑卒中康复评定考核标准

考核内容		考核点及评分要求	分值	扣分	得分	备注
评估 （20分）	老年人	1. 性别、年龄、职业、诊断，所处的家庭环境、工作环境、社会环境和居住环境，老年人以往的社会角色及疾病史	5			
		2. 症状和体征	5			
		3. 主动性、依从性的态度和情感	3			
		4. 是否需要专门的设备	2			
		5. 态度和蔼，沟通有效	2			
		6. 内容全面完整	3			

续上表

考核内容		考核点及评分要求	分值	扣分	得分	备注
准备（10分）	环境	安全、安静、干净、整洁	2			
	照护者	着装整齐、洗手	3			
	物品	用物准备齐全	5			
实施（60分）	实施过程	1. 选择合适的康复评定方法	5			
		2. 说明操作目的、需要时间及注意事项，得到老年人的理解和配合	5			
		3. 按照评定内容逐一进行评定，内容完整全面，每少一项内容扣5分，直到扣完。评定方法合适、准确	40			
		4. 有效沟通，正确解释评定结果	3			
		5. 整理用物，洗手	2			
	记录报告	记录评定内容，分析总结与报告	5			
评价（10分）		1. 操作规范，动作熟练	3			
		2. 评价方式正确有效	3			
		3. 态度和蔼，关爱老年人	2			
		4. 与家属沟通有效，取得合作	2			
总分			100			

表7-4 脑卒中康复护理考核标准

考核内容		考核点及评分要求	分值	扣分	得分	备注
评估（20分）	老年人	1. 综合分析评定结果	5			
		2. 康复目标制定合理	5			
		3. 是否需要专门的设备	4			
		4. 态度和蔼，沟通有效	3			
		5. 内容全面完整	3			
准备（10分）	环境	安全、安静、干净、整洁	2			
	照护者	着装整齐、洗手	3			
	物品	用物准备齐全	5			

续上表

考核内容		考核点及评分要求	分值	扣分	得分	备注
实施（60分）	实施过程	1. 遵医嘱选择合适的康复训练方法	5			
		2. 说明康复训练目的和操作要点、需要时间及注意事项，得到老年人的理解和配合	5			
		3. 按照康复训练项目逐一进行操作，内容完整全面，每少一项内容扣5分，直到扣完	40			
		4. 有效沟通，及时关注老年人感受	3			
		5. 整理用物，洗手	2			
	康复宣教	康复宣教符合老年人当前康复需求	5			
评价（10分）		1. 操作规范，手法正确，动作熟练	3			
		2. 老年人舒适，保证老年人安全	3			
		3. 态度和蔼，关爱老年人	2			
		4. 与家属沟通有效，取得合作	2			
总分			100			

知识拓展

脑卒中运动康复技术

脑卒中运动康复技术方法较多，21世纪是运动疗法更加趋于成熟的阶段，尤其是随着运动学等相关基础学科及专业基础学科的研究进展，以及循证康复医学的研究成果，使脑卒中的运动疗法更加趋向于成熟和系统化。除流行的神经生理学方法：Bobath疗法、Brunstrom疗法、Rood疗法、神经肌肉本体促进疗法外，在脑卒中的运动障碍治疗中还应用了很多新兴的康复技术：运动再学习、强制性运动、减重步行训练、运动想象等可以改善患病老年人四肢的运动功能，更能有效地提高老年人日常社会生活活动能力的恢复。强制性运动疗法是鼓励偏瘫老年人在日常生活活动中大量使用瘫痪的肢体，通过强制性运动从而促进大脑结构的恢复、提高皮质的兴奋性和运动协调的正常化。在运用强制性运动疗法的过程中常与作业疗法和物理因子疗法联合应用。

同步练习

请扫描下方二维码获取本节练习题。

任务二　颈椎病的康复

任务情境

张爷爷，68岁，反复颈部酸痛，活动受限，右上肢麻木半年。半年前无明显诱因出现颈部不适，活动受限，伴右上肢麻木，低头和劳累后明显加重。无眩晕，无发热，无恶心、呕吐等症状。查体：颈部肌肉僵硬，颈5、6椎旁压痛明显，椎间孔挤压试验和臂丛神经牵拉实验阳性。辅助检查：MRI 示 C_5/C_6 椎间盘膨出。发病以来，神志清楚，精神差，睡眠不佳。

任务：评定张爷爷的康复问题，并针对张爷爷出现的功能障碍协助其进行康复训练。

任务目标

1. 能采用正确的方式进行评估。
2. 能准确评定颈椎病的功能受限范围。
3. 能判断颈椎病老年人的恢复情况。
4. 能正确指导患病老年人合理进行康复训练。

任务描述

一、概述

颈椎病又称颈椎综合征，是由于急性损伤或慢性劳损等因素引起颈椎的椎间盘退行性改变，颈椎骨质增生、韧带钙化、颈部软组织痉挛或损伤等，导致脊柱内外平衡失调，刺激或压迫颈椎神经根、椎动脉、脊髓或交感神经而产生的一组综合征。为中年以上人群的常见病，以30~50岁人群更多见，目前有年轻化趋势。

（一）病因

颈椎是脊椎中体积最小、活动量最大、最灵活的椎节。故病因多样，病理过程复杂，颈椎间盘及颈椎附件出现退行性改变是颈椎病发生的内在因素，各种急慢性损伤则是导致颈椎病的外部因素。

（1）内因：椎间盘一般从30岁开始发生退变，首先是软骨板逐渐骨化，通透性降低，髓核中的水分逐渐减少，缩小变硬形成一个纤维软骨性实体，导致椎间盘变薄、椎间隙变窄，关节面易发生磨损而形成骨质增生。同时颈椎间盘因退变而向周围膨出，导致椎间孔变窄或椎管前后径变窄压迫脊髓、颈神经根、椎动脉及交感神经引起相应的临床症状。

（2）外因：颈部的跌、扭、闪等急性损伤，可直接损害颈部的肌肉、韧带、关节而诱发颈椎病，如车祸所致的挥鞭损伤。长期低头工作、平时坐姿不正、睡姿不良、长期伏案等引起颈部肌肉、韧带、筋膜与关节等的劳损导致颈椎病。

此外，颈部先天性骨关节结构畸形、椎管狭窄、肥胖、糖尿病、颈项部受寒等，也可诱发各型颈椎病，引起临床症状。

（二）临床表现

颈椎病临床上主要分为神经根型、椎动脉型、脊髓型、交感神经型和混合型5种类型。

1. 神经根型

多见于中老年人，常因外伤、长时间从事伏案工作或睡眠姿势不当等引起。临床表现主要为颈部发僵、颈肩背部疼痛，并向一侧或两侧上肢放射。疼痛为酸痛、钝痛或灼痛，伴有针刺或电击样痛。重者为阵发性剧痛。颈部活动、咳嗽、喷嚏、用力深呼吸等可导致症状加重。检查可见颈部活动受限，棘突、棘突旁或沿肩胛骨内缘有压痛点，臂丛神经牵拉试验、椎间孔挤压试验呈阳性。

2. 椎动脉型

发作性眩晕为典型临床表现，可同时伴有颈肩或颈枕部疼痛。头部转向健侧时眩晕加重，或下肢突然无力猝倒，但意识清醒。可有恶心、呕吐、耳鸣或听力下降、视物不清、记忆力减退、精神萎靡、乏力嗜睡等。查体时椎动脉扭曲试验和仰头试验阳性。

3. 脊髓型

以慢性、进行性四肢感觉及运动功能障碍为特征。初期表现为颈肩痛伴有四肢麻木、下肢沉重发软、肌力减弱或步态异常，严重者发展成四肢瘫痪、大小便障碍、卧床不起。体检时四肢肌张力可能增高，可出现病理反射，屈颈试验阳性。

4. 交感神经型

症状较复杂，主要临床表现为枕部疼痛连及头部或偏头痛，头晕、失眠、眼窝胀痛、视物模糊、耳鸣、耳聋、咽部干涩、异物感或吞咽困难、心律异常，肢体或面部区域性麻木、发凉或出汗障碍等。

5. 混合型

两型或两型以上颈椎病症状和体征混合存在，常以某一类型为主，其他类型不同程度的合并出现，病变范围不同，其临床表现也各异。严格说，单一类型的颈椎病较少。

二、主要功能障碍

（1）神经根型：上肢、手麻木、无力等上肢功能障碍，ADL活动能力障碍，活动受限。

（2）脊髓型：四肢麻木、无力、步态异常，影响上、下肢功能，严重者可能截瘫。

（3）椎动脉型：头晕严重者可影响ADL活动能力。

（4）交感神经型：不影响四肢功能。

三、康复评定

1. 常规评定

从患病老年人的病史、症状、体征等方面进行了解。了解患病老年人从事的职业、日常生活习惯、运动情况、本次发病的原因等；了解患病老年人的症状，包括局部的疼痛、麻木、头晕、心慌、上下肢无力、大小便异常等的程度；通过体查了解压痛点、局部肌肉紧张和头颈部活动受限情况。

2. 特定评估

可以从疼痛、感觉、颈椎活动范围进行单项评定，亦可从症状体征以及ADL的程度进行综合性的评定。其中，针对疼痛程度，可以采用VAS画线法，针对感觉可以通过浅感觉异常部位的大致范围确定病变椎体的节段，针对颈椎活动范围，可以采用方盘量角器进行颈椎屈曲、伸展、侧弯及旋转度的具体测量。综合性评定可选用针对不同类型颈椎病的量表评估。

3. 特征性检查

（1）椎间孔挤压试验：患病老年人取坐位，全身放松，头偏向患侧，稍后仰。检查者双手重叠放于患病老年人头顶，垂直向下加压。若出现颈肩臂放射性疼痛或麻木者为阳性。

（2）臂丛神经牵拉试验：患病老年人取坐位，检查者一手将老年人头推向健侧，另一手握住患病老年人手腕向相反方向牵拉，出现放射性疼痛或麻木者为阳性。

（3）椎间孔分离试验：患病老年人端坐，检查者站于老年人身后，双手分别托住老年人枕部和颌部，向上牵拉颈椎，出现麻痛感减轻者为阳性。

（4）前屈旋颈试验：患病老年人头部前屈做左右旋颈运动，如颈椎出现疼痛为阳性。提示椎间小关节可能有退行性改变。

（5）低头试验：患病老年人直立，双足并拢，双手自然下垂放于身体两侧，低头看自己足尖1分钟。如出现头痛、头晕、耳鸣、手麻、手出汗、下肢无力等症状为阳性。

（6）仰头试验：姿势同于低头试验，仰头看屋顶1分钟。出现类似低头试验的各种症状者为阳性。

（7）椎动脉扭曲试验：患病老年人取坐位，检查者立于患病老年人身后，双手抱老年人头枕两侧，使患病老年人头后仰的同时将头转向一侧，出现眩晕者为阳性。

四、康复护理

（一）围领及颈托

围领和颈托可起到制动和保护颈椎，减少对神经根的刺激，减轻椎间关节创伤性反应，并有利于组织水肿的消退和巩固疗效，防止复发。围领和颈托对各型颈椎病都适用，尤其是颈椎间盘突出症、交感型及椎动脉型颈椎病的急性发作期老年人更为合适。

（二）颈椎牵引

常作为神经根型和交感神经型颈椎病的首选疗法。颈椎牵引的角度、时间和重量是决定训练效果的3个重要因素。

1. 牵引体位

分为坐位、卧位和半卧位三种。需要较大牵引力时可选择坐位，如牵引力不大三种体位都可以。

2. 牵引角度

根据患病老年人的病变节段、颈椎弧度、颈椎病病情和自我感觉等多方面因素综合调节。一般 0°~25°，病变节段越高，牵引角度越小，C_1~C_4 节段选择 0°，C_5~C_6 节段选择 15°，C_5~C_6 节段选择 20°，C_7~T_1 节段选择 25°，颈椎曲度异常改变者选取 0°。

3. 牵引重量

牵引力量以达到颈椎椎间隙增大而不引起肌肉、关节损伤为目的。根据患病老年人的体重和病情决定，坐位牵引重量从 4~6 kg 可逐渐增加至 12~15 kg，卧位持续牵引重量从 2~3 kg 可逐渐增加至 4~6 kg，症状缓解后可适当减轻牵引重量。

4. 牵引时间

每次牵引时间 15~30 分钟为宜，每天 1~2 次，10 天为一个疗程。

（三）推拿疗法

适用于除了严重脊髓型以外的其他各型颈椎病。推拿手法具有舒筋活血、解痉镇痛、松解粘连、调节神经、去除关节嵌顿的作用。

颈椎病推拿应分期分型训练，不同类型的颈椎病，其方法、手法差异较大。常用的手法有推、拿、按、摩、擦、揉、滚、捏、提、摇、颤、弹拨等。每次 20~30 分钟，每天 1 次，10 次为 1 个疗程。

（四）针灸疗法

常用风池、颈夹脊、天柱、肩井、肩外俞、天宗、曲池、手三里、合谷、后溪、外关等穴位，毫针刺入，平补平泻，每次 20~30 分钟，每天 1 次，10 次为 1 个疗程，可配合电针、针上加灸、红外线照射等以提高疗效。

（五）运动及保健疗法

1. 关节活动度训练

常见的关节活动度训练就是做"米字操"，患病老年人坐位，头部中立位，躯干保持正直，患病老年人缓慢地做头前屈、后伸及左右侧屈运动，尽量达到最大范围，恢复与增加目前的颈椎活动度，并改善颈椎肌肉的力学平衡。

2. 肌力训练

照护者指导患病老年人做头部前屈、后伸、左右侧屈及左右旋转等多方向多角度颈部肌群等长抗阻肌力训练，增加颈部肌肉的肌力，从而增强颈椎的稳定性。

3. 传统功法

八段锦、太极拳、易筋经等传统保健体操对颈椎病有较好的功效。

（六）其他疗法

小针刀、火罐、中药、刮痧、手术等。

五、康复教育

（1）对患病老年人及家属进行颈椎病相关知识的健康教育，充分了解颈椎病发病的病因、主要临床表现、积极康复训练计划。

（2）指导患病老年人及家属正确进行牵引、局部按摩的方法和注意事项。

（3）家属给予患病老年人积极的心理支持，患病老年人和家属都要树立康复的信心，保持良好的心态、配合训练。

（4）经常练习正确的坐姿：坐直、挺胸抬头、收颌、拔颈、两肩胛靠拢，放松活动。

（5）睡觉时，宜睡硬板床，注意睡姿，枕头高度适当与肩部同高，注意避免头颈部过伸或过屈。

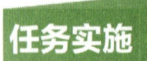

一、实施条件

表 7-5 颈椎病康复实施条件

名称	实施条件	要求
实施环境	模拟房间、实训教室	安全、干净、整洁、温湿度适宜
设施设备	关节量角器、检查床、椅子、围领或颈托、颈椎牵引器等	无损坏、松动
物品准备	签字笔 1 支、记录本 1 本、手消毒剂	照护者自备工作服、帽子、口罩、发网、挂表
人员准备	具备颈椎病康复评定的操作技能和相关知识	照护者着装整齐、洗手、剪指甲

二、实施步骤

1. 评估

评估患病老年人的性别、年龄、职业、诊断，所处的家庭环境、工作环境、社会环境和居住环境，患病老年人以往的社会角色及疾病史。评估患病老年人症状和体征，评估患病老年人的主动性、依从性的态度和情感，以及是否需要专门的设备。

照护者先通过查阅患病老年人病案记录，然后通过交谈以进一步确认最初收集到的关于患病老年人的背景资料是否正确、完整。交谈时最好邀请患病老年人家属参加，以防止由于患病老年人言语交流障碍、认知障碍等造成的表述内容不准确。通过交谈，可以了解患病老年人的康复愿望、文化修养、价值观念等，为后期制订颈椎病康复训练目标和选择训练方法提供依据。交谈收集的资料还要包括：患病老年人以前的就业史与生活史、回家后独立生活和工作的愿望、家人能提供的照顾、居住环境、实际能力在现实环境中的障碍等。

2. 用物准备

（1）环境：安全、安静、干净、整洁。

（2）着装整齐、洗手。

（3）物品：签字笔、记录本、手消毒剂。

3. 实施康复评定

（1）沟通交流。

正式评定前应首先与患病老年人交谈，向患病老年人解释颈椎病的康复评定目的、目标、方式、可能的结果等，以争取患病老年人的理解与配合。

（2）开始评定。

在完成首次交谈后，可以开始评定。通常采用徒手评定、量表法等方式，了解患病老年人颈椎活动度、日常生活能力，以及疼痛、感觉异常的部位。

（3）评定结束时，跟患病老年人正确解释评定结果。

（4）整理用物、洗手、记录。

4. 记录与报告

根据完成的评定内容，记录并分析。

5. 制定康复训练目标与计划

根据康复评定结果，为患病老年人制定颈椎病的康复训练目标与计划。

6. 实施康复护理

（1）沟通交流。

正式训练前应首先与患病老年人交谈，再次向患病老年人解释颈椎病的康复训练目的、目标、方法等，以争取患病老年人的理解与配合。

（2）开始训练。

在完成首次交谈后，可以开始训练。训练过程中要注意患病老年人训练项目完成是否准确、难度是否适中，患病老年人是否可耐受训练项目等。

（3）训练结束后整理用物、洗手、记录。

7. 康复宣教

为巩固训练效果，应针对患病老年人训练以及生活中的问题展开康复宣教。

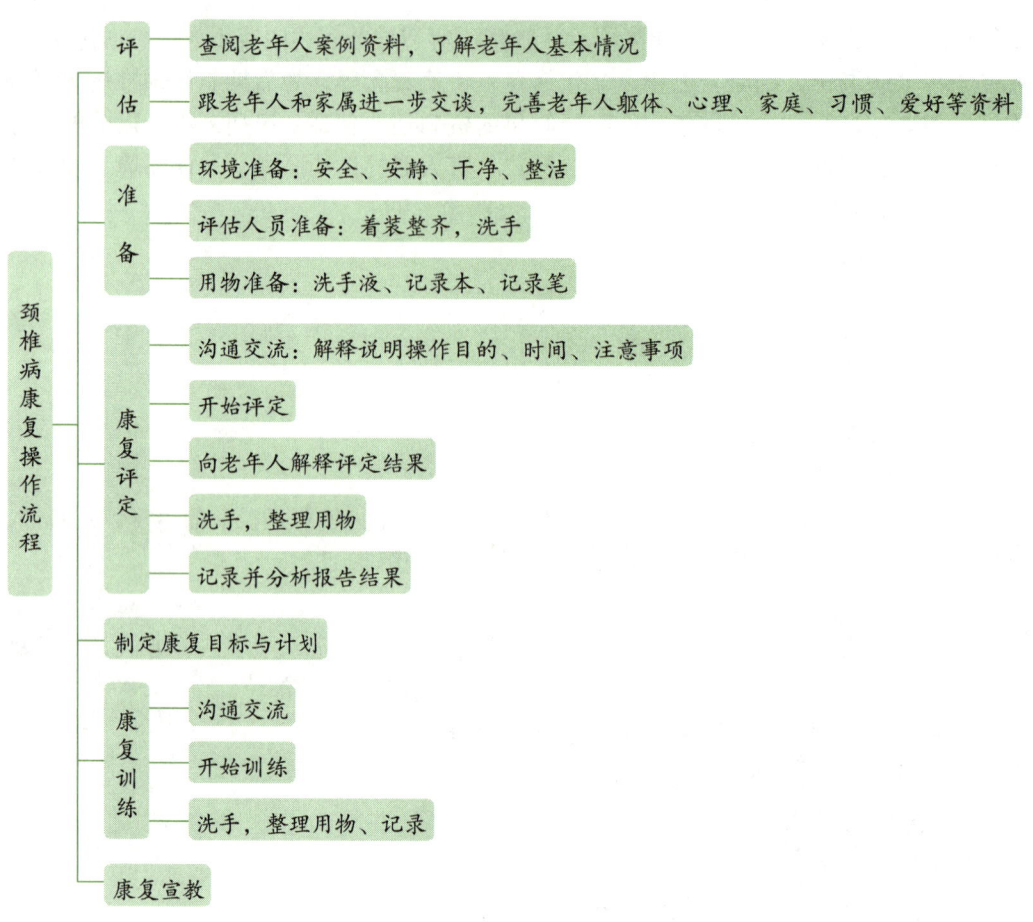

图 7-7　颈椎病康复操作流程图

三、考核评价

表 7-6　颈椎病康复评定考核标准

考核内容		考核点及评分要求	分值	扣分	得分	备注
评估 （20分）	老年人	1. 性别、年龄、职业、诊断，所处的家庭环境、工作环境、社会环境和居住环境，患病老年人以往的社会角色及疾病史	5			
		2. 症状和体征	5			
		3. 主动性、依从性的态度和情感	3			
		4. 是否需要专门的设备	2			
		5. 态度和蔼，沟通有效	2			
		6. 内容全面完整	3			

（续上表）

考核内容		考核点及评分要求	分值	扣分	得分	备注
准备 （10分）	环境	安全、安静、干净、整洁	2			
	照护者	着装整齐、洗手	3			
	物品	用物准备齐全	5			
实施 （60分）	实施过程	1. 选择合适的康复评定方法	5			
		2. 说明操作目的、需要时间及注意事项，得到患病老年人的理解和配合	5			
		3. 按照评定内容逐一进行评定，内容完整全面，每少一项内容扣5分，直到扣完。评定方法合适、准确	40			
		4. 有效沟通，正确解释评定结果	3			
		5. 整理用物，洗手	2			
	记录报告	记录评定内容，分析总结与报告	5			
评价（10分）		1. 操作规范，动作熟练	3			
		2. 评价方式正确有效	3			
		3. 态度和蔼，关爱老年人	2			
		4. 与家属沟通有效，取得合作	2			
总分			100			

表7-7 颈椎病康复护理考核标准

考核内容		考核点及评分要求	分值	扣分	得分	备注
评估 （20分）	老年人	1. 综合分析评定结果	5			
		2. 康复目标制定合理	5			
		3. 是否需要专门的设备	4			
		4. 态度和蔼，沟通有效	3			
		5. 内容全面完整	3			

（续上表）

考核内容		考核点及评分要求	分值	扣分	得分	备注
准备（10分）	环境	安全、安静、干净、整洁	2			
	照护者	着装整齐、洗手	3			
	物品	用物准备齐全	5			
实施（60分）	实施过程	1. 遵医嘱选择合适的康复训练方法	5			
		2. 说明康复训练目的和操作要点、需要时间及注意事项，得到患病老年人的理解和配合	5			
		3. 按照康复训练项目逐一进行操作，内容完整全面，每少一项内容扣5分，直到扣完	40			
		4. 有效沟通，及时关注老年人感受	3			
		5. 整理用物，洗手	2			
	康复宣教	康复宣教符合患病老年人当前康复需求	5			
评价（10分）		1. 操作规范，手法正确，动作熟练	3			
		2. 老年人舒适，保证老年人安全	3			
		3. 态度和蔼，关爱老年人	2			
		4. 与家属沟通有效，取得合作	2			
总分			100			

知识拓展

康复运动中的注意事项

（1）由照护者指导动作的姿势和确定运动量，要坚持长期进行，以保证疗效。

（2）运动应由慢而快，幅度由小逐渐增大，避免一开始就进行过猛、快速的运动。

（3）有头晕症状和颈椎骨质增生明显的老年人应慎重进行。

（4）禁忌证：体质特别虚弱者；颈椎病术后3个月内者；血压不稳，舒张压≥90 mmHg或收缩压≤90 mmHg，并出现自觉症状者；静息状态下脉搏＞120次/分或有心绞痛发作者；心功能不全伴心源性哮喘，呼吸困难者；近期曾出现心肌梗死者；发热、体温超过38℃者。

同步练习

请扫描下方二维码获取本节练习题。

任务三　腰椎间盘突出症的康复

任务情境

李爷爷，70岁，腰痛半年，伴左下肢麻木，加重5天。半年前无明显诱因出现腰部疼痛，活动受限，劳累后明显加重，5天前不慎滑倒，疼痛症状加重，并伴左下肢麻木，遂来就诊。查体：腰部肌肉紧张，腰4、5椎棘突左侧压痛明显，并向左下肢放射，左下肢直腿抬高试验及足背伸加强试验阳性，右下肢阴性。辅助检查：MRI示腰椎生理曲度变直，$L_{4/5}$椎间盘突出。

任务：评定李爷爷的康复问题，并针对李爷爷出现的功能障碍协助其进行康复训练。

任务目标

1. 能采用正确的方式进行评估。
2. 能准确评定腰椎间盘突出症的功能受限范围。
3. 能判断腰椎间盘突出症老年人的恢复情况。
4. 能正确指导患病老年人合理进行康复训练。

任务描述

一、概述

腰椎间盘突出症是指由于腰椎间盘退行性病变或受到外力作用,导致纤维环破裂,髓核突出刺激或压迫硬膜囊、神经根或马尾神经,而引起相应的临床症状和体征,又称腰椎间盘纤维环破裂症。本病以 20~45 岁青壮年发病居多,占 70% 以上。男性多于女性。L_4-L_5 和 L_5-S_1 椎间盘发病占 90%~96%。可呈单节段或多节段发病。

(一)病因机制

1. 内因

椎间盘随年龄的增长,可有不同程度的退变。30 岁开始明显退变,由于负重和脊柱运动的机会增多,椎间盘不断遭受挤压、牵拉和扭转等外力的作用,导致椎间盘发生脱水、纤维化、萎缩、弹力下降、椎间隙变窄、周围韧带松弛,致脊柱内外力学平衡失调,稳定性下降,最后导致纤维环由内向外破裂。

2. 外因

由于腰椎排列呈生理性前凸,椎间盘前厚后薄,后纵韧带纵贯脊柱全长,加强了纤维环的后侧,自第 1 腰椎平面以下后纵韧带逐渐变窄,至第 5 腰椎和第 1 骶椎间宽度只有原来的一半。人们在日常生活和劳动时,受到较重的外伤,或由于长期从事弯腰工作,或习惯性的坐立姿势不良,或长时间保持一种姿势,腰部发生积累性劳损,使纤维环破裂髓核冲破纤维环从一侧的侧后方突入椎管,刺激或压迫脊神经根、马尾或脊髓产生相应症状。

长期受寒冷的刺激,使腰背肌肉、血管痉挛、收缩,影响局部血液循环,导致椎间盘内压力增高,进而影响椎间盘的营养供应,特别是对于已变性的椎间盘,可造成进一步的损害,致使髓核突出。

(二)临床表现

1. 疼痛

腰腿痛是腰椎间盘突出症的主要症状。腰痛是最先出现的症状,主要位于腰骶部和骶髂部,针刺样、触电样疼痛或钝痛,逐渐向一侧下肢沿坐骨神经分布区域放射,L_4-L_5 椎间盘突出压迫 L_5 神经根,疼痛放射至小腿前外侧、足背外侧和足大趾;L_5-S_1 椎间盘突出压迫 S_1 神经根,疼痛放射至小腿后外侧、足跟、外踝、跖部和小趾,咳嗽、打喷嚏、腹部用力、活动时疼痛加重。高位椎间盘突出可压迫股神经,疼痛放射至大腿前外侧、膝前、小腿前内侧。多为一侧痛,少数可表现为双侧疼痛。

2. 感觉障碍

L_3-L_4 椎间盘突出时，大腿前侧及小腿前内侧痛觉减退、麻木，伸膝肌力减弱，膝腱反射减弱或消失；L_4-L_5 椎间盘突出时，小腿前外及足内侧皮肤感觉减退或消失；L_5-S_1 椎间盘突出时，小腿及足外侧和足底痛觉减弱，跟腱反射减弱或消失。

3. 运动障碍

腰椎各方向活动均受限，以后伸和前屈为甚。脊柱侧弯畸形，凸向健侧或患侧，下肢乏力，坐位时患肢不能盘腿，行走时不灵活，甚至出现间歇性跛行。体查时可见腰椎或其椎旁有压痛，直腿抬高试验及加强试验、屈颈试验、挺腹加压试验、骨神经牵拉等试验阳性。

二、康复评定

腰椎间盘突出症严重影响人们生活和工作，采用非手术综合治疗腰椎间盘突出症已在长期临床实践中得到认可，可以从腰椎活动范围、肌力、日常生活活动、疼痛等方面进行评定，以制定正确的训练计划。腰痛评定量表具体如表 7-8 所示。

表 7-8　腰痛评定量表（JOA）

项目	评分
1. 自觉症状（最高 9 分）	
（1）腰痛（最高 3 分）	
无	3
偶有轻度腰痛	2
常有轻度腰痛，或偶有严重腰痛	1
持续性剧烈腰痛	0
（2）下肢痛和（或）麻痛（最高 3 分）	
无	3
偶有轻度下肢痛	2
常有轻度下肢痛，或偶有重度下肢痛	1
持续性剧烈下肢痛	0
（3）步行能力（最高 3 分）	
正常	3
步行 500 米以上出现痛、麻和（或）肌无力	2
步行 100～499 米出现痛、麻和（或）肌无力	1

(续上表)

项目			评分
步行 100 米以下出现痛、麻和（或）肌无力			0
2．体征（最高 6 分）			
（1）直腿抬高试验（最高 2 分）			
正常			2
30°～70°			1
＜30°			0
（2）感觉障碍（最高 2 分）			
无障碍			2
轻度障碍			1
明显障碍			0
（3）运动障碍（最高 2 分）			
正常（5 级）			2
稍减弱（4 级）			1
明显减弱（0～3 级）			0
3．膀胱功能（最高 0 分）			
正常			0
轻度失控			−3
严重失控			−6
4．AOL 障碍（最高 12 分）	无	轻	重
睡觉翻身	2	1	0
站立	2	1	0
洗漱	2	1	0
弯腰	2	1	0
坐 1 小时	2	1	0
执重物或上举	2	1	0
行走	2	1	0

总评分最高 29 分，经过训练前后评分可计算出改善指数和改善率。

三、康复护理

(一)卧硬板床休息

卧硬板床休息是非手术疗法的基础。大多数患病老年人通过卧硬板床休息可使疼痛症状明显缓解或逐步消失。因为卧硬板床能使椎间盘处于休息状态,有利于椎间盘的营养供应使损伤纤维环得以修复,突出髓核回纳;有利于椎间盘周围静脉回流,消除水肿,加速炎症消退;同时可以避免走路或运动时腰骶神经在椎管内反复移动而对神经根的刺激。

(二)腰椎牵引疗法

腰椎牵引可使椎间隙增宽,椎管容积增加,有利于突出物回纳,减轻对神经根的压迫,松解神经根周围的软组织,缓解肌肉痉挛。目前应用较多的牵引包括三维、骨盆及悬吊牵引。自体牵引和骨盆牵引属于慢速牵引,牵引重量为自身体重的40%~70%,一般持续20~30分钟,每日1次,10次为一疗程。三维多功能牵引为快速牵引,特点是定牵引距离,不定牵引重量,由计算机控制,完成水平牵引、腰椎屈曲或伸展、腰椎旋转三个基本动作,多数牵引一次即可。若需再牵引应间隔5~7天。重度腰椎间盘突出者、孕妇、高血压及心脏病老年人慎用或禁用腰椎牵引。

(三)肌力训练

腰椎间盘突出症老年人常存在腰背肌和腹肌力量减弱,影响脊柱稳定性,是导致腰痛迁延难愈的原因之一,通过腰背肌训练,能提高腰背肌张力,改变和纠正异常力线,对预防腰痛的复发有着积极的意义。

(1)五点支撑(图7-8):仰卧,用头部、双肘及双足跟着床,用力使臀部离开床面,背部尽量挺起后伸,维持数秒放下,重复进行。

(2)三点支撑(图7-9):当腰背肌力量改善后,可进行三点支撑练习。仰卧位,双手置于胸前,用头和双足跟支撑身体抬起臀部。

(3)飞燕式(图7-10):俯卧位,双手和上臂放于身体两侧后伸至臀部,以腹部为支撑点,胸部和双下肢同时抬起离开床面,维持几秒,然后放松,重复进行。

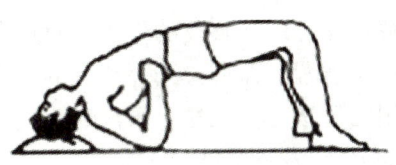

图7-8 五点支撑

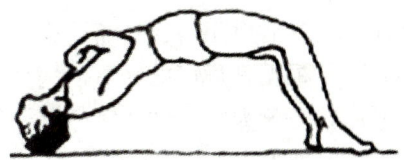

图7-9 三点支撑

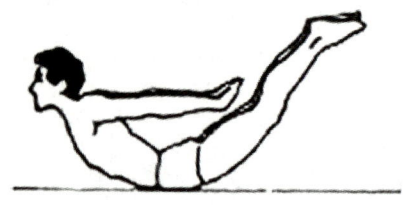

图 7-10　飞燕式

（四）物理因子疗法

物理因子疗法有镇痛、消炎、促进组织再生、兴奋神经肌肉和松解粘连等作用，能使突出部位水肿消退，使粘连松解，炎症减轻。

1. 超短波疗法

两极片对置于腰骶部或患侧下肢，微热或温热量治疗，每次20分钟，每日1次，10次为一疗程。

2. 调制中频电疗法

电极并置于患部，输出强度调至老年人可耐受，每次20分钟，每日1次，10次为一疗程。

3. 超声波疗法

腰部及患肢后侧，接触移动法，$1\sim 2\ W/cm^2$，每次$15\sim 20$分钟，每日1次，10次为一疗程。

4. 立体动态干扰电疗法

将两个星形电极置于患部两侧，差频$90\sim 100\ Hz$，$0\sim 100\ Hz$，各10分钟，每日1次。

5. 磁疗

在椎旁痛点做旋磁治疗，每次20分钟，每日1次，10次为一疗程。

6. 温热疗法

包括红外线、热水浴、热光浴或蜡疗等，治疗部位为腰部及患侧下肢。每次$20\sim 30$分钟，每日1次，10次为一疗程。

（五）推拿疗法

推拿疗法具有活血化瘀、舒筋通络、松解粘连、理筋整复的作用。对适合推拿的患病老年人，要根据其病情的轻重、病变部位、病程、体质等选择适宜的手法，并确定其施用顺序、力量大小、动作缓急等。常用的手法有按压法、擦法、弹拨法、运动关节类手法等，每次$20\sim 30$分钟，每日1次，10次为一疗程。

（六）针灸疗法

针灸疗法具有舒筋通络、活血化瘀、消肿止痛的作用。可选用肾俞、大肠俞、腰俞、腰阳关、腰眼、环跳、阳陵泉等穴位。采用针刺、温针、电针等进行治疗，每次

30分钟，每日1次，10次为一疗程。

（七）其他疗法

中药辨证治疗、中药熏洗、传统功法、拔罐、刮痧、小针刀等。

四、康复教育

（1）应卧硬板床休息。
（2）注意腰背部保暖，避免因受风寒湿冷的刺激而诱发。
（3）腰围不可长期使用，通过功能锻炼来加强腰背肌的力量，以免肌肉退化、萎缩。
（4）腰部不可过度负重，取物时应避免大幅度的弯腰和旋转。
（5）挑、抬重物时，要直腰挺胸，注意重力平衡，起身要稳，步子要协调。

任务实施

一、实施条件

表 7-9　腰椎间盘突出症康复实施条件

名称	实施条件	要求
实施环境	模拟房间、实训教室	安全、干净、整洁、温湿度适宜
设施设备	关节量角器、检查床、椅子、腰椎牵引床	无损坏、松动
物品准备	签字笔1支、记录本1本、手消毒剂	照护者自备工作服、帽子、口罩、发网、挂表
人员准备	具备腰椎间盘突出症康复评定的操作技能和相关知识	照护者着装整齐、洗手、剪指甲

二、实施步骤

1. 评估

评估患病老年人的性别、年龄、职业、诊断，所处的家庭环境、工作环境、社会环境和居住环境，患病老年人以往的社会角色及疾病史。评估患病老年人症状和体征，评估患病老年人的主动性、依从性的态度和情感，以及是否需要专门的设备。

评估者先通过查阅患病老年人病案记录，然后通过交谈以进一步确认最初收集到的关于患病老年人的背景资料是否正确、完整。交谈时最好邀请患病老年人家属参加，以防止由于患病老年人言语交流障碍、认知障碍等造成的表述内容不准确。通过交谈，可以了解患病老年人的康复愿望、文化修养、价值观念等，为后期制订腰椎间盘突出症康复训练目标和选择训练方法提供依据。交谈收集的资料还要包括：患病老年人以前的就业史与生活史、回家后独立生活和工作愿望的愿望、家人能提供的照顾、居住环境、实际能力在现实环境中的障碍等。

2. 用物准备

（1）环境：安全、安静、干净、整洁。

（2）着装整齐、洗手。

（3）物品：签字笔、记录本、手消毒剂。

3. 实施康复评定

（1）沟通交流。

正式评定前应首先与患病老年人交谈，向患病老年人解释腰椎间盘突出症的康复评定目的、目标、方式、可能的结果等，以争取患病老年人的理解与配合。

（2）开始评定。

在完成首次交谈后，可以开始评定。通常采用徒手评定、量表法等方式，了解患病老年人腰椎活动度、日常生活能力，以及疼痛、感觉异常的部位。

（3）评定结束时，向患病老年人正确解释评定结果。

（4）整理用物、洗手、记录。

4. 记录与报告

根据完成的评定内容，记录并分析。

5. 制定康复训练目标与计划

根据康复评定结果，为患病老年人制定腰椎间盘突出症的康复训练目标与计划。

6. 实施康复护理

（1）沟通交流。

正式训练前应首先与患病老年人交谈，再次向患病老年人解释腰椎间盘突出症的康复训练目的、目标、方法等，以争取患病老年人的理解与配合。

（2）开始训练。

在完成首次交谈后，可以开始训练。训练过程中要注意患病老年人训练项目完成是否准确、难度是否适中，以及患病老年人是否可耐受训练项目等。

（3）训练结束后整理用物、洗手、记录。

7. 康复宣教

为巩固训练效果，应针对患病老年人训练以及生活中的问题展开康复宣教。

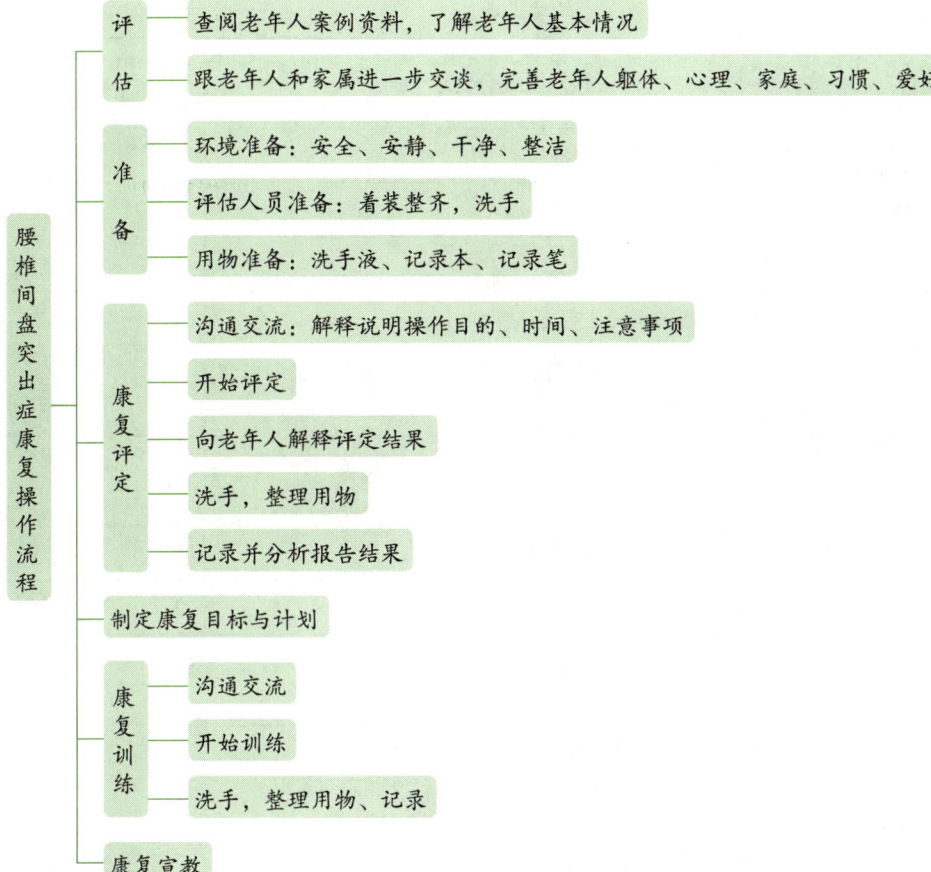

图 7-11 腰椎间盘突出症康复操作流程图

三、考核评价

表 7-10 腰椎间盘突出症康复评定考核标准

考核内容		考核点及评分要求	分值	扣分	得分	备注
评估 （20分）	老年人	1. 性别、年龄、职业、诊断，所处的家庭环境、工作环境、社会环境和居住环境，老年人以往的社会角色及疾病史	5			
		2. 症状和体征	5			
		3. 主动性、依从性的态度和情感	3			
		4. 是否需要专门的设备	2			
		5. 态度和蔼，沟通有效	2			
		6. 内容全面完整	3			

（续上表）

考核内容		考核点及评分要求	分值	扣分	得分	备注
准备（10分）	环境	安全、安静、干净、整洁	2			
	评估者	着装整齐、洗手	3			
	物品	用物准备齐全	5			
实施（60分）	实施过程	1. 选择合适的康复评定方法	5			
		2. 说明操作目的、需要时间及注意事项，得到患病老年人的理解和配合	5			
		3. 按照评定内容逐一进行评定，内容完整全面，每少一项内容扣5分，直到扣完。评定方法合适、准确	40			
		4. 有效沟通，正确解释评定结果	3			
		5. 整理用物，洗手	2			
	记录报告	记录评定内容，分析总结与报告	5			
评价（10分）		1. 操作规范，动作熟练	3			
		2. 评价方式正确有效	3			
		3. 态度和蔼，关爱老年人	2			
		4. 与家属沟通有效，取得合作	2			
总分			100			

表7-11 腰椎间盘突出症康复护理考核标准

考核内容		考核点及评分要求	分值	扣分	得分	备注
评估（20分）	患病老年人	1. 综合分析评定结果	5			
		2. 康复目标制定合理	5			
		3. 是否需要专门的设备	4			
		4. 态度和蔼，沟通有效	3			
		5. 内容全面完整	3			

（续上表）

考核内容		考核点及评分要求	分值	扣分	得分	备注
准备（10分）	环境	安全、安静、干净、整洁	2			
	照护者	着装整齐、洗手	3			
	物品	用物准备齐全	5			
实施（60分）	实施过程	1. 遵医嘱选择合适的康复训练方法	5			
		2. 说明康复训练目的和操作要点、需要时间及注意事项，得到患病老年人的理解和配合	5			
		3. 按照康复训练项目逐一进行操作，内容完整全面，每少一项内容扣5分，直到扣完	40			
		4. 有效沟通，及时关注老年人感受	3			
		5. 整理用物，洗手	2			
	康复宣教	康复宣教符合患病老年人当前康复需求	5			
评价（10分）		1. 操作规范，手法正确，动作熟练	3			
		2. 老年人舒适，保证老年人安全	3			
		3. 态度和蔼，关爱老年人	2			
		4. 与家属沟通有效，取得合作	2			
总分			100			

知识拓展

腰围的正确使用

腰围的佩戴应根据病情灵活掌握，老年人经大力牵引和长期卧床后，下地活动时应严格遵医嘱佩戴腰围，已达到巩固疗效的目的。要正确选择腰围，合适的腰围一般上至肋弓，下至髂嵴下，松紧适宜，应保持良好的生理曲线。病情缓解、症状消失后，应及时取下腰围，不要对腰围产生依赖，通过腰背肌肌力锻炼，以自身肌肉力量加强对腰椎的支持与保护。

同步练习

请扫描下方二维码获取本节练习题。

任务四 慢性阻塞性肺疾病的康复

任务情境

陈爷爷，64岁，咳嗽、咳痰、喘息20余年，活动后气促5年下肢水肿1周，20年来每年冬季咳嗽、咳痰、喘息，持续3~4个月，经抗感染及平喘治疗后症状有所缓解。近10余年来于症状加重时出现活动后心悸、气促。1周前感冒症状加重并出现少尿、下肢水肿，抗感染治疗效果不佳。发病以来食欲差，有时夜间发作呼吸困难，坐起后有所减轻，体重无明显变化。否认高血压病、心脏病、结核病、糖尿病、肝病等病史，吸烟40年，每日20支。查体：T 37.5 ℃，P 110次/分，R 26次/分，BP 135/70 mmHg，神志清，浅表淋巴结不大，巩膜无黄染，口唇略发绀，颈静脉怒张，桶状胸，双肺叩诊过清音，双肺呼吸音弱，呼气延长，双肺散在哮鸣音，肺底部可闻及少许湿性啰音，心界缩小，剑突下可见心尖冲动。肝肋下2 cm，触痛阳性肝颈静脉回流征阳性，脾肋下未及，移动性浊音可疑阳性。双下肢水肿（++）。辅助检查：WBC 5×10^9/L，N 92%。

任务：为了帮助陈爷爷健康生活及提高其生活质量，我们需对他做功能评定，并协助他进行康复训练。

任务目标

1. 能对慢性阻塞性肺疾病的老年人存在的功能障碍进行康复评定。
2. 能指导慢性阻塞性肺疾病的老年人进行康复训练。
3. 能对慢性阻塞性肺疾病的老年人及家属进行康复教育。

> 任务描述

一、概述

慢性阻塞性肺病（chronic obstructive pulmonary disease，COPD）简称慢阻肺。是一种具有气流受限特征的疾病，气流受限不完全可逆、呈进行性发展，确切的病因还不十分清楚，但认为与肺部对有害气体或有害颗粒的异常炎症反应有关。慢性支气管炎和阻塞性肺气肿是导致 COPD 最常见的疾病。慢性支气管炎是指气管、支气管黏膜及其周围组织的慢性非特异性炎症。临床上以咳嗽、咳痰或伴有喘息及反复发作的慢性过程为特征，病情进展常并发阻塞性肺气肿，甚至肺动脉高压、肺源性心脏病。阻塞性肺气肿，简称肺气肿，是由于吸烟、感染、大气污染等因素的刺激，引起终末细支气管远端（呼吸细支气管、肺泡管、肺泡囊和肺泡）的气道弹性减退、过度膨胀、充气和肺容积增大，并伴有气道壁的破坏。阻塞性肺气肿多为慢性支气管炎的并发症，进行性呼吸困难是困扰患肺气肿老年人生存质量的主要问题。肺气肿的这种改变使肺的弹性回缩力减低，呼气时由于胸膜腔压力增大而使气道过度萎陷造成不可逆的气道阻塞。

COPD 是呼吸系统疾病中的常见病和多发病，患病率和病死率均居高位。在我国北部和中部地区的农村成年人调中，COPD 的患病率为 3.17%，COPD 的死亡率居所有死因第 4 位，且有逐年增加之势。

二、主要功能障碍

1. 呼吸功能障碍

COPD 的老年人呼吸功能障碍主要表现为有效呼吸减低、呼吸肌无力，出现以胸式呼吸为主甚至动用辅助呼吸肌的病理式呼吸模式，这些状况均使机体耗氧量增加和活动能力减退。

2. 运动能力障碍

当呼吸辅助肌过度紧张时，可增加无效的耗氧量，加重缺氧与呼吸困难，形成恶性循环，老年人表现为能耗增加和运动能力减退。

3. 日常生活能力障碍

老年人因惧怕，出现劳累性气短，限制自己的活动，有的长期卧床，丧失了日常活动能力和工作能力，生活质量下降。

4. 心理障碍

由于长期供氧不足，使老年人精神紧张、烦躁不安、气短、气促等，同时影响老年人的休息和睡眠，增加了体能消耗，给老年人带来很大的心理压力和精神负担。

三、康复评定

1. 健康状况评定

（1）病史：了解老年人的姓名、性别、年龄、职业、家庭情况等，了解有无吸烟等诱发因素，了解是否存在慢性支气管炎、阻塞性肺气肿、哮喘等相关病史。

（2）营养状态评定：常用体重指数（BMI）作为营养状况指标。BMI 等于体重（kg）除以身高（m）的平方，BMI < 21 的 COPD 患者死亡率增加。理想的营养状况有助于老年人获得最好的健康状况，改善呼吸肌功能和总体感觉，从而改善疾病状况。另一方面，许多 COPD 老年人有营养不良，若体重不足可使疾病恶化，死亡的危险性增加。

2. 呼吸功能评定

在康复医学工作中进行的呼吸功能评定，通常沿用临床常用的评定方法，从简单的呼吸量测定至较高级的呼吸生理试验，包括主观呼吸功能障碍程度分级和客观检查。如肺功能测试：肺功能检查是判断气流受限的主要客观指标，通常以呼气流速降低为特征：一秒用力呼气量（FEV1）、最大呼气中期流速（MEF）、最大通气量（MV）等降低；肺活量（VC）正常或轻度下降；功能残气量（FRC）、残气量（RV）、肺总量（TC）均增大。COPD 老年人 FEV 一般小于正常预计值的 80%；而严重 COPD 老年人 FEV1 可低于正常预计值的 35%。肺顺应性降低，弥散力正常或轻度减少。动脉血气测定显示低氧血症或（和）高碳酸血症。根据 FEV1 下降程度，可将 COPD 分为三级：Ⅰ级 FEV1 ≥ 70；Ⅱ级 FEV 50~69；Ⅲ级 FEV 1 ≤ 50。

3. 运动能力评定

当症状与肺功能评估的结果不相符时，运动能力评估就显得尤为重要。

（1）平板或功率车运动试验：也称为渐进运动试验。用活动平板或功率车进行有规律、有间隔的活动，逐渐增加活动等级至老年人的最大负荷或达到最大心率的 85%，并监测心率、呼吸频率、血压、心电图、最大吸氧量（VO_2max）、氧分压（PaO_2）、二氧化碳分压（$PaCO_2$）、血氧饱和度（SaO_2）、呼吸量、无效腔量、与潮气量比值、最大代谢当量值（MET）、运动时间等相关量化指标来评定老年人运动能力；也可通过平板或功率车运动试验中老年人的主观用力程度分级（Borg 记分）等半定量指标来评定老年人运动能力。

（2）计时步行距离测定：让老年人步行 6 分钟或 12 分钟，记录其所能行走的最长距离。该试验与上述分级运动试验有良好相关性。对于不能进行活动平板运动试验的老年人可行 6 分钟或 12 分钟行走距离测定，以判断老年人的运动能力及运动中发生低氧血症的可能性。采用定距离行走，计算行走时间，也可以作为评定方式。在步行试验中，应嘱患者逐渐增加步行速度。

4. 日常生活能力评定

COPD 老年人日常生活活动能力评估，见表 7-12。

表 7-12　COPD 老年人日常生活活动能力评定

分级	临床表现
0 级	患有肺气肿，但不影响日常生活，活动无气短
1 级	较大量的劳动或运动时出现气短
2 级	平地步行不气短，速度较快或上楼、上坡时出现气短，同龄健康人无气短
3 级	平地慢走不到百步或数分钟即出现气短
4 级	讲话或穿衣等轻微活动时亦有气短
5 级	安静时即有气短，无法平卧

5. 生活质量评估

生活质量不仅仅受健康的影响，还受许多其他因素的影响，如工作满意度、经济保障、娱乐活动、精神满足等。而与健康相关的生活质量（HRQOL）主要用于评估受健康状况影响的个人总体生活质量。HRQOL 评定目的是定量评估疾病过程或症状对日常生活和个人的影响。常用的生活质量评估方法有圣乔治呼吸问卷（SGRQ）和治疗结果研究（SF-36）等。

6. 心理社会评定

COPD 老年人由于长期疾病折磨而产生焦虑、抑郁等心理障碍，对呼吸困难也有恐惧心理。照护者要详细全面了解老年人家庭支持系统，了解老年人对疾病的认知态度及疾病对老年人的影响，是否出现焦虑、抑郁的情绪。

四、康复护理

（一）保持和改善呼吸道通畅

1. 体位摆放

采取坐位或半卧位，有利于肺扩张。

2. 有效咳嗽训练

有效咳嗽是一种帮助过多的支气管分泌物由气道排出的技术。能够在不增加支气管痉挛的前提下，增加分泌物清除效率，改善通气功能。有效咳嗽的方法为：先深吸气，然后关闭喉头增加气道内压力，再收缩腹肌（通过增加腹腔压力抬高膈肌）同时收缩肋间肌（固定胸廓不使其扩张）以提高胸腔内压，在肺泡内压力明显增高时突然将声门打开，即可将痰液随喷出的气流排出。

3. 体位引流

体位引流是依靠重力作用促使各肺叶或肺段气道分泌物的引流排出。适用于神志清楚、体力较好、分泌物较多的老年人。

（1）引流体位的原则：应将病变部位置于高处，使引流支气管的开口方向向下。

（2）体位引流方法：每天做2~3次，总治疗时间30~45分钟，每种体位维持5~10分钟，相关体位见（图7-12）。因为夜间支气管纤毛运动减弱，气道分泌物易于睡眠时潴留，故在早晨清醒后做体位引流最有效。体位引流期间应配合饮温水、给予支气管湿化、雾化吸入、化痰和解除支气管痉挛药物、胸部扩张练习、控制呼吸等。有效咳嗽及局部的叩击和震颤都可以增加疗效。为了预防胃食管反流、恶心和呕吐，应在饭后1~2小时进行头低位引流。引流过程中需注意生命体征的变化。

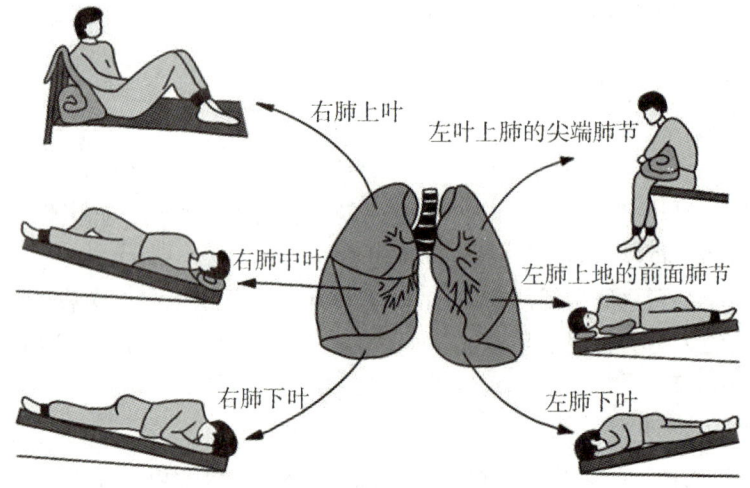

图7-12 不同位置病灶的体位引流

（二）呼吸训练

1. 放松训练

老年人可采取卧、坐、站体位，放松全身肌肉。对不易松弛的老年人可以教给其放松技术，如对拟放松的部位先紧张收缩，体会一下什么是紧张，然后再放松，逐步将各紧张的肌肉松弛；还可做肌紧张部位节律性摆动或转动，以利于该部肌群的放松。放松练习有利于气急、气短症状的缓解。

2. 膈肌呼吸训练

又称腹式呼吸训练。膈肌是人体最有力的呼吸肌，膈肌训练是进行慢阻肺康复的重要措施。肺气肿时，肺内存留大量的残气，膈肌受过度膨胀的挤压而下降，使膈肌的活动度减弱，老年人的呼吸运动被迫由肋间肌和辅助呼吸肌来负担，即变成胸式呼吸。因为胸廓的扩张度小，辅助呼吸肌又容易疲劳，所以胸式呼吸的效果要比腹式呼吸差。此外由于老年人长期处于供氧不足的状态，精神紧张、烦躁不安又增加耗氧量，进一步加重呼吸急促，形成了恶性循环。

膈肌呼吸的关键在于协调膈肌和腹肌在呼吸运动中的活动。呼气时，腹肌收缩帮助膈肌松弛，膈肌随腹腔内压增加而上抬，增加呼气潮气量；吸气时，膈肌收缩下降，腹肌松弛，保证最大吸气量。呼吸运动时，尽可能减少肋间肌、辅助呼吸肌的无效劳动，使之保持松弛休息（图7-13）。可采用腹部加压暗示呼吸法：可在卧位或坐位进行，老年人用一只手按压在上腹部，呼气时腹部下沉；此时该手再稍加压用力，以进一步增高腹内压，迫使膈肌上抬。吸气时，上腹部对抗该手的压力，将腹部徐徐隆起。该压力既可吸引老年人的注意力，同时又可诱导呼吸的方向和部位。按此法进行练习，可使膈肌活动范围增加2~3 cm，从而有效地增加通气量达500 mL以上。膈肌呼吸训练每次15~20 min，每天2次。

3. 吹笛式呼吸训练

又叫缩唇式呼吸，患者闭嘴经鼻吸气，呼气时将口唇收拢为吹口哨状，使气体缓慢地通过缩窄的口形，徐徐吹出。利用这一方法，增加呼气阻力，并向内传递至支气管，提高支气管内压力，以防止支气管及小支气管过早塌陷，从而增加肺泡内气体的排出量（图7-14）。吸呼比率为1∶2或1∶3，呼吸频率<20次/分。每次10~20 min，每天2~4次。

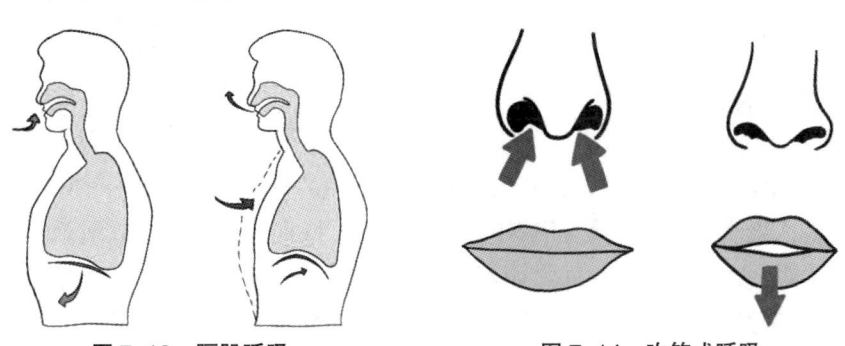

图7-13　膈肌呼吸　　　　　图7-14　吹笛式呼吸

4. 放松呼吸训练

慢阻肺老年人呼吸频率往往比较快，呼吸幅度浅，潮气量小，解剖无效腔所占比值增加，在通气量一定的情况下，肺泡通气量反而变小，而缓慢呼吸则与之相反，有助于减少解剖无效腔量的影响，提高肺泡通气量，改善肺的通气效益。初练者应避免由过多的深呼吸而发生过度通气综合征，可每练习3~5次缓慢呼吸后暂停数分钟，然后再练，如此反复，直到完全掌握。

（三）改善和提高活动耐力

1. 氧疗

COPD的老年人由于通气功能的障碍和通气/血流比值异常容易引起缺氧和体内二氧化碳的潴留，进一步加重呼吸肌的无力，因此每天持续低流量（<2 L/min）氧疗，总时长>15 h，可以明显改善症状，增加运动耐力及促进睡眠。

2. 有氧训练

有氧训练能够改善COPD老年人的心肺功能，增加全身组织氧的摄取和利用。可采用运动处方的形式，运动类型以有氧运动为主，如骑车、快走、慢跑等，运动强度中等，运动时间为每次 20~30 min，运动前可做最简单的 12 min 行走测定，了解活动能力，每周 3~4 次运动。注意运动中如出现胸闷、喘憋、呼吸困难应立即停止。

3. 提高上肢活动能力

用体操棒做高度超过肩部的各个方向的练习，或进行高过头的上肢画圈训练，也可适当手持重物，增加上肢肌力，牵拉胸廓促进呼吸功能。

4. 提高下肢活动能力

可以采用平地步行、上下楼梯、快走、骑车及登山等方式进行训练。散步时速度宜慢、全身放松，时间 10~30 min。

（四）禁忌证

COPD 老年人如果并发严重肺动脉高压、不稳定型心绞痛及近期发生心肌梗死、认知功能障碍、充血性心力衰竭、严重肝功能异常、癌症转移、近期出现脊柱损伤、骨折、咯血等禁忌进行康复训练。

五、康复教育

（1）对患病老年人及家属进行 COPD 相关知识的健康教育，充分了解 COPD 的诱发因素、临床表现、积极康复训练对预后的影响。特别是鼓励老年人戒烟，可以通过制定戒烟计划、应用戒烟糖、针灸等方法协助戒烟。

（2）指导老年人通过按摩、冷水洗脸、适度运动等方式来增强体质，预防呼吸道感染。

（3）指导老年人长期低流量家庭氧疗，介绍氧气安全与正确的使用方法。

（4）指导老年人安排规律的生活方式，低热量均衡膳食。

任务实施

一、实施条件

表 7-13　慢性阻塞性肺疾病康复实施条件

名称	实施条件	要求
实施环境	实训教室	安全、干净、整洁、温湿度适宜
设施设备	酒精、纱布、棉球、运动平板、血压计、秒表等日常用品、软枕、吸氧设备、体操棒	无损坏、松动

（续上表）

名称	实施条件	要求
物品准备	签字笔1支、记录本1本、手消毒剂	照护者自备工作服、帽子、口罩、发网、挂表
人员准备	具备慢性阻塞性肺疾病康复护理的操作技能和相关知识	照护者着装整齐、洗手、剪指甲

二、实施步骤

1. 评估

评估老年人的姓名、性别、年龄、职业、工作环境、家庭情况等。吸烟是最主要的诱发因素，包括吸烟时间及吸烟的量。是否有慢性支气管炎、哮喘等呼吸系统病史。评估老年人的主动性、依从性的态度和情感，以及是否需要专门的设备。

评估者先通过查阅老年人病案记录，然后通过交谈以进一步确认最初收集到的关于老年人的背景资料是否正确、完整。交谈时最好邀请老年人家属参加，以防止老年人表述内容不准确。通过交谈，可以了解老年人的康复愿望、文化修养、价值观念等，为后期制订慢性阻塞性肺疾病康复训练目标和选择训练方法提供依据。交谈收集的资料还要包括：老年人以前的就业史与生活史、药物史、回家后独立生活和工作的愿望、家人能提供的照顾、居住环境、实际能力在现实环境中的障碍等。

2. 用物准备

（1）环境：安全、安静、干净、整洁。

（2）着装整齐、洗手。

（3）物品：签字笔、记录本、手消毒剂。

3. 实施康复评定

（1）沟通交流。

正式评定前应首先与老年人交谈，向老年人解释慢性阻塞性肺疾病的康复评定目的、目标、方式、可能的结果等，以争取老年人的理解与配合。

（2）开始评定。

在完成首次交谈后，可以开始评定。通常对老年人呼吸功能、运动能力、日常生活活动能力、生活质量、心理等方面进行评定。

（3）评定结束时，跟老年人正确解释评定结果。

（4）整理用物、洗手、记录。

4. 记录与报告

根据完成的评定内容，记录并分析。

5. 制定康复训练目标与计划

根据康复评定结果，为老年人制定慢性阻塞性肺疾病的康复训练目标与计划。

6. 实施康复护理

（1）沟通交流。

正式训练前应首先与老年人交谈，向老年人解释慢性阻塞性肺疾病的康复训练目的、目标、方法等，以争取老年人的理解与配合。

（2）取得老年人配合后开始实施训练计划。指导老年人采用合适体位，进行呼吸功能训练，以及配合上肢、下肢训练。训练过程中要注意训练方法是否准确、难度是否适中、老年人是否可耐受等。

（3）训练结束后整理用物、洗手、记录。

7. 康复宣教

为巩固治疗效果，应针对老年人训练情况以及生活中的问题展开康复宣教。

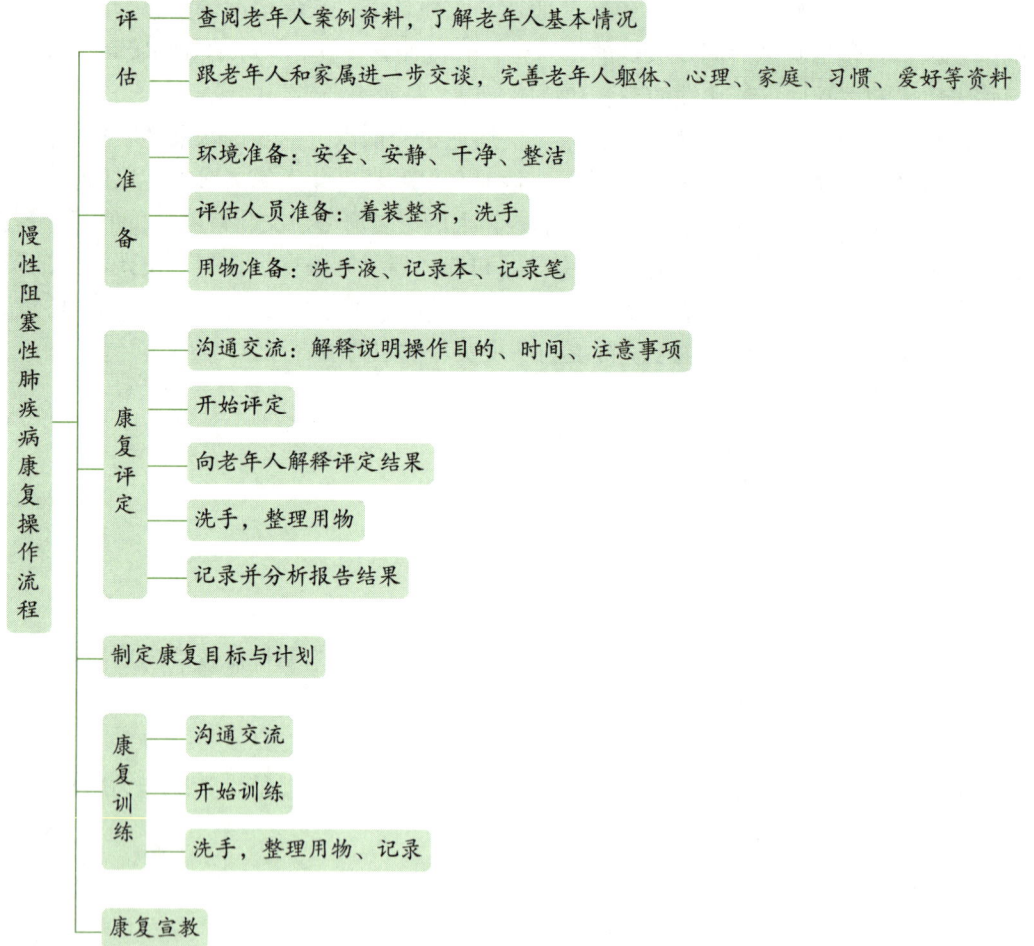

图 7-15 慢性阻塞性肺疾病康复操作流程图

三、考核评价

表 7-14　慢性阻塞性肺疾病康复评定考核标准

考核内容		考核点及评分要求	分值	扣分	得分	备注
评估 （20分）	老年人	1. 核对老年人基本信息，例如姓名、性别、年龄、职业、工作环境、家庭情况等	5			
		2. 评估老年人是否吸烟、吸烟时间及吸烟的量。是否有慢性支气管炎、哮喘等呼吸系统病史。老年人主动性、依从性，了解康复意愿等	8			
		3. 是否需要专门的设备	2			
		4. 态度和蔼，沟通有效	2			
		5. 内容全面完整	3			
准备 （10分）	环境	安全、安静、干净、整洁	2			
	照护者	着装整齐、洗手	2			
	物品	用物准备齐全	4			
实施 （60分）	实施过程	1. 选择合适的康复评定方法	5			
		2. 说明操作目的、需要时间及注意事项，得到老年人的理解和配合	5			
		3. 按照评定内容逐一进行评定，内容完整全面，每少一项内容扣5分，直到扣完。评定方法合适、准确	40			
		4. 有效沟通，正确解释评定结果	3			
		5. 整理用物，洗手	2			
	记录报告	记录评定内容，分析总结与报告	5			
评价（10分）		1. 操作规范，动作熟练	3			
		2. 评价方式正确有效	3			
		3. 态度和蔼，关爱老年人	2			
		4. 与家属沟通有效，取得合作	2			
总　分			100			

表 7-15　慢性阻塞性肺疾病康复护理考核标准

考核内容		考核点及评分要求	分值	扣分	得分	备注
评估（20分）	老年人	1. 综合分析评定结果	5			
		2. 康复目标制定合理	5			
		3. 是否需要专门的设备	4			
		4. 态度和蔼，沟通有效	3			
		5. 内容全面完整	3			
准备（10分）	环境	安全、安静、干净、整洁	2			
	照护者	着装整齐、洗手	2			
	物品	用物准备齐全	4			
实施（60分）	实施过程	1. 遵医嘱选择合适的康复训练方法	5			
		2. 说明康复训练目的和操作要点、需要时间及注意事项，得到老年人的理解和配合	5			
		3. 按照康复训练项目逐一进行操作，内容完整全面，每少一项内容扣5分，直到扣完	40			
		4. 有效沟通，及时关注患者感受	3			
		5. 整理用物，洗手	2			
	康复宣教	康复宣教符合老年人当前康复需求	5			
评价（10分）		1. 操作规范，手法正确，动作熟练	3			
		2. 老年人舒适，保证老年人安全	3			
		3. 态度和蔼，关爱老年人	2			
		4. 与家属沟通有效，取得合作	2			
总分			100			

知 识 拓 展

气 功

气功是我国传统的一种调养身体的自我锻炼方法。气功是一种以呼吸的调整、身体活动的调整和意识的调整（调息，调形，调心）为手段，以强身健体、防病治病、健身延年、开发潜能为目的的一种身心锻炼方法。气功的种类繁多，主要可分为动功和静功。

放松功法是静功的一种，是通过大脑思维意识的放松，把身体调整到自然、轻松、舒适，解除身心紧张状态，以消除身体和大脑的疲劳，恢复体力和精力；同时能使意念逐渐集中，排除杂念，安定心神，疏通经络，协调脏腑。坚持训练可使呼吸肌得到有效锻炼，既能改善肺功能，增加肺活量，又有利于对大脑的血氧供应，促进大脑中枢神经和自主神经系统的调节。方法：老年人取仰卧位，全身放松，双目微闭，排除杂念，自然入静，意守丹田，吸气时要提肛缩腹，吸气过程应慢、深、匀，呼气时慢慢舒肛展腹，将气慢慢呼尽。每日早晚各做一次，每次30分钟。

同步练习

请扫描下方二维码获取本节练习题。

任务五 冠心病的康复

任务情境

王爷爷，71岁，心前区间歇发作胸闷及压迫感4年余。患者于5年前因陈旧性心肌梗死住院，出院1月后经常感到心前区间歇发作针刺样疼痛及压迫感，含服硝酸甘油片后能缓解，近来发作较频而入院。体查：血压150/90 mmHg，心界向左下扩大，心律整，心率56次/分。因害怕心绞痛发作，不愿运动，精神比较紧张，焦虑。胸透：

主动脉迂曲延长，左心室向左下延伸，左心室扩大。心电图：窦性心动过缓兼不齐，陈旧性后壁心肌梗死。眼底检查：A：V 为 1：3 反光度增强，眼底动脉硬化。入院诊断：冠心病，心绞痛型；陈旧性心肌梗死。

任务：评定王爷爷存在的功能障碍，并针对这些问题协助其进行康复训练。

任务目标

1. 能对冠心病的老年人存在的功能障碍进行康复评定。
2. 能指导冠心病老年人进行康复训练。
3. 能对冠心病老年人及家属进行康复教育。

任务描述

一、概念

冠状动脉粥样硬化性心脏病（coronary atherosclerotic heart disease）简称冠心病，是指冠状动脉粥样硬化使血管狭窄或阻塞，导致心肌缺血、缺氧引起的心脏病，也称缺血性心脏病。

冠心病的危险因素很多，主要危险因素有吸烟、高血压、血脂异常、糖尿病和糖耐量异常，次要危险因素则有肥胖、缺少体力活动、摄入过多脂肪及钠盐、性格等。据统计，原发性高血压老年人患冠心病的概率比血压正常者高四倍。随着我国人民生活水平的提高、寿命的延长和膳食结构的改变，我国冠心病发病率和死亡率呈上升趋势。冠心病老年人的康复不仅是身体功能的康复，同时也要提高健康人群对冠心病危险因素的认识，从而有利于人们改变不良的生活方式和饮食结构，达到预防疾病的目的。

冠心病临床上可分为心绞痛型、心肌梗死型、无症状型（隐匿型）、心力衰竭和心律失常型、心脏性猝死等五种类型。

（一）心绞痛型

典型发作表现为突然发生胸骨上、中段压榨性、闷胀性或窒息性疼痛，可放射至心前区、左肩及左上肢，历时 1~5 min，休息或含服硝酸甘油片 1~2 min 内消失。分为稳定性和不稳定性两类。

（1）稳定型心绞痛主要指劳力性心绞痛，其诱因明确，与用力、激动、劳累有关，病情稳定。

（2）不稳定型心绞痛包括初发性心绞痛、卧位性心绞痛、增剧性心绞痛、夜间心绞痛、变异型心绞痛、心梗后心绞痛。

（二）心肌梗死型

疼痛性质和部位类似心绞痛，但疼痛的程度较重，范围较广，持续时间也较长，休息或含服硝酸甘油不能缓解。常伴有烦躁不安、面色苍白、出冷汗、恐惧等症状。根据病变部位可分为穿壁性心肌梗死和心内膜下心肌梗死；根据病程可以分为急性心肌梗死和陈旧性心肌梗死（发病后3个月）。

（三）无症状型（隐匿型）

有明确心肌缺血的实验室表现，如静息或负荷试验有心电图 ST 段压低，T 波倒置等；有冠心病危险因素，如高血压、超体重、糖尿病等；但无明显的临床症状。

（四）心力衰竭和心律失常型

有心绞痛、心肌梗死病史，心脏逐渐增大，心律失常，最终心力衰竭。

（五）心脏性猝死

突然发病，心脏骤停而突然死亡。多为缺血心肌局部发生电生理紊乱，引起严重的室性心律失常所致。

二、主要功能障碍

冠心病老年人主要功能障碍是心脏功能障碍，直接原因为冠状动脉狭窄或阻塞导致心肌缺血、缺氧。此外，还有一系列继发性躯体和心理障碍，包括以下几种。

1. 心血管功能障碍

冠心病老年人因长期体力活动的减少，使心血管系统的适应性降低，通过适当的运动训练，能改善老年人的心血管功能。

2. 呼吸功能障碍

冠心病全身表现是缺氧的症状，即胸闷、气短，与循环功能不良有关。而长期心血管功能障碍可导致肺循环功能障碍，使肺血管和肺泡气体交换的效率降低，吸氧能力下降，诱发或加重缺氧症状。

3. 全身运动耐力减退

冠状动脉粥样硬化导致心肌供血不足，心肌缺血受损，使心肌收缩力减退，心脏给机体供氧的能力下降，从而导致老年人的运动耐受能力减退。

4. 代谢功能障碍

冠心病老年人缺乏运动可导致血糖、血脂代谢异常，检查时可出现血胆固醇和甘油三酯增高。

5. 行为障碍

冠心病老年人往往伴有不良生活习惯、心理障碍等，也是影响患者日常生活和治疗的重要因素。

三、康复评定

（一）健康状态评估

（1）评估老年人的一般情况，包括姓名、性别、年龄、体重、职业、工作环境、家庭情况。

（2）是否有冠心病、心血管疾病及糖尿病家族史；是否有高血压、高血脂病史。

（3）是否吸烟，包括吸烟的量及持续的时间。

（4）评估心绞痛、心肌梗死的情况，如心绞痛的诱因、部位、性质、强度、持续时间、缓解方式、近期服用的药物等。

（5）评估以前治疗心绞痛的药物的疗效和不良作用。

（6）运动状况。

（二）心功能分级

目前主要采用美国纽约心脏病学会（NYHA）1928年提出的一项分级方案，主要是根据老年人自觉的活动能力划分为四级。

Ⅰ级：有心脏病，但日常活动量不受限制。一般体力活动不引起过度疲劳、心悸、气喘或心绞痛。

Ⅱ级：体力活动受到轻度的限制，休息时无自觉症状，但平时一般活动下可出现疲劳、心悸、气喘或心绞痛。

Ⅲ级：体力活动明显受限制。小于平时一般体力活动即可引起过度疲劳、心悸、气喘或心绞痛。

Ⅳ级：不能从事任何体力活动，休息状态下也出现心衰症状，体力活动后加重。

（三）心电运动试验

心电运动试验是指通过逐步增加运动负荷，以心电图为主要检测手段，并通过试验前、中、后心电图，以及症状、体征的反应来判断心肺功能的试验方式。制订运动处方一般采用分级症状限制型心电运动试验。出院前评估则采用6分钟步行或低水平运动试验。

（四）超声心动图

超声心动图可以直接反映心肌活动的情况，从而揭示心肌收缩和舒张功能，还可以反映心脏内血流变化情况，有利于提供运动心电图所不能显示的重要信息。运动超声心动图比安静时检查更加有利于揭示潜在的异常，从而提高试验的敏感性。检查一般采用卧位踏车的方式，以保持在运动时探头可以稳定地固定在胸壁，减少检测干扰。较少采用坐位踏车活动平板方式。

（五）行为类型分析

典型分类包括 A 类型和 B 类型。

1. A 类型

工作主动、有进取心和雄心，有强烈的时间紧迫感（同一时间段总是想做两件以上的事），但是往往缺乏耐心、易激惹、情绪易波动。此行为类型的应激反应较强烈，因此需要将应激处理作为康复的基本内容。

2. B 类型

平易近人、耐心、充分利用业余时间放松自己、不受时间驱使、无过强的竞争性。

（六）危险因素评估

通过血压、血糖、血脂、体重指数测定及饮食行为习惯调查，明确冠心病危险因素。

（七）心理评定

通过抑郁及焦虑量表测定老年人情绪及心理情况，可以使用汉密尔顿抑郁量表及汉密尔顿焦虑量表。

四、康复护理

康复训练以循序渐进地增加活动量为原则，生命体征一旦稳定，无并发症时即开始。康复训练的基本原则是根据老年人的自我感觉，尽量进行可以耐受的日常活动。

（一）临床康复训练的分期

根据冠心病康复训练措施的特征，国际上一般将康复训练分为三期。

Ⅰ期（住院期）：急性心肌梗死或急性冠脉综合征住院期康复，包括冠状动脉分流术（CABG）和经皮腔内冠状动脉成形术（PTCA）早期，发达国家 3~7 天，国内 1~2 周。

Ⅱ期（恢复期）：指患者出院开始至病情稳定性完全建立为止，时间 5~6 周。

Ⅲ期（维持监护阶段）：病情处于较长期稳定状态，或二期过程结束的冠心病老年人，包括陈旧性心肌梗死、稳定型心绞痛及隐性冠心病；PTCA 或 CABC 后的康复也属于此期。康复程序一般为 2~3 个月，自我康复训练应该持续终身。

（二）康复训练措施

1. Ⅰ期康复训练

（1）目标与原则。

争取尽早生活自理和尽早出院，并且从监视下的活动过渡到家中无监视和安全的活动。

（2）康复训练方案。

①床上活动训练：一般从床上的肢体活动开始，包括呼吸训练。肢体活动一般从远端肢体的小关节活动开始，从不抗地心引力的活动开始，强调活动时呼吸自然、平稳，没有任何憋气和用力的现象，然后可以逐步开始抗阻活动，抗阻活动可以采用捏气球、皮球或拉皮筋等，一般不需要专用器械。徒手体操也十分有效。吃饭、洗脸、刷牙、穿衣等日常生活活动可以早期进行。

②呼吸训练：主要指腹式呼吸。腹式呼吸的要点是在吸气时腹部浮起，让膈肌尽量下降；呼气时腹部收缩，把肺的气体尽量排出。呼气与吸气之间要均匀连贯，可以比较缓慢，但是不可憋气。

③坐位训练：坐位是重要的康复起始点，应该从第一天就开始。开始坐时可以有依托，例如把枕头或被子放在背后，或将床头抬高。有依托坐位的能量消耗与卧位相同，但是上身直立体位使回心血量减少，同时射血阻力降低，心脏负荷实际上低于卧位。在有依托坐位适应之后，患者可以逐步过渡到无依托独立坐。

④步行训练：从床边站立开始，先克服直立性低血压。在站立无问题之后，开始床边步行活动。此阶段老年人的活动范围明显增大因此监护需要加强。要特别注意避免上肢高于心脏水平的活动例如老年人自己手举盐水瓶上厕所，此类活动的心脏负荷增加很大，常是诱发意外的原因。

⑤保持排便通畅：卧位排便时由于臀部位置提高，回心血量增加，使心脏负荷增加，同时由于排便时必须克服体位所造成的重力，所以需要额外用力（4METs）。因此卧位排便对老年人不利。而在床边放置简易的坐便器，让老年人坐位排便，其心脏负荷和能量消耗均小于卧床排便（36METs），也比较容易排便。因此应该尽早让老年人坐位排便，但是禁忌蹲位大便或在大便时过分用力，如果出现便秘，应该使用通便剂。老年人有腹泻时也需要注意严密观察，因为过分的肠道活动可以诱发迷走反射，导致心律失常或心电不稳。

⑥上下楼梯：上下楼梯活动是保证老年人出院后在家庭活动安全的重要环节。而上楼的运动负荷主要取决于上楼的速度。必须保持非常缓慢的上楼速度。一般每上一级台阶可以稍事休息，以保证没有任何症状。

⑦心理康复与常识宣教：老年人在急性发病后往往有显著的焦虑和恐惧感。照护者和康复训练师必须安排对于老年人的医学常识教育，使其理解冠心病的发病特点、注意事项和预防再次发作的方法，特别强调戒烟、低脂低盐饮食、规律的生活、个性修养等。

⑧康复方案调整与监护：如果老年人在训练过程中没有不良反应，运动或活动时心率增加 <10 次/min，次日训练可以进入下一阶段。运动中心率增加在 20 次/min 左右，则需要继续同一级别的运动。心率增加超过 20 次/min，或出现任何不良反应，则应该退回到前一阶段运动，甚至暂时停止运动训练。为了保证活动的安全性，可以在医学或心电监护下开始所有的新活动。在无任何异常的情况下，重复性的活动不一定要连续监护。

⑨出院前评估及治疗策略：当老年人顺利达到训练目标后，可以进行症状限制性或亚极量心电运动试验，或在心电监护下进行步行。如果确认老年人可连续步行 200 米无症状和无心电图异常，可以安排出院。老年人出现并发症或运动试验异常者则需要进一步检查，并适当延长住院时间。出院前应根据老年人的病情进行运动能力评估，作为日常活动和运动康复计划的客观依据，告知老年人出院后的注意事项，提醒老年人复诊并进行Ⅱ期康复的积极宣教。

由于老年人住院时间日益缩短，国际上主张 3～5 天出院，所以Ⅰ期康复趋向于具有并发症及较复杂的老年人。早期出院老年人的康复训练不一定遵循固定的模式。

（3）适应证与禁忌证。

适应证：无明显绞痛；安静心率 <110 次/min；无心衰、严重心律失常和心源性休克，血压基本正常。

禁忌证：不稳定心绞痛；血流动力学不稳定；严重并发症；急性心包炎或心肌炎；未控制的糖尿病、血栓或栓塞；手术切口异常；心肌缺血改变等。

2. Ⅱ期康复训练

（1）目标与原则。

因为心肌梗死后梗死部位的修复和瘢痕形成约需 6 周时间，在这期间进行强度较大的运动仍有很大的危险性。所以老年人在该期主要应保持适当的体力活动，逐步适应家庭活动。等病情稳定后，为第Ⅲ期的康复奠定基础。

（2）康复训练方案：出院后的家庭活动可以分为以下 6 个阶段。

第一阶段：

①活动：可以缓慢上、下楼，但要避免任何疲劳。

②个人卫生：可以自己洗澡，但要避免洗澡水过热，也要避免过冷、过热的环境。

③家务：可以洗碗筷、蔬菜、铺床，提 2 kg 左右的重物，短时间园艺工作。

④娱乐：可以打扑克、下棋、看电视、阅读、针织、缝纫、短时间乘车。

⑤需要避免的活动：提举超过 2 kg 的重物，过度弯腰、情绪沮丧、过度兴奋、应激。

第二阶段：

①个人卫生：可以外出理发。

②家务活动：可以洗小件衣服或使用洗衣机（但不可洗大件衣物）、晾衣服、坐位熨小件衣物、使用缝纫机、掸尘、擦桌子、梳头、简单烹饪、提 4 kg 左右的重物。

③娱乐活动：可以进行轻微的体力活动娱乐。

④性生活：在老年人可以上、下两层楼或可以步行 1 km 而无任何不适时，老年人可以恢复性生活，但是要注意采取相对比较放松的方式。性生活之前可以服用或备用硝酸甘油类药物，必要时可以先向有关医生咨询。适当的性生活对恢复老年人的心理状态有重要作用。

⑤需要避免的活动：长时间活动，在烫发之类的高温环境的活动，提举超过 4kg 的重物，参与涉及经济或法律问题的活动。

第三阶段：

①家务活动：可以长时间熨烫衣物、铺床、提 4.5 kg 左右的重物。

②娱乐活动：轻度园艺工作，在家练习打高尔夫球、桌球、室内游泳（放松性），短距离公共交通，短距离开车，探亲访友。

③步行活动：连续步行 1 km，每次 10～15 min，每天 1～2 次。

④需要避免的活动：提举过重的物体，活动时间过长。

第四阶段：

①家务活动：可以与他人一起外出购物、正常烹饪、提 5kg 左右的重物。

②娱乐活动：小型油画制作或木工制作、家庭小修理、室外打扫。

③步行活动：连续步行，每次 20～25 min，每天 2 次。

④需要避免的活动：提举过重的物体，使用电动工具，如电钻、电锯等。

第五阶段：

①家务活动：可以独立外出购物，短时间吸尘或拖地，提 5.5 kg 左右的重物。

②娱乐活动：家庭修理性活动、钓鱼、保龄球类活动。

③步行活动：连续步行，每次 25～30 min，每天 2 次。

④需要避免的活动：提举过重的物体，过强的等长收缩运动。

第六阶段：

①家务活动：清洗浴缸、窗户，可以提 9 kg 左右的重物（如果没有任何不适）。

②娱乐活动：慢节奏跳舞，外出野餐，去影院和剧场。

③步行活动：可列为日常生活活动，每次 30 min，每天 2 次。

④需要避免的活动：剧烈运动，如举重、锯木、开大卡车、攀高、挖掘等，以及竞技性活动，如各种比赛。

（3）注意事项：康复训练时应遵循循序渐进的原则，禁止过分用力。所有上肢超过头顶的活动均为高强度运动，应尽量避免；每周应门诊随访一次；活动时如果出现气喘和疲劳现象等任何不适症状均应暂停运动，及时就诊。

3. Ⅲ期康复训练

（1）目标与原则。

康复程序一般为 2～3 个月，自我锻炼应保持终身。此期老年人坏死的心肌已经愈合，心功能已充分得到改善。为提高体力，去除各种易患因素；将心血管病残疾降到最低限度，防止复发，提高生活质量，应制订以临床康复（营养、药物等）为基础，以运动治疗为主要内容的康复训练程序。

（2）康复训练方案。

根据老年人情况制定运动处方，整个方案中，有氧训练是最重要的核心。

①运动方式：包括有氧训练、力量训练、柔韧性训练、作业训练、医疗体操、放松性训练等。最常用的方式有步行、游泳、骑车、气功等。

②训练形式：分为间断性运动和连续性运动。

③运动量：运动量要达到一定的阈值才能产生训练效应。合适的运动量的主要标志是运动时稍微出汗，轻度呼吸加快但不影响对话，早晨起床时感舒适，无持续疲劳感和其他不适感。

运动量的基本要素包括运动强度、运动时间和训练频率。

运动强度：运动训练所必须达到的基本训练强度称之为靶强度，可用最大心率、心率储备、最大耗氧量、主观劳累计分等方式表达。靶强度与最大强度的差值是训练的安全系数。靶强度一般为40%～85%最大耗氧量，或80%心率储备，或70%～85%最大心率。靶强度越高，产生心脏中心训练效应的可能性就越大。

运动时间指每次运动锻炼的时间。靶强度运动一般持续5～30分钟。在额定运动总量的前提下，训练时间与强度成反比。

训练频率指每周训练的次数。多数采用每周3～5天的频率。根据患者的年龄、体重和残疾情况设定运动训练方案。

（3）注意事项：①注重周围环境因素对运动的影响，如寒冷和炎热气候要相对降低运动量和运动强度。②定期检查和修正运动处方，避免过度训练。运动时如出现胸部不适、无力、气短、骨关节疼痛等应停止运动，及时检查处理。③每次训练都必须包括准备活动、训练活动和结束活动。准备的目的是预热，让肌肉、关节、韧带和心血管系统逐步适应训练期的运动应激，此期的活动量小。训练活动是指达到预定训练强度的活动，中低强度的训练是为了达到最佳的外周适应，高强度训练的目的是刺激心肌侧支循环的生成，让高度兴奋的心血管应激逐步降到最低，患者采用的运动方式可与训练方式相同，但强度应逐渐减少。

（三）康复教育

（1）对患病老年人及家属进行冠心病相关知识的健康教育，充分了解冠心病的诱发因素及积极康复训练对预后的影响。

（2）指导老年人低盐、低脂饮食，避免摄入酸、辣等刺激性食物，戒烟酒、多吃水果蔬菜。定期测量体重，防治高血压、糖尿病、高脂血症和肥胖。

（3）指导老年人按照康复医师的运动处方进行运动，运动时注意周围环境变化，如寒冷或炎热天气适当减少活动量，上坡时减速，饭后不做剧烈运动，训练要持之以恒。出现身体不适要在症状消失后2天以上再恢复运动，运动间隔4～7天或以上，开始运动时要稍减低强度。

（4）指导老年人改变不正确的生活方式，教会老年人处理应激的技巧和放松的方法。

任务实施

一、实施条件

表 7-16　冠心病康复实施条件

名称	实施条件	要求
实施环境	实训教室	安全、干净、整洁、温湿度适宜
设施设备	酒精、纱布、棉球、运动平板、血压计、秒表、衣物、楼梯、生活用品等	无损坏、松动
物品准备	签字笔1支、记录本1本、手消毒剂	照护者自备工作服、帽子、口罩、发网、挂表
人员准备	具备冠心病康复训练的操作技能和相关知识	照护者着装整齐、洗手、剪指甲

二、实施步骤

1. 评估

评估老年人的性别、年龄、职业、诊断,所处的家庭环境、工作环境、社会环境和居住环境,老年人以往的社会角色及疾病史。评估老年人躯体状态、心功能分级、心电运动试验、超声心动图、行为类型、危险因素、心理,评估老年人的主动性、依从性的态度和情感,以及是否需要专门的设备。

评估者先通过查阅老年人病案记录,然后通过交谈以进一步确认最初收集到的关于老年人的背景资料是否正确、完整。交谈时最好邀请老年人家属参加,以防止由于老年人言语交流障碍、认知障碍等造成的表述内容不准确。通过交谈,可以了解老年人的康复愿望、文化修养、价值观念等,为后期制订冠心病康复训练目标和选择训练方法提供依据。交谈收集的资料还要包括:老年人以前的就业史与生活史、药物史、回家后独立生活和工作的愿望、家人能提供的照顾、居住环境、实际能力在现实环境中的障碍等。

2. 用物准备

（1）环境：安全、安静、干净、整洁。

（2）着装整齐、洗手。

（3）物品：签字笔、记录本、手消毒剂。

3. 实施康复评定

（1）沟通交流。

正式评定前应首先与老年人交谈，向老年人解释冠心病的康复评定目的、目标、方式、可能的结果等，以争取老年人的理解与配合。

（2）开始评定。

在完成首次交谈后，可以开始评定。通常采用心电运动试验、超声心动图等方式，了解老年人主要功能障碍。

（3）评定结束时，跟老年人正确解释评定结果。

（4）整理用物、洗手、记录。

4. 记录与报告

根据完成的评定内容，记录并分析。

5. 制定康复训练目标与计划

根据康复评定结果，为老年人制定冠心病的康复训练目标与计划。

6. 实施康复护理

（1）沟通交流。

正式训练前应首先与老年人交谈，向老年人解释冠心病的康复训练目的、目标、方法等，以争取老年人的理解与配合。

（2）开始训练。

在完成首次交谈后，可以开始训练。训练过程中要注意老年人训练项目完成是否准确、难度是否适中、老年人是否可耐受训练项目等。

（3）训练结束后整理用物、洗手、记录。

7. 康复宣教

为巩固治疗效果，应针对老年人训练以及生活中的问题展开康复教育。

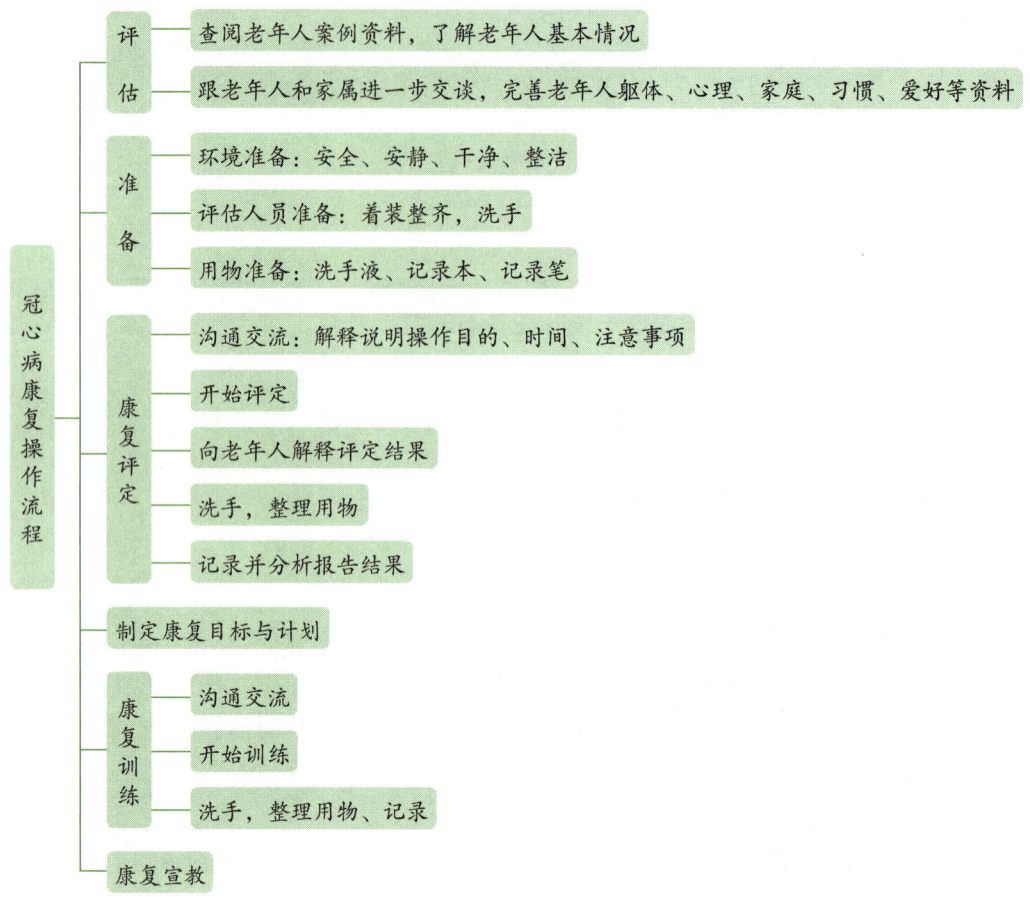

图 7-16 冠心病康复操作流程图

三、考核评价

表 7-17 冠心病康复评定考核标准

考核内容		考核点及评分要求	分值	扣分	得分	备注
评估 （20分）	老年人	1. 性别、年龄、职业、诊断，所处的家庭环境、工作环境、社会环境和居住环境，老年人以往的社会角色及疾病史	5			
		2. 症状和体征	5			
		3. 主动性、依从性的态度和情感	3			
		4. 是否需要专门的设备	2			
		5. 态度和蔼，沟通有效	2			
		6. 内容全面完整	3			

（续上表）

考核内容		考核点及评分要求	分值	扣分	得分	备注
准备（10分）	环境	安全、安静、干净、整洁	2			
	照护者	着装整齐、洗手	3			
	物品	用物准备齐全	5			
实施（60分）	实施过程	1. 选择合适的康复评定方法	5			
		2. 说明操作目的、需要时间及注意事项，得到老年人的理解和配合	5			
		3. 按照评定内容逐一进行评定，内容完整全面，每少一项内容扣5分，直到扣完。评定方法合适、准确	40			
		4. 有效沟通，正确解释评定结果	3			
		5. 整理用物，洗手	2			
	记录报告	记录评定内容，分析总结与报告	5			
评价（10分）		1. 操作规范，动作熟练	3			
		2. 评价方式正确有效	3			
		3. 态度和蔼，关爱老年人	2			
		4. 与家属沟通有效，取得合作	2			
总分			100			

表7-18　冠心病康复护理考核标准

考核内容		考核点及评分要求	分值	扣分	得分	备注
评估（20分）	老年人	1. 综合分析评定结果	5			
		2. 康复目标制定合理	5			
		3. 是否需要专门的设备	4			
		4. 态度和蔼，沟通有效	3			
		5. 内容全面完整	3			
准备（10分）	环境	安全、安静、干净、整洁	2			
	照护者	着装整齐、洗手	3			
	物品	用物准备齐全	5			

（续上表）

考核内容		考核点及评分要求	分值	扣分	得分	备注
实施（60分）	实施过程	1. 选择合适的康复训练方法	5			
		2. 说明康复训练目的和操作要点、需要时间及注意事项，得到老年人的理解和配合	5			
		3. 按照康复训练项目逐一进行操作，内容完整全面，每少一项内容扣5分，直到扣完	40			
		4. 有效沟通，及时关注患者感受	3			
		5. 整理用物，洗手	2			
	康复宣教	康复宣教符合老年人当前康复需求	5			
评价（10分）		1. 操作规范，动作熟练	3			
		2. 操作手法正确有效	3			
		3. 态度和蔼，关爱老年人	2			
		4. 与家属沟通有效，取得合作	2			
总分			100			

知识拓展

急性冠脉综合征

20世纪80年代以来提出急性冠脉综合征（acute coronary syndrome，ACS）的概念，ACS是以冠状动脉粥样硬化斑块破裂或侵袭，继发完全或不完全闭塞性血栓形成为病理基础的一组临床综合征，包括急性ST段抬高性心肌梗死、急性非ST段抬高性心肌梗死和不稳定型心绞痛（UA）。ACS是一种常见的严重的心血管疾病，是冠心病的一种严重类型。常见于老年、男性及绝经后女性、吸烟、高血压、糖尿病、高脂血症、腹型肥胖及有早发冠心病家族史的患者。ACS患者常常表现为发作性胸痛、胸闷等症状，可导致心律失常、心力衰竭，甚至猝死，严重影响患者的生活质量和寿命。如及时采取恰当的治疗方式，则可大大降低病死率，并减少并发症，改善患者的预后。

同步练习

请扫描下方二维码获取本节练习题。

任务六　帕金森病的康复

任务情境

张爷爷，68岁，因"动作迟缓，右上肢震颤2年"入院。2年前无明显诱因出现动作迟缓，右手不自主震颤，呈"搓丸样"动作，静止时出现，主动活动或睡眠时消失。渐感觉右侧肢体发僵，写字、持筷等精细动作不灵活，系鞋带困难。曾就诊于多家医院，给予"美多巴"治疗，症状有所好转，后自行停药，上述症状再次加重，逐渐出现肢体僵硬，起步困难，步幅变小，转身笨拙。曾做头颅MRI检查未见明显异常。为进一步诊治来我院以"帕金森病"收入治疗。入院查体：神清，语言交流可，高级认知功能正常，面部表情少，瞬目减少，讲话声音稍低沉，语调单一，饮水无呛咳。四肢肌力5级，右手可见静止性震颤，右侧肢体肌张力增高，右上肢呈齿轮样增高，右下肢铅管样增高；站立平衡3级，左下肢单足站立30 s，右下肢单足站立5 s，行走右下肢略拖步，步幅小，右上肢无摆臂。双侧巴宾斯基征阴性。

任务：评定张爷爷存在的功能障碍，并根据评定结果协助其进行康复训练。

任务目标

1. 能对帕金森病的老年人存在的功能障碍进行康复评定。
2. 能指导帕金森病的老年人进行康复训练。
3. 能对帕金森病的老年人及家人进行康复教育。

任务描述

一、概述

帕金森病（Parkinson disease，PD）或称震颤麻痹（paralysis agitans），是中老年常见的神经系统变性疾病，以黑质多巴胺能神经元变性缺失和路易小体（Lewy 体）形成为特征。临床特征为静止性震颤、运动迟缓、肌强直和姿势步态异常等，1817 年由英国医师詹姆士·帕金森首先描述并因此而得名。

帕金森病一般在 58~62 岁开始发病，发病率随年龄增长而逐渐增加，50~79 岁占绝大多数，男女比为 4∶3。此病致残率高，发病 1~5 年后，致残率为 25%；5~9 年达 66%；10~14 年时可超过 80%。

帕金森病起病隐袭，缓慢发展，逐渐加剧。主要症状有静止性震颤、肌张力增高、运动迟缓、姿势步态异常等。初发症状以震颤最多（60%~70%），其次为步行障碍、肌强直和运动迟缓。症状常自一侧上肢开始，逐渐波及同侧下肢、对侧上肢及下肢。

二、主要功能障碍

（一）运动功能障碍

1. 静止性震颤

早期震颤较轻，晚期严重时可使动作的协调性受影响，从而影响日常生活。

2. 肌强直

最早累及腕关节、肘关节及肩关节，面部表情肌次之。表情肌受累时呈特有的"面具脸"。如指、腕、臂强直时，写字时出现"小写征"。肌肉强直限制了帕金森病患者的活动程度，在早期表现为明显的笨拙，患者心理上有残疾感，后期逐渐出现木僵，甚至植物状态，因此全身肌肉的僵硬成为主要的问题。

3. 运动迟缓

由于肌张力增高、姿势反射障碍，所有的动作似乎都在克服阻力，动作缓慢，主动运动减少，动作启动躯干旋转及分节运动困难，不能随意控制运动速度，如起床、步行等运动启动，动作一旦启动不能立即停止，活动中的伴随动作减少。

4. 姿势和步态异常

主要表现为特殊屈曲姿势（见图 7-17），站立时身体前倾前屈、前臂内收、肘关节屈曲、腕关节和掌指关节屈曲、指间关节伸展、拇指对掌、髋膝关节略屈曲。可出现拖行步态、慌张步态，并随着步行的继续而逐渐加剧；步行时下肢拖曳，步幅小，步速快，患肢无摆动；起动困难，但一旦起步就越走越快，不能自控甚至需要前方有障碍物才能使老年人停步；转身时双下肢无交叉，头、躯干下肢呈同一纵轴线，以碎步姿势缓慢旋转。平衡功能差，容易跌倒。随着病情发展，最终丧失步行能力，转为轮椅或床上生活。

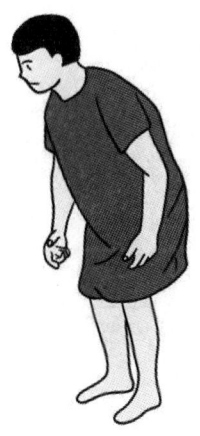

图 7-17　屈曲姿势

5. 冻结现象

冻结现象是帕金森病老年人出现的一种双脚突然而短暂地黏附到地面上，使下一步不能够迈出的感觉，以发生在完成节律性及重复性运动的开始或过程中突然而短暂的困难为特征。

6. 平衡及协调异常

主要表现为姿势不稳，容易跌倒。主要原因为屈肌强直导致的特殊姿势及姿势反射调节受损；动作减少，重心转换困难及步态异常；平衡反应障碍。

7. 异动症

长期服用左旋多巴类药物，用药 3～5 年后，可出现"异动症"。表现为一种舞蹈样手足徐动样或简单重复的不自主动作，常见于面舌肌、颈、背和肢体；出现不自主动作。可持续整个左旋多巴的起效期，或只出现在血中左旋多巴浓度最高的时段，称峰剂量异动症。

（二）言语障碍

言语障碍主要是构音障碍，是舌肌、咽喉肌出现强直所致，比较典型的表现有发声疲劳、音量过低、声音嘶哑、声音单调、缺乏韵律、重音减弱、辅音不准、发声控制能力下降等，偶尔伴刺耳音。其中，音量过低、声音单调较为普遍。与正常人相比，帕金森病老年人的讲话音量要低 2～4 dB，相当于感觉上声音强度下降 40%。声音单调，即讲话的基本频率与正常人相比缺乏变化。

（三）吞咽障碍

通常可表现为张口困难，流口水，进食时食物从口角流出，咀嚼困难，食物夹藏在颊部或残留在舌面，舌肌及咽喉肌出现强直时还可出现吞咽动作启动困难。吞咽时舌头做反向运动而把食物往外推送，食物反流入鼻腔；吞咽后咳嗽或噎食，进食后有痰音或声音嘶哑。严重者不能进食，或有些能勉强吞下食物，但数秒后食物反流造成呛咳。

（四）认知功能障碍

随着病情的进展，逐渐出现认知功能障碍，主要表现为记忆力下降，空间定向力下降，注意力缺乏，分散注意能力下降，学习新事物能力下降，不能同时进行两项工作（如一边走路一边打电话），执行能力下降。

（五）精神和心理障碍

多有抑郁倾向，部分老年人情绪易焦虑、激动，缺乏主动性、安全感。

三、康复评定

（一）躯体功能评定

包括肌力、关节活动范围、肌张力、协调性、上肢和手指功能、平衡能力、呼吸能力、构音功能、吞咽功能、步行能力等。

1. 关节活动范围（range of joint motion，ROM）评定

由于肌肉强直僵硬，活动减少，使关节及周围组织粘连挛缩，导致关节活动度受限，可用关节量角器进行测量，分别测定主动关节活动度和被动关节活动度。

2. 肌力评定

可进行肢体力量评定，多用徒手肌力检查（manual muscle test，MMT）评定，早期肌力下降不明显，采用等速测试能敏感地发现肌力减退。

3. 肌张力评定

一般用改良 Ashworth 量表评估，帕金森病是锥体外系疾病，表现为屈肌和伸肌张力同时增高，屈肌张力较伸肌张力高。

4. 平衡试验

采用 Romberg 检查法观察老年人在活动状态下能否保持平衡，或采用 Berg 平衡量表。

5. 其他

（1）呼吸功能测定可进行肺功能评定。

（2）构音评定与发音有关的唇、舌、颜面、咽喉的运动评定。

（3）吞咽评定可通过反复唾液吞咽测试或洼田饮水试验来完成。

（二）日常生活活动能力评定

通常使用 Barthel 指数和功能活动问卷（FAQ）。

（三）认知功能评定

常用简易精神状态检查法（MMSE）和韦氏智力量表。

（四）心理评定

常用的抑郁评定量表包括汉密顿抑郁量表、抑郁自评量表及抑郁状态问卷等。常用的焦虑评定量表包括汉密尔顿焦虑量表和焦虑自评量表等。

（五）综合评定

1. 韦氏帕金森病评定法

帕金森病的康复综合评定量表很多，常用韦氏帕金森病评定法（表7-19）。从手动作、强直、姿势、上肢协调、步态、震颤、面容、言语和生活自理能力九个方面评分，采用4级3分制，0为正常，1为轻度，2为中度，3为重度。每项累加总分为27分，1~9分为早期残损，10~18分为中度残损，19~27分为严重进展阶段。

表7-19　韦氏帕金森病评定法

临床表现	生活能力	评分
1. 手动作	不受影响 精细动作减慢、取物、扣纽扣、书写不灵活 动作中度减慢、单侧或双侧各动作中度障碍、书写明显受影响，有"小字征" 动作严重减慢、不能书写，扣纽扣、取物显著困难	0 1 2 3
2. 强直	未出现 颈、肩部有强直、激发症阳性，单侧或双侧腿有静止性强直 颈、肩部中度强直，不服药时有静止性强直 颈、肩部严重强直，服药仍有静止性强直	0 1 2 3
3. 姿势	正常，头部前屈，＜10 cm 脊柱开始出现强直，头屈达12 cm 臀部开始屈曲，头前屈达15 cm，双侧手上抬，但低于腰部 头前屈＞15 cm，单侧、双侧手上抬高于腰部，手显著屈曲，指关节伸直、膝开始屈曲	0 1 2 3
4. 上肢协调	双侧摆动自如 一侧摆动幅度减少 一侧不能摆动 双侧不能摆动	0 1 2 3

（续上表）

临床表现	生活能力	评分
5. 步态	跨步正常	0
	步幅 44~75 cm 转弯慢，分几步才能完成，一侧足跟开始重踏	1
	步幅 15~30 cm，两侧足跟开始重踏	2
	步幅 < 7.5 cm，出现顿挫步，靠足尖走路转弯慢	3
6. 震颤	未见	0
	震颤幅度 < 2.5 cm，见于静止时头部、肢体，行走或指鼻时有震颤	1
	震颤幅度 < 10 cm，明显不固定，手仍能保持一定控制力	2
	震颤幅度 > 10 cm，经常存在，醒时即有，不能进食和书写	3
7. 面容	表情丰富，无瞪眼	0
	表情有些刻板，口常闭，开始有焦虑、抑郁	1
	表情中度刻板，情绪动作时现，激动阈值显著增高，流涎，口唇有时分开，张开 > 0.6 cm	2
	面具脸，口唇张开 > 0.6 cm，有严重流涎	3
8. 言语	清晰、易懂、响亮	0
	轻度嘶哑、音调平、音量可、能听懂	1
	中度嘶哑、单调、音量小、乏力、呐吃、口吃不易听懂	2
	重度嘶哑、音量小、呐吃、口吃严重，很难听懂	3
9. 生活自理能力	能完全自理	0
	能独立自理，但穿衣速度明显减慢	1
	能部分自理，需部分帮助	2
	完全依赖照顾，不能自己穿衣进食、洗刷、起立行走，只能卧床或坐轮椅	3

2. Yahr 分期评定法（表7-20）

表7-20　Yahr 分期评定

分期	日常生活能力	分级	临床表现
一期	正常生活不需帮助	1期	仅一侧障碍，障碍不明显
		2期	两侧肢体或躯干障碍，但无平衡障碍
二期	日常生活需部分帮助	3期	出现姿势反射障碍的早期症状，身体功能稍受限，仍能从事某种程度工作，日常生活有轻度障碍
		4期	病情全面发展，功能障碍严重，虽能勉强行走、站立，但日常生活有严重障碍
三期	日常生活需全面帮助	5期	功能障碍严重，不能穿衣、进食、站立、行走，无人帮助则卧床或轮椅上生活

四、康复护理

（一）康复目标

（1）合理选用运动疗法、作业疗法和理疗，减轻和控制症状，推迟左旋多巴类药的应用，延缓病情的发展。

（2）改善关节活动度，特别是伸展方面，预防挛缩和纠正不正常姿势。

（3）通过功能锻炼、松弛训练，预防或减轻失用性肌萎缩及无力，维持或改善耐力以及躯体允许范围的功能，提高肢体运动及平衡、协调功能，改善步态。

（4）教会代偿策略，指导老年人掌握独立安全的生活技巧，防止和减少继发性损伤。

（5）帮助老年人和家属调整心理状态。

（6）维持或增加肺活量及言语、吞咽能力，通过作业疗法，尽量保持或提高日常生活活动能力，促进老年人回归家庭和社会。

（二）康复原则

1. 综合治疗原则

目前尚无有效方法阻止帕金森病病理过程的进展，故临床需合理、综合应用各种治疗措施，尤其继发性应积极治疗，应用药物治疗结合各种功能训练，消除焦虑不安、恐惧抑郁、消极的不良情绪，才能获得较满意和长期的疗效。

2. 节约能量原则

帕金森病老年人容易产生疲劳，应采用多种代偿策略，避免抗阻运动，掌握松弛方法，减少疲劳发生。

3. 维持治疗原则

帕金森病是进行性疾病，药物及康复训练只能改善症状、提高生活质量，但不能改变最终结局，故需给予长期维持治疗。老年人及家属需同时参与训练，学会正规的躯干及四肢运动、颜面运动、行走，才能尽可能地延缓病情发展，延长病程。

（三）康复训练方法

1. 松弛训练

肌强直、肢体僵硬和姿势异常为帕金森病的典型症状，通过缓慢而有节奏的前庭刺激，或有节奏的技术，尤其是本体感觉神经肌肉促进技术（proprioceptive neuromuscular facilitation，PNF），可使全身肌肉松弛。具体方法如下：

（1）振动或转动法：老年人坐在振动的椅子上，或坐在转动的椅子上，或在垫上支持位置完成缓慢节奏的转动，可以降低肌张力，改善肌强直。

（2）PNF法要求由被动到主动、由小范围到全范围进行有节奏的运动。

（3）深呼吸法可采用腹式呼吸的方法，细呼深吸，并可配合呼吸动作默念

"吸""呼"。

（4）意念放松法。在安静的环境中，反复默念"静""松"，促进身体放松。

2. 姿势矫正训练

训练强调姿势训练和旋转运动，在训练中通过有节奏地相互交替运动，同时使用语言、听、触觉刺激，增强感觉，有助于提高运动意识。

3. 关节活动度（ROM）训练

训练目的是维持或增加主动与被动的关节活动度，尤其是伸展性关节活动度。需尽早开始进行 ROM 训练，强调整体运动功能模式，包括躯干、肩、骨盆等成分的训练，主要部位为膝、肩、肘、手指等关节，尤其注意防止膝屈曲挛缩，可配合作业疗法进行。具体做法如下：

（1）在肘膝位支撑下，重心分别向前、向后、向左、向右移动，使肩、肘、髋、膝得到锻炼；还可采用三点支撑，将空出的一侧上肢分别向各个方向抓取物品。

（2）坐位下外展双肩、屈肘用手掌触摸头枕部、再弯腰伸肘触摸对侧足尖，左右交替进行；坐位下，双手置于巴氏球上双上肢带动球向各个方向滚动，或将球踢向各个方向，要求踢后尽量伸直膝关节，坐位下推磨砂板、拔插木钉，或擦玻璃、擦拭家具表面等。

（3）立位下双上肢平推墙面，下肢分别向前、向后、向侧方迈步；面墙站立，双上肢沿墙壁尽量摸高；直立位下扩胸、挺胸、肩外展、伸肘等，还可借助棍棒体操、投掷、骑自行车、上下楼梯等活动，改善肢体的关节活动度。

4. 平衡训练

在跪位、坐位和直立位较慢的重心转移可帮助老年人发展躯体的稳定性，防止跌倒发生。如跪位下重心前后、左右移动；在垫上用臀向前、向后"行走"；坐在巴氏球上晃动躯干；坐位下双侧交叉伸腿、击掌；坐位下上下肢反向运动；立位下沿直线行走、交叉侧步移动；立位下双足分开与肩同宽站立，重心缓慢向左右、前后移动，尽量配合躯干和骨盆的旋转，同时双上肢也随之大幅度地摆动，这样不仅能训练平衡，同时还有助于放松紧张的上肢和躯干肌肉。

训练中应强化老年人对自身姿势异常及平衡问题的意识，采取预防跌倒的有效措施，如穿平底、防滑鞋，爬楼时扶栏杆，坐在浴凳上洗澡，厕所便器旁安装护栏等。

5. 语言训练

帕金森病属运动减少型构音障碍，言语障碍主要表现为声音低沉、说话缓慢，语音短促、缺乏韵律，重音减弱，辅音不准，偶尔伴刺耳音。针对上述障碍可进行如下训练：

（1）唇舌、软腭的训练。交替下颌张闭嘴、噘唇及后缩唇，舌前伸、后缩、上抬、下压、环绕等，尽快重复动作，随后练习发音；可用细毛刷等物直接刺激软腭，或用冰块冰棒快速擦软腭，数秒后休息，刺激后发"a"元音，或发"pa、da""si、shu""ma、ni"，每次发声后休息 3~5 s。

（2）发音启动训练。先在颏舌骨肌、下颌舌骨肌处进行按摩，或打哈欠放松喉部声带，然后在呼气时嘴张圆发"h"音的口形，然后发"a"，或做发摩擦音口形，最后把元音、辅音连起来发"h–a""s–u"，可帮助患者发声。

（3）持续发声训练。一口气尽可能长时间地发元音，持续 15 s 以上，并由发单元音逐渐增加到发两个或三个元音。

（4）音量、音韵控制训练。指导老年人持续发"m"或"n"音，随后"m"音与元音"a""i"等一起发，逐渐缩短辅音，延长元音；指导老年人朗诵诗词、顺口溜等，或配合唱歌来改善单调性，同时可提高老年人兴趣。

6. 面部动作训练

颜面部需配合吞咽、表情等训练，如对着镜子做微笑、皱眉、眨眼、噘嘴、鼓腮、露齿和吹哨等表情动作，治疗师对面部肌肉进行按摩、牵拉等；吞咽训练要求老年人咀嚼面包、饼干等固体食物，均有助于改善面容僵硬现象。

7. 呼吸训练

呼吸运动强调深呼吸，以腹式呼吸为主，强调吸气时扩胸鼓腹、呼气时两手按压胸廓两侧、瘪腹配合呼吸运动，要求老年人在呼吸中体会躯干挺直的感觉。还可练习吹蜡烛、吹气球等提高呼吸功能。

8. 日常生活活动训练

多在中后期进行，以作业疗法训练为主。主要是激发老年人兴趣，纠正前倾姿势，增加关节活动范围，改善手功能，提高日常生活活动能力。如捏橡胶泥、拉锯、拧螺丝、写毛笔字、编织等作业都可训练手的功能和增加关节活动范围。同时还要进行穿衣裤、穿鞋袜、系鞋带、洗脸、梳头、进食等日常生活技能的训练，建议老年人改穿宽松、容易穿脱的衣服或防滑的鞋子，使用辅助具如长柄梳子、防滑垫等，教会老年人能量保存技术，如坐在浴凳上洗澡可避免过早乏力出现。

任务实施

一、实施条件

表 7-21　帕金森病康复护理实施条件

名称	实施条件	要求
实施环境	实训教室	安全、干净、整洁、温湿度适宜
设施设备	关节量角器、秒表、餐饮用具（如杯、碗、筷、刀、叉、匙、盘、碟等）、巴氏球、细毛刷、冰块、蜡烛、气球、生活用品	无损坏、松动

（续上表）

名称	实施条件	要求
物品准备	签字笔1支、记录本1本、手消毒剂	照护者自备工作服、帽子、口罩、发网、挂表
人员准备	具备帕金森病康复训练的操作技能和相关知识	照护者着装整齐、洗手、剪指甲

二、实施步骤

1. 评估

评估老年人的性别、年龄、职业、诊断，所处的家庭环境、工作环境、社会环境和居住环境，老年人以往的社会角色及疾病史。评估老年人肌力、关节活动范围、肌张力、协调性、上肢和手指功能、平衡能力、呼吸能力、构音功能、吞咽功能、步行能力、认知功能等，评估老年人的主动性、依从性的态度和情感，以及是否需要专门的设备。

评估者先通过查阅老年人病案记录，然后通过交谈以进一步确认最初收集到的关于老年人的背景资料是否正确、完整。交谈时最好邀请老年人家属参加，以防止由于老年人言语交流障碍、认知障碍等造成的表述内容不准确。通过交谈，可以了解老年人的康复愿望、文化修养、价值观念等，为后期制订帕金森康复训练的训练目标和选择训练方法提供依据。交谈收集的资料还要包括：老年人以前的就业史与生活史、回家后独立生活和工作的愿望、家人能提供的照顾、居住环境、实际能力在现实环境中的障碍等。

2. 用物准备

（1）环境：安全、安静、干净、整洁。

（2）着装整齐、洗手。

（3）物品：签字笔、记录本、手消毒剂。

3. 实施康复评定

（1）沟通交流。

正式评定前应首先与老年人交谈，向老年人解释帕金森病的康复评定目的、目标、方式、可能的结果等，以争取老年人的理解与配合。

（2）开始评定。

在完成首次交谈后，可以开始评定。通常采用徒手评定、量表法等方式，了解老年人主要功能障碍。

（3）评定结束时，跟老年人正确解释评定结果。

（4）整理用物、洗手、记录。

4. 记录与报告

根据完成的评定内容，记录并分析。

5. 制定康复训练目标与计划

根据康复评定结果，为老年人制定帕金森病的康复训练目标与计划。

6. 实施康复训练

（1）沟通交流。

正式训练前应首先与老年人交谈，向老年人解释帕金森病的康复训练目的、目标、方法等，以争取老年人的理解与配合。

（2）开始训练。

在完成首次交谈后，可以开始训练。训练过程中要注意老年人训练项目完成是否准确、难度是否适中、老年人是否可耐受训练项目等。

（3）训练结束后整理用物、洗手、记录。

7. 康复宣教

为巩固治疗效果，应针对老年人训练以及生活中的问题展开康复宣教。

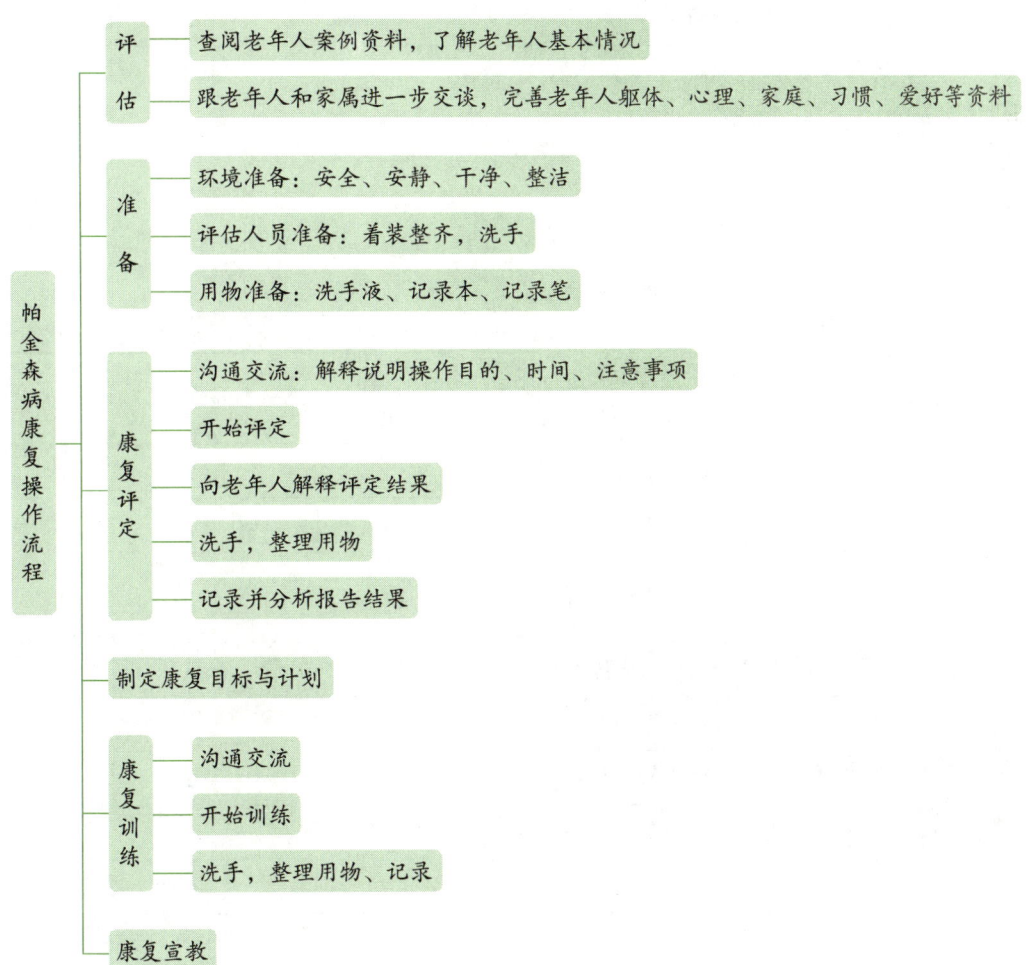

图 7-18 帕金森病康复操作流程图

三、考核评价

表 7-22　帕金森病康复评定考核标准

考核内容		考核点及评分要求	分值	扣分	得分	备注
评估（20分）	老人	1. 性别、年龄、职业、诊断，所处的家庭环境、工作环境、社会环境和居住环境，老年人以往的社会角色及疾病史	5			
		2. 症状和体征	5			
		3. 主动性、依从性的态度和情感	3			
		4. 是否需要专门的设备	2			
		5. 态度和蔼，沟通有效	2			
		6. 内容全面完整	3			
准备（10分）	环境	安全、安静、干净、整洁	2			
	照护者	着装整齐、洗手	3			
	物品	用物准备齐全	5			
实施（60分）	实施过程	1. 选择合适的康复评定方法	5			
		2. 说明操作目的、需要时间及注意事项，得到老年人的理解和配合	5			
		3. 按照评定内容逐一进行评定，内容完整全面，每少一项内容扣5分，直到扣完。评定方法合适、准确	40			
		4. 有效沟通，正确解释评定结果	3			
		5. 整理用物，洗手	2			
	记录报告	记录评定内容，分析总结与报告	5			
评价（10分）		1. 操作规范，动作熟练	3			
		2. 评价方式正确有效	3			
		3. 态度和蔼，关爱老年人	2			
		4. 与家属沟通有效，取得合作	2			
总分			100			

表 7-23　帕金森病的康复训练考核标准

考核内容		考核点及评分要求	分值	扣分	得分	备注
评估（20分）	老人	1. 综合分析评定结果	5			
		2. 康复目标制定合理	5			
		3. 是否需要专门的设备	4			
		4. 态度和蔼，沟通有效	3			
		5. 内容全面完整	3			
准备（10分）	环境	安静、干净、整洁、安全	2			
	照护者	着装整齐、洗手	3			
	物品	用物准备齐全	5			
实施（60分）	实施过程	1. 选择合适的康复训练方法	5			
		2. 说明康复训练目的和操作要点、需要时间及注意事项，得到老年人的理解和配合	5			
		3. 按照康复训练项目逐一进行操作，内容完整全面，每少一项内容扣5分，直到扣完	40			
		4. 有效沟通，及时关注患者感受	3			
		5. 整理用物，洗手	2			
	康复宣教	康复宣教符合老年人当前康复需求	5			
评价（10分）		1. 操作规范，动作熟练	3			
		2. 操作手法正确有效	3			
		3. 态度和蔼，关爱老年人	2			
		4. 与家属沟通有效，取得合作	2			
总　分			100			

知识拓展

帕金森病的分型

帕金森病根据病因分为原发性帕金森病及继发性帕金森病，后者又称帕金森综合征，多由脑血管病、感染、药物、中毒以及其他神经系统变性疾病继发引起。原发性帕金森病的病因仍不十分清楚，目前的研究认为与年龄老化、遗传易感性和环境毒素的接触等综合因素有关。只有遗传、环境因素及衰老等多种因素相互作用，通过氧化应激、钙超载、兴奋性氨基酸毒性作用、细胞凋亡、免疫异常等机制，才导致黑质多巴胺能神经元大量变性丢失而发病。

同步练习

请扫描下方二维码获取本节练习题。

任务七　阿尔茨海默病的康复

任务情境

王爷爷，65岁，有高血压病史3年，无规律性服药，否认高血压病、心脏病、结核病、糖尿病、肝病等病史。现因"记忆力下降，语量减少，常对日常物品命名错误"入院。患者一个月前无明显诱因下常出现对当天发生的事不能记忆，刚刚做过的事或说过的话不记得，家人的名字经常记不起来。入院查体：查体：T 36.2 ℃，P 100次/分，R 20次/分，BP 130/75 mmHg，四肢肌力和肌张力正常，无关节活动受限，记忆力差，注意力不集中，表情木讷，不爱说话。

任务：分析王爷爷存在哪些功能障碍，并根据评定结果协助其进行康复训练。

任务目标

1. 能选择合适的阿尔茨海默病的评估量表。
2. 能综合分析评估结果，协助老年人进行康复训练。
3. 能对阿尔茨海默病患者进行康复宣教。

任务描述

一、概述

阿尔茨海默病（Alzheimer's disease，AD）是由于脑的器质性损害所致后天获得性慢性持续性认知、记忆、判断、言语、情感、思维等精神功能减退及行为障碍和人格改变，并引起日常生活和社会生活机能衰退的一组临床综合征。

流行病学研究显示，阿尔茨海默病发病年龄40～90岁，大部分65岁以后，女性高于男性。我国发病率在1/10 000左右。平均年龄每增加5岁，阿尔茨海默病患病的百分数上升2倍，85岁人群的患病率为30%。

二、主要功能障碍

阿尔茨海默病的临床症状分为两方面，即认知功能减退和非认知性精神症状。认知功能障碍主要表现为记忆力减退、定向力下降，还常伴有高级皮层功能受损如失语、失认或失用；非认知性精神症状包括焦虑、抑郁等。根据疾病的发展和认知功能缺损的严重程度，可分为早期、中期、晚期。

1. 早期（1—3年）

早期突出症状为记忆力逐渐减退，其中近期记忆力障碍明显，而远期记忆力可保留，注意力下降，运动系统正常。老年人表现为经常失落物品，记不住新认识人的姓名、电话，忘记承诺的事及重要的约会；接受新事物困难，能做熟悉的工作，但常感力不从心；看书读报后不能回忆其中的内容，但对往事常能清晰地回忆，且喜欢反复重复。常有定向障碍，突出表现为记不清具体的年、月、日；在陌生的环境可迷路。计算能力减退，100减7、再减7的连续运算很难完成。反应迟钝，思考问题困难。此期老年人对自身记忆减退有一定的自知力，力求弥补和掩饰，例如经常做记录、主动帮家人做家务，尚能完成熟悉的日常事务，个人生活基本自理。有的老年人可出现人格改变，多表现为缺乏主动性、活动减少、孤独、多疑、自私，情绪不稳、易激惹，对人冷淡，甚至对亲人漠不关心。

2. 中期（2—10年）

远近记忆均明显减退，继而出现智能下降，表现为判断力及理解力下降，计算力丧失，重复语言及无意义的重复动作，出现独立生活困难。主要表现为日常用品丢三落四，甚至遗失贵重物品，忘记自己的家庭住址及亲友的姓名，但尚能记住自己的名字，有时因记忆减退而出现错构和虚构。远期记忆力也受损，不能回忆自己的工作经历，甚至忘记自己生日。定向障碍加重，在熟悉的环境也常迷失方向，如找不到自己的房间、床铺。言语功能障碍明显，讲话无序，内容空洞，找词费力；继之，出现理解障碍、命名不能。约30%老年人存在失认，以面容失认最常见，不认识自己的亲人和朋友甚至不认识镜子中自己的影像。失用表现为不能正确地完成熟悉的连续动作，如刷牙、洗毛巾。此期已不能工作，难以完成家务劳动，甚至洗漱、穿衣等日常生活也需家人督促或帮助。

老年人可有情绪障碍和人格衰退，表现为易于激动、淡漠、抑郁、焦虑和欣快等，可出现妄想、错觉甚至幻觉，找不到物品时怀疑被他人偷窃，或怀疑配偶不贞。多伴有睡眠障碍，部分老年人白天思睡、夜间到处走。生活习惯改变、行为紊乱，常捡拾破烂、乱拿他人之物；亦可表现为本能活动亢进，有时出现攻击行为。

3. 晚期（8—12年）

记忆力、思维及其他认知功能都严重受损。忘记自己的姓名和年龄，不认识亲人。语言表达能力进一步退化，老年人只有自发言语或机械模仿他人语言，内容单调或反复发出不可理解的声音，最终丧失语言功能。老年人活动逐渐减少，并逐渐丧失行走能力，甚至不能站立，最终长期卧床，大、小便失禁，发展为淡漠性痴呆。

神经系统检查早期常无定位体征，晚期出现强握、吸吮反射等原始反射，缄默、步态不稳、共济失调，不伴瘫痪，腱反射正常。部分老年人出现帕金森症候群，表现为慌张步态、姿势僵硬、肌张力增高引起四肢屈曲或强直，甚至难以站立和行走。

三、康复评定

（一）认知能力评定

评估老年人的注意力、记忆力、定向力、判断力、学习、交流能力。临床常用简易精神状况量表（MMSE）、长谷川痴呆量表、韦氏记忆量表等进行评定。

（二）运动功能评定

评估老年人的躯体运动功能，包括肌力、肌张力、关节活动度、平衡与协调能力、步态分析等。

（三）日常生活活动能力评定

AD老年人日常生活活动能力会随着认知功能障碍而下降，特别是工具性日常生活能力。常用的评定量表包括 Barthel 指数、功能独立性量表（FIM）、日常生活活动功能量表等。

（四）精神及心理评定

采用抑郁自评量表和焦虑自评量表。

（五）生活质量评定

采用 WHO 生活质量评定量表（WHOQOL）、生活满意度指数（LSI）和 QOL-AD 量表等进行评定。

四、康复护理

（一）康复训练目标

（1）促进记忆障碍、认知障碍恢复。
（2）改善失用症状及精神症状。
（3）改善生活自理能力，减少依赖。
（4）扩大老年人的活动范围，改善生存质量，回归社会。

（二）康复训练

AD 的病情发展呈进行性，患病老年人存活期平均为 5～10 年。患 AD 的老年人康复需要多学科合作，老年人、家属和照护者共同参与。康复训练应根据老年人个体需要，结合老年人所处的疾病阶段有针对性地进行康复训练。

1. 康复训练要点

（1）早期康复。

尽可能维持老年人记忆和身体功能，鼓励老年人参与认知训练和日常生活事务。照护者及家人给予老年人情感支持，接受和面对自己身体出现的问题，帮助老年人对抗内心的恐惧。

（2）中期康复。

帮助老年人应对生活上出现的各种障碍，安排好老年人的日常生活，并鼓励老年人参与必要的功能训练、日常生活及社交活动，监督老年人完成所有的日常生活。针对老年人难以理解的异常行为，应给予专业医疗服务及对症照护。

（3）晚期康复。

晚期老年人几乎完全失能，应尽量给予老年人舒适的身体照护，预防和减轻关节挛缩，尽可能地愉悦和陪伴老年人，以减少其痛苦。

2. 康复训练

（1）平衡训练。

老年人进行平衡训练，可以预防跌倒和损伤。平衡训练可分为坐位平衡训练、站立平衡训练、坐站起平衡训练、步行平衡训练。对于身体功能较好的老年人可以选择平衡板、跷跷板、打太极拳等方式训练平衡功能。

（2）运动疗法。

早、中期 AD 老年人可以鼓励参与身体锻炼，如散步、打保龄球、拉弹力带、拍巴氏球等健身运动来维持粗大运动功能。对于晚期 AD 的老年人主要是做肢体的被动运动预防和减轻关节挛缩。

（3）认知训练。

认知训练是 AD 老年人的主要训练内容，在训练之前先要通过评定进行认知功能障碍的分析和分类，然后再制订训练计划。具体训练方法可参考项目四。

①记忆力训练：对于记忆受损的老年人可以根据记忆损害的类型和程度，针对性的采用不同的训练方法，每次训练时间 30～60 分钟，每天 1 次，每周 5 次，遵循先易后难，循序渐进的原则，训练中要及时给予指导和鼓励等语言反馈。常用的记忆力训练方法包括瞬时记忆训练、短时记忆训练、长时记忆训练、PQRST 法、无错误学习技术等。此外，打牌、打麻将、拼图游戏等也可训练记忆力。另外，还可利用笔记本、录音机等存储类工具和定时器、闹钟、日历等提示类工具进行记忆训练。

②注意力训练：可采用猜测游戏、删除作业、数目顺序、代币法等方法。

③智力训练：智力涉及内容非常广泛，包括逻辑联想、思维灵活性、理解和表达、分析和综合、常识、计算力等多方面。这些能力训练需要持之以恒，循序渐进，经常反复练习。逻辑联想、思维灵活性训练可以让老年人对图片、实物、单词做归纳和分类；理解和表达能力训练可以先给老年人讲述一些事情，然后根据内容提问让老年人回答；分析和综合能力训练让老年人对许多单词卡片、物体图片、实物进行归纳和分类；常识训练对老年人日常生活中常使用的知识进行反复提问和提醒；计算训练可以让老年人对生活中的日常开支费用进行计算。

④失用症训练：失用症包括意念性失用症、结构性失用症、运动性失用症、穿衣失用症、步行失用症等。先评估分析确定失用症类型再制定合适的训练方法。

⑤失认症训练：主要采用功能适应的康复方法，利用未损害的视觉、听觉或触觉补偿认识上的缺陷。

⑥定向训练：每天记录和学习当天的信息，不断地反复提示定向信息，使老年人不断接受刺激信息，从而提高定向能力。

（4）日常生活能力训练。

日常生活能力对于老年人保持自理能力非常重要。早期 AD 老年人要督促其自己料理生活，如穿衣、洗漱、个人卫生、买菜做饭、收拾房间等；鼓励老年人积极参与社会活动，安排集体活动、读书看报等，培养生活兴趣，活跃情绪，延缓功能衰退。对于中、晚期 AD 的老年人，要帮助和训练他们的生活自理能力，训练简单的日常生活习惯，明确顺序一项一项地反复进行，随着痴呆的进展，功能逐渐受限，也可采用代偿方式进行康复，如用勺子代替筷子，用粘扣代替纽扣等。功能难以改善时也可进行环境控制、改造，以及自助具的设计与制作等。

（5）异常行为与心理干预。

针对老年人出现的异常行为和心理，应在药物治疗的基础上进行干预。老年人出现焦虑或抑郁情绪，用心平气和的语气多跟老年人交流沟通，支持和理解老年人的不良情绪，通过倾听和接受老年人的情感，让老年人把不良情绪释放出来。多鼓励老年人回忆以往有趣的和有成就感的事情，寻找老年人专长和最擅长的能力，激发老年人的价值感，让他们感觉自己"有用"，树立生活的信心。

针对老年人出现捡垃圾、异食等异常行为，不要责备、批判或强行制止，避免跟老年人发生冲突，应尊重老年人错误的行为，通过逐渐诱导的方式加以摆脱。

（6）言语训练。

根据老年人言语障碍的类型采用不同的康复训练方法。

（7）环境改造。

环境改造是代偿损伤功能的一种方式，也增加了居家安全性。环境应温湿度适宜、光线柔和，家具摆放简单、整洁，通道宽敞无杂物，房门口要设有醒目的标志。在房间醒目的地方要设有日历和时钟。家具和常用物品摆放位置要固定，要选用圆角、无玻璃的家具。为减少老年人挫败感，应增加安全的设施，如自动冲洗厕所、感应水龙头、无阴影照明等设施。也可播放老年人喜欢的音乐，减少行为异常。

五、康复教育

（1）对患病老年人及家属进行 AD 相关知识的健康教育。此病起病隐匿，病情持续发展，为不可逆的病变，并没有特效药物，重点在于预防。

（2）向家属告知老年人保持其基本日常生活习惯的重要性，家属要督促老年人自行完成，如果完成有困难时，可以给予提示或协助。

（3）要老年人尽量多接触社会，与社会保持联系。鼓励老年人多参与社会活动，多进行户外运动。

（4）告知家属及照护者避免改变老年人生活习惯与环境；尊重老年人的意见，提出超出老年人能力范围的要求时，不要苛求老年人；对老年人要有耐心、善倾听，不要批判、抱怨、指责，不要与老年人发生冲突。

任务实施

一、实施条件

表 7-24　阿尔茨海默病的康复护理实施条件

名称	实施条件	要求
实施环境	模拟房间、实训教室	安全、干净、整洁、温湿度适宜
设施设备	卡片、弹力球、模拟卧室、浴室、厕所、厨房等及相应的家具（如床、桌、椅、橱、柜等）、餐饮用具（如杯、碗、筷、刀、叉、匙、盘、碟等）、清洁用品（簸箕、扫把、拖把、搓衣板、洗衣粉或洗衣液）、家用电器（如电冰箱、洗衣机、吸尘器等）、通信设备（如电话等）、书籍、报纸	无损坏、松动
物品准备	签字笔1支、记录本1本、手消毒剂	照护者自备工作服、帽子、口罩、发网、挂表
人员准备	具备阿尔茨海默病康复评估的操作技能和相关知识	照护者着装整齐、洗手、剪指甲

二、实施步骤

1. 评估

评估老年人的性别、年龄、职业、诊断，所处的家庭环境、工作环境、社会环境和居住环境，老年人以往的社会角色。评估老年人的疾病史、危险因素、诱发因素。评估老年人的主动性、依从性的态度和情感，以及是否需要专门的设备。

照护者先通过查阅老年人病案记录，然后通过交谈以进一步确认最初收集到的关于老年人的背景资料是否正确、完整。如老年人存在认知障碍，交谈时应邀请老年人家属及照护者参加。通过交谈，可以了解老年人的康复愿望、文化修养、价值观念等，为后期制订阿尔茨海默病康复训练的训练目标和选择训练方法提供依据。交谈收集的资料还要包括：老年人以前的就业史与生活史、回家后独立生活和工作的愿望、家人能提供的照顾、居住环境、实际能力在现实环境中的障碍等。

2. 用物准备

（1）环境：安全、安静、干净、整洁。

（2）着装整齐、洗手。

（3）物品：签字笔、记录本、手消毒剂。

3. 实施

（1）沟通交流。

正式评定前应首先与老年人交谈，向老年人解释阿尔茨海默病评定的目的、目标、方式、可能的结果等，以争取老年人的理解与配合。

（2）开始评定。

在完成首次交谈后，可以开始评定。通常采用间接法，根据量表的内容，了解老年人的主要功能障碍。

（3）评定结束时，跟老年人正确解释评定结果。

（4）整理用物、洗手、记录。

4. 记录与报告

根据完成的评定内容，记录并分析。

5. 制定康复训练目标与计划

根据康复评定结果，为老年人制定阿尔茨海默病的康复训练目标与计划。

6. 实施康复训练

（1）沟通交流。

正式训练前应首先与老年人交谈，向老年人解释阿尔茨海默病的康复训练目的、目标、方法等，以争取老年人的理解与配合。

（2）开始训练。

在完成首次交谈后，可以开始训练。训练过程中要注意老年人训练项目完成是否准确、难度是否适中、老年人是否可耐受训练项目等。

（3）训练结束后整理用物、洗手、记录。

7. 康复宣教

为巩固训练效果，应对老年人训练及生活中存在的问题跟老年人及家属或照护者进行康复宣教。

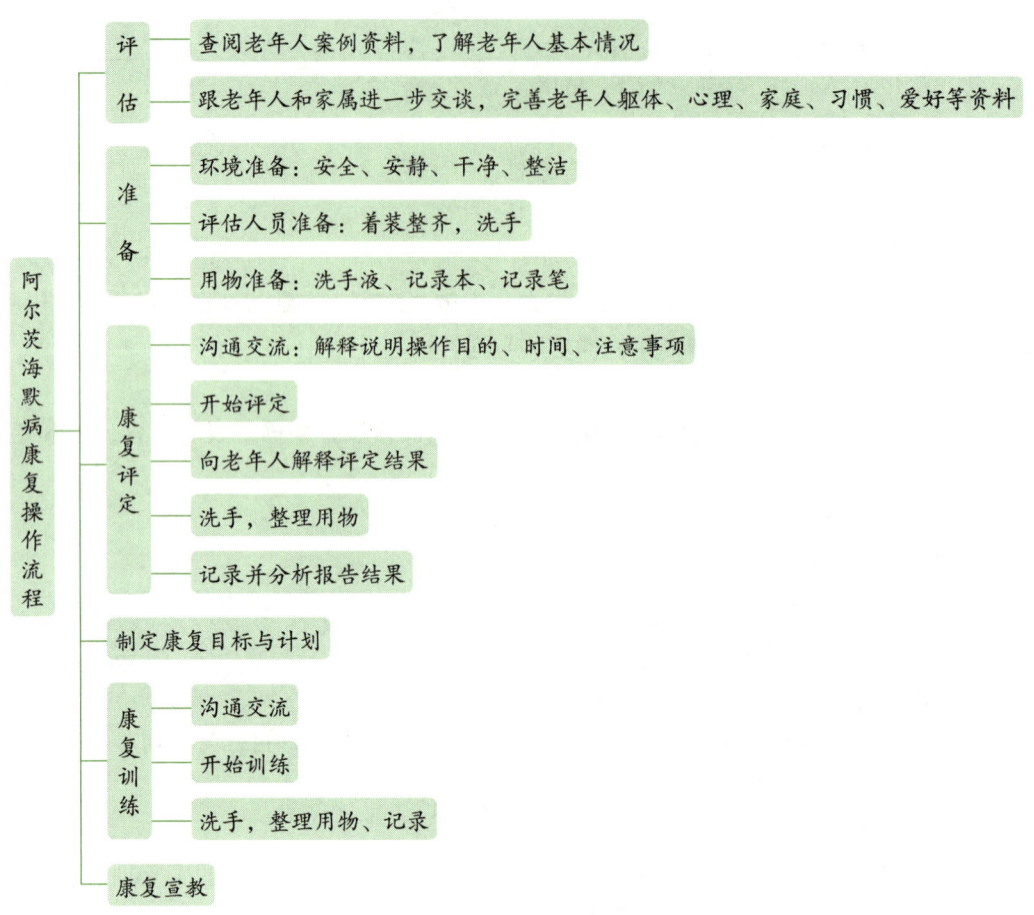

图 7-19 阿尔茨海默病康复操作流程图

三、考核评价

表 7-25 阿尔茨海默病评定的考核标准

考核内容		考核点及评分要求	分值	扣分	得分	备注
评估（20分）	老年人	1. 性别、年龄、职业、诊断，所处的家庭环境、工作环境、社会环境和居住环境，老年人以往的社会角色	5			
		2. 评估老年人疾病史、诱发因素、危险因素等	5			
		3. 主动性、依从性的态度和情感	3			
		4. 是否需要专门的设备	2			
		5. 态度和蔼，沟通有效	2			
		6. 内容全面完整	3			

（续上表）

考核内容		考核点及评分要求	分值	扣分	得分	备注
准备（10分）	环境	安全、安静、干净、整洁	2			
	照护者	着装整齐、洗手	3			
	物品	用物准备齐全	5			
实施（60分）	实施过程	1. 选择合适的评定量表	5			
		2. 说明操作目的、需要时间及注意事项，得到老年人的理解和配合	5			
		3. 按照评定量表的内容逐一进行评定，内容完整全面，每少一项内容扣5分，直到扣完。评定方法合适、准确	40			
		4. 有效沟通，正确解释评定结果	3			
		5. 整理用物，洗手	2			
	记录报告	记录评定内容，分析总结与报告	5			
评价（10分）		1. 操作规范，动作熟练	3			
		2. 评价方式正确有效	3			
		3. 态度和蔼，关爱老年人	2			
		4. 与家属沟通有效，取得合作	2			
总分			100			

表7-26　阿尔茨海默病康复训练的考核标准

考核内容		考核点及评分要求	分值	扣分	得分	备注
评估（20分）	老年人	1. 综合分析评定结果	5			
		2. 康复目标制定合理	5			
		3. 是否需要专门的设备	4			
		4. 态度和蔼，沟通有效	3			
		5. 内容全面完整	3			
准备（10分）	环境	安全、安静、干净、整洁	2			
	照护者	着装整齐、洗手	3			
	物品	用物准备齐全	5			

（续上表）

考核内容		考核点及评分要求	分值	扣分	得分	备注
实施（60分）	实施过程	1. 选择合适的康复训练方法	5			
		2. 说明康复训练目的和操作要点、需要时间及注意事项，得到老年人的理解和配合	5			
		3. 按照康复训练项目逐一进行操作，内容完整全面，每少一项内容扣5分，直到扣完	40			
		4. 有效沟通，及时关注患者感受	3			
		5. 整理用物，洗手	2			
	康复宣教	康复宣教符合老年人当前康复需求	5			
评价（10分）		1. 操作规范，动作熟练	3			
		2. 操作手法正确有效	3			
		3. 态度和蔼，关爱老年人	2			
		4. 与家属沟通有效，取得合作	2			
总分			100			

知 识 拓 展

轻度认知障碍

轻度认知障碍（mild cognitive impairment，MCI）是介于正常衰老和痴呆之间的一种中间状态，是一种认知障碍症候群。患病的老年人存在认知功能减退，但日常能力没有受到明显影响。

目前，失智症没有特效的治疗方法，只能延缓病情发展。因此，早期发现、早期预防是治疗的关键。现在国内外都特别重视轻度认知障碍的诊断和治疗，这是早期预防老年人失智的有效途径。MCI根据累及认知域分为遗忘型MCI和非遗忘型MCI，前者存在记忆损害，后者存在其他认知域损害，记忆相对保留。根据累及认知域的多少又可以进一步分为单一认知域损害型和多认知域损害型。导致MCI的原因很多，例如阿尔茨海默病、路易体病、额颞叶变性、脑外伤、脑炎、营养缺乏等。

通过临床和研究形成了一个比较统一的MCI诊断标准：①记忆障碍是基本和主要的主诉；②有记忆减退的客观检查证据（记忆下降程度低于年龄和文化匹配对照

的 1.5 个标准差以上）；③一般认知功能正常；④日常生活能力保留；⑤没有足够的认知障碍诊断为痴呆。在实际操作中加入一些可操作性的客观指标，如临床痴呆评定量表（CDR）评分 0.5 分、简易精神状态检查表（MMSE）24 分以上等。

MCI 是一组异质性很高的综合征，对其防治无统一方案。积极寻找 MCI 可治疗的危险因素进行早期干预是专家的共识。

同步练习

请扫描下方二维码获取本节练习题。

任务八　神经源性膀胱的康复

任务情境

刘奶奶，73 岁。三个月前不慎从 5 米处高空摔下，立即送往当地医院。CT 显示：T12 锥体爆裂性骨折，以脊髓损伤收入院。既往无手术史及药物过敏史。入院后行"T12 腰椎融合术"。术后患者小便失禁，不能自行排出，考虑存在神经源性膀胱。

任务：分析刘奶奶存在哪些功能障碍，并根据评定结果协助其进行康复训练。

任务目标

1. 能对神经源性膀胱进行评定并分析评估结果。
2. 能对神经源性膀胱的老年人进行康复训练与管理。
3. 能对老年人及家属进行康复宣教。

任务描述

一、概述

神经源性膀胱是指神经病变或损害引起的膀胱或（和）尿道功能障碍。这类疾病同时伴有尿道功能障碍和膀胱尿道功能协调性异常，因此有人将其称为神经源性膀胱尿道功能障碍。

膀胱和尿道主要功能是储尿和排尿，由周围自主神经、躯体神经和中枢神经系统调控，但发生损害时可出现排尿功能异常。神经源性膀胱既可是先天性的，如脊髓发育不良，也可由后天损伤或疾病所引起，常见病因如下：

1. 中枢神经损害

颅内血管病变（脑血管意外）、颅内新生物、多发性硬化和帕金森病等这些疾病既可影响皮质中枢，也可影响上节段的传导径路。轻症者通常引起无抑制性膀胱，重者往往导致反射性膀胱。

2. 脊髓损害

脊髓排尿中枢以上的病变，上节段传导径路只有轻微受累时引起无抑制性膀胱。当所有的脊髓排尿中枢传导径路均遭破坏时，引起反射性神经源性膀胱。最常见的脊髓损害是脊髓损伤、脊髓新生物、椎间盘疾病和多发性硬化。

3. 马尾损害

外伤和新生物使马尾受累时引起膀胱功能障碍，通常为自主性膀胱。

4. 后根和脊髓感觉传导径路损害

该损害往往导致低反射或无反射性膀胱，造成大容量膀胱。常见原因为糖尿病、脊髓结核病等。

5. 前角损害

这些损害引起非收缩性膀胱，多为脊髓灰质炎所致。

6. 药物不良反应

各种不同药物对自主神经系统作用不同，可导致膀胱功能障碍。三环类抗抑郁剂、抗组胺药和苯妥英钠等均可引起排空不全。

二、分类

神经源性膀胱尿道功能障碍的分类繁多，有根据发病部位而制定的 Bors-Comarr 分类法；根据临床表现而制定的 Lapides 分类法；根据尿流动力学而制定的 Krane 分类法以及根据尿流动力学和尿道功能分类的 Wein 分类法。迄今为止，各种分类法均有顾此失彼的缺点，现在比较常用的是 Krane 分类法及 Wein 分类法。

1. Bors-Comarr 分类

分为感觉神经元病变、运动神经元病变、感觉—运动神经元病变、混合性病变。此分类法仅适用于脊髓损伤所致的神经源性排尿功能障碍。

2. Lapides 分类

分为感觉麻痹性膀胱、运动麻痹性膀胱、自主性膀胱、反射性膀胱、无抑制性膀胱。

3. Krane 尿流动力学分类

（1）逼尿肌反射亢进：括约肌协调正常、外括约肌协调失调、内括约肌协调失调。

（2）逼尿肌无反射：括约肌协调正常、外括约肌痉挛、内括约肌痉挛、外括约肌去神经。

4. Wein 分类

分为失禁型障碍、潴留型障碍和潴留失禁型障碍。

三、康复评定

（一）泌尿及生殖系统检查

所有怀疑神经源性膀胱的老年人都应该进行标准的、完整的泌尿系统体格检查。脊髓损伤老年人应检查感觉平面、运动平面、脊髓损伤平面，以及上下肢感觉运动功能、上下肢关键肌的肌力和肌张力。反射检查包括膝腱反射、跟腱反射、提睾肌反射等。

（二）尿流动力学评定

尿流动力学是依据流体力学和电生理学的基本原理和方法，检测尿路各部压力、流率及生物电活动，从而了解尿路排尿功能及机制，以及排尿功能障碍性疾病的病理生理学变化。在检查前要进行必要的泌尿系统常规检查和一些特殊检查，排空大便，并向老年人解释检查的必要性，以减少心理应激。主要内容有：

1. 尿流率

尿流率是指单位时间内排出的尿量，主要反映排尿过程中逼尿肌与尿道括约肌相互作用的结果，即下尿路的总体功能情况。主要参数有：最大尿流率、尿流时间及尿量等。尿流率受性别、年龄和排尿量等因素的影响。

2. 膀胱压力容积测定

膀胱压力容积测定包括膀胱内压、直肠内压（腹压）及逼尿肌压（膀胱压—直肠压）。正常膀胱压力容积测定为：①无残余尿；②膀胱充盈期内压维持在 0.49~1.47 kPa，顺应性良好；③没有无抑制性收缩；④膀胱充盈过程中，最初出现排尿感觉时的容量为 100~200 mL；⑤膀胱总容量 400~500 mL；⑥排尿及终止排尿受意识控制。

3. 括约肌肌电图

可用表面电极置入肛门，测定肛门括约肌肌电活动，或用针式电极经会阴部直接插入尿道外括约肌，记录肌电活动，从而了解在逼尿肌收缩时尿道外括约肌的协调性活动。正常排尿周期中，膀胱充盈期间，尿道外括约肌呈持续活动，排尿时肌电活动突然中止，排尿完毕，肌电活动重新出现。病理情况可见：逼尿肌收缩时，括约肌肌电活动同时增强，即逼尿肌—括约肌协同失调；膀胱充盈过程中，突然出现括约肌肌电活动静止，老年人出现不自主漏尿。

4. 尿流动力学和B超或X线同步联合检查

用稀释的碘溶液代替生理盐水充盈膀胱，在做尿流动力学检测时，同步获得尿流动力学及膀胱尿道形态等各项资料，可收集较全面的资料。

5. 膀胱容量与残余尿的简易测量方法

在社区内无法进行尿流动力学检测时，可进行简易的膀胱容量与残余尿测定，以粗略地评估膀胱功能。①残余尿测定：患者自行排尿后，立即插入导尿管，所导出的尿液容积即为残余尿量；②膀胱容量测定方法：排空膀胱后，缓慢注入生理盐水（温度为 37 ℃），直到生理盐水不再滴入时，所灌入盐水体积即为膀胱容积；然后开通膀胱与水柱的通路，所得水柱即为膀胱压力。

四、康复护理

（一）原则与目标

（1）减少泌尿系统感染。
（2）增加膀胱的顺应性，恢复膀胱的储尿功能。
（3）逐渐恢复膀胱排空和控尿的能力。
（4）减少或不用留置导尿。

（二）膀胱管理方法

1. 间歇性导尿

间歇性导尿（intermittent catheterization，IC）指定时将尿管经尿道插入膀胱内，使膀胱能够有规律地排空尿液的方法，根据操作时是否采用无菌操作，分为间歇性无菌导尿和间歇性清洁导尿两种，目前临床上多采用间歇性清洁导尿。

老年人的膀胱余尿量增多或尿潴留时需要进行导尿，但是持续性导尿所留置的导尿管破坏了尿道的无菌状态，易引起尿路感染。1947年，Guttmann提出对脊髓损伤者采用无菌性间歇导尿技术，使膀胱周期性扩张与排空，接近生理状态，大大减少了感染的发生概率。1971年，Lapides提出的间歇性清洁导尿技术更是一个重大的进展。间歇性清洁导尿术目前已为临床所采用。

在开始导尿前,要向老年人详细说明导尿的目的,消除老年人的顾虑。老年人取仰卧位或侧卧位,手法要轻柔,当导尿管前端到达尿道括约肌处时要稍做停顿,了解尿道括约肌部位的阻力,再继续插入。导尿完毕,拔管要慢,到达膀胱颈部时,稍做停顿,同时嘱老年人屏气增加腹压或照护者用手轻压膀胱区,使全部尿液引出,达到真正的膀胱排空。在操作时,成年人用 10~14 号导尿管,每隔 4~6 小时一次,每日不超过 6 次。每次导尿量控制在 300~500 mL。对进行 IC 的老年人,每日的液体摄入量应严格控制在 2 000 mL 以内,为 1 500~1 800 mL 为宜,具体方案为:早、中、晚各摄入液体量 400 mL,另可在上午、下午和晚上睡前再各饮水 200 mL,睡后到次日起床前不再饮水。要求逐步做到均匀摄入,并避免短时间内大量饮水,以防止膀胱过度充盈。在每次导尿前,可配合各种辅助方法进行膀胱训练,诱导出现反射性排尿。出现反射排尿后,可根据排尿恢复的情况及排出的尿量做出相应的导尿次数调整,如每天导尿减少为 1~3 次。

目前,常使用膀胱容量测定仪来测量膀胱容量以指导间歇性导尿。一般说来,成人残余尿量少于 100 mL 即认为膀胱功能达到平衡,可停止导尿。

在间歇性导尿的开始阶段,需每周检查尿常规,定期进行尿培养。若出现尿路感染征象,应及时应用抗生素,并根据具体情况,酌情进行膀胱冲洗。对膀胱逼尿肌无力、残余尿量保持 100 mL 或以上的老年人,需要长期使用间歇性导尿术,并定期复查。尿管通过抗菌溶液消毒或沸水清洁后可以反复使用几周甚至几个月。

尽管间歇性导尿是绝大多数神经源性膀胱患者愿意接受的膀胱管理方法,但对于肥胖者、内收肌痉挛的女性、不能依从者或不能获得持久帮助者可能仍不适用,需要使用留置导尿。间歇性清洁导尿继发膀胱结石和尿路感染的概率低于留置导尿,对于反复出现尿路感染的老年人,可使用间歇性无菌导尿或无接触的一次性导尿管。

2. 手法辅助排尿

手法辅助排尿包括 Crede 手法排尿、Valsalva 排尿和扳机点排尿。Crede 手法排尿和 Valsalva 排尿均为通过外力挤压膀胱促进排空。扳机点排尿的本质是刺激诱发骶反射排尿,但其前提是具备完整的骶神经反射弧,逼尿肌无反射的老年人不适合扳机点排尿。扳机点法常用于骶髓以上神经病变在腰骶神经节段区寻找扳机点,通过反复挤捏阴茎、牵拉阴毛、持续有节奏地轻敲耻骨上区、肛门指检形成的刺激或牵张肛门括约肌的刺激等,诱导反射排尿。

由于手法辅助排尿可能导致膀胱压力超过安全范围。因此,该类方法存在诱发或加重上尿路损害的潜在风险。实施手法辅助排尿前必须通过影像尿动力学检查,明确下尿路功能状态,证明膀胱出口的低阻力状态,以及保证上尿路处于安全状态。总体而言,手法辅助排尿的适宜范围有限,应严格掌握指征、慎重选择。其禁忌证主要包括:膀胱输尿管反流、膀胱出口梗阻、逼尿肌—尿道外括约肌协同失调、盆腔器官脱垂、症状性泌尿系感染、腹部疝气等。

3. 盆底肌训练

老年人在不收缩下肢、腹部及臀部肌肉的情况下自主收缩盆底肌肉(会阴和肛门括约肌),每次收缩持续 3~5 s,重复 10~20 次,每天 3 组。

4. 物理因子疗法

利用电、磁等物理因子刺激膀胱,达到重建膀胱功能的方法。临床常用的方法有肌电刺激和直肠内电刺激、超短波疗法、生物反馈疗法、磁刺激法等。

5. 心理疗法

神经源性膀胱的老年人往往心理压力较大,容易产生焦虑、抑郁的情绪。帮助老年人建立良好的饮水习惯,配合膀胱功能训练及膀胱清洁护理,克服心理压力,教会老年人自我控制情绪。

五、康复教育

(1)对患病老年人及家属进行神经源性膀胱相关知识的健康教育。

(2)向家属告知老年人保持良好的饮水、饮食习惯,监测泌尿系统情况,如果出现发热或无发热的尿路感染,以及排尿方式或尿液量、性状发生改变要及时就医。

(3)有自理能力的老年人可教会他自行进行间歇性导尿;没有自理能力的老年人应教会家属或照护者进行间歇性导尿。

(4)帮助老年人建立自我监测记录和医疗监测及处理档案。

任务实施

一、实施条件

表 7-27 神经源性膀胱的康复护理实施条件

名称	实施条件	要求
实施环境	实训教室	安全、干净、整洁、温湿度适宜
设施设备	B 超、神经肌电图、导尿管、集尿袋、消毒制剂	无损坏、松动
物品准备	签字笔 1 支、记录本 1 本、手消毒剂	照护者自备工作服、帽子、口罩、发网、挂表
人员准备	具备神经源性膀胱评定和康复训练、护理的操作技能和相关知识	照护者着装整齐、洗手、剪指甲

二、实施步骤

1. 评估

评估老年人的性别、年龄、职业、诊断，所处的家庭环境、工作环境、社会环境和居住环境，老年人以往的社会角色及疾病史。评估老年人的主动性、依从性的态度和情感，以及是否需要专门的设备。

照护者先通过查阅老年人病案记录，然后通过交谈以进一步确认最初收集到的关于老年人的背景资料是否正确、完整。交谈时最好邀请老年人家属参加，以防止由于老年人言语交流障碍、认知障碍等造成的表述内容不准确。通过交谈，可以了解老年人的康复愿望、文化修养、价值观念等，为后期制订神经源性膀胱康复训练目标和选择训练方法提供依据。交谈收集的资料还要包括：老年人以前的就业史与生活史、回家后独立生活和工作的愿望、家人能提供的照顾、居住环境、实际能力在现实环境中的障碍等。

2. 用物准备

（1）环境：安全、安静、干净、整洁。

（2）着装整齐、洗手。

（3）物品：签字笔、记录本、手消毒剂。

3. 实施康复评定

（1）沟通交流。

正式评定前应首先与老年人交谈，向老年人解释神经源性膀胱的康复评定目的、目标、方式、可能的结果等，以争取老年人的理解与配合。

（2）开始评定。

在完成首次交谈后，可以开始评定。通常采用仪器评定方式，了解老年人主要功能障碍。

（3）评定结束时，跟老年人正确解释评定结果。

（4）整理用物、洗手、记录。

4. 记录与报告

根据完成的评定内容，记录并分析。

5. 制定康复训练目标与计划

根据康复评定结果，为老年人制定神经源性膀胱的康复训练目标与计划。

6. 实施康复训练

（1）沟通交流。

正式训练前应首先与老年人交谈，向老年人解释神经源性膀胱的康复训练目的、方法等，以争取老年人的理解与配合。

（2）开始训练。

在完成首次交谈后，可以开始训练。训练过程中要注意老年人训练项目完成是否准确、难度是否适中、老年人是否可耐受训练项目等。

（3）训练结束后整理用物、洗手、记录。

7. 康复宣教

为巩固训练效果，应针对老年人训练以及生活中的问题展开康复宣教。

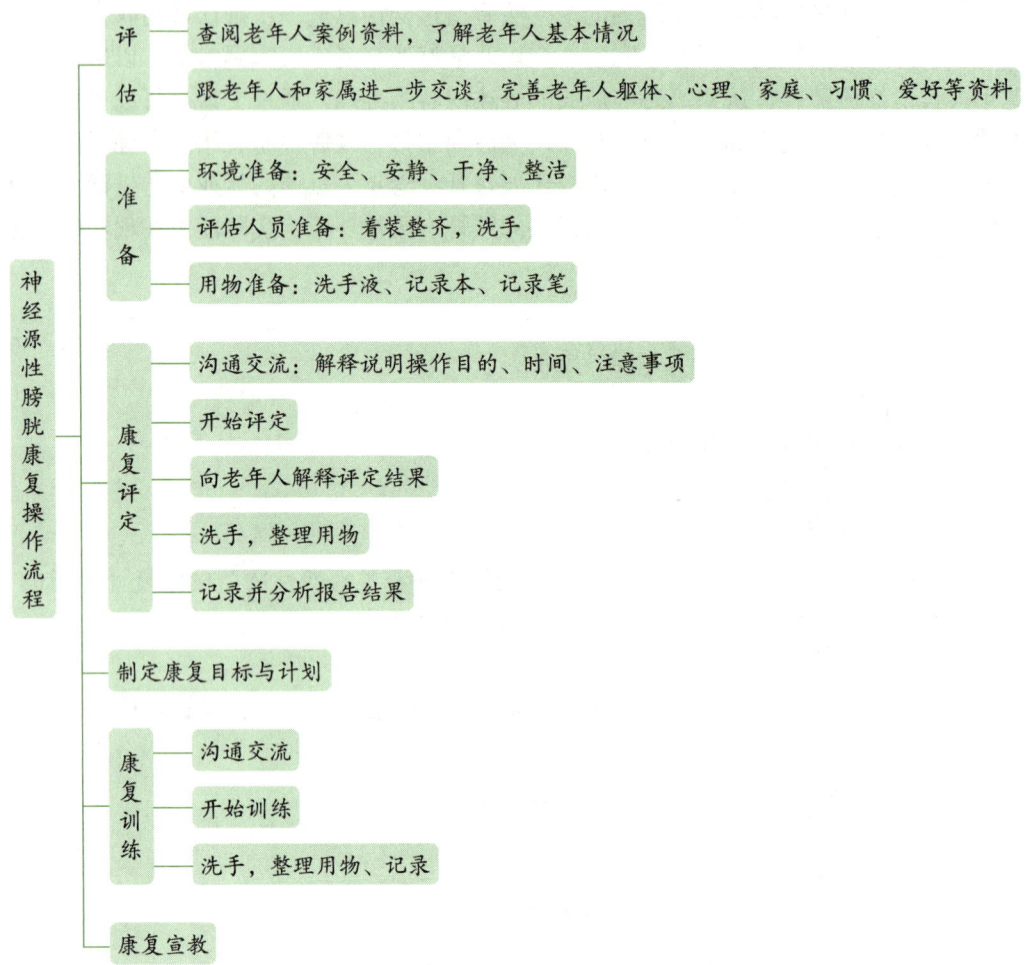

图7-20 神经源性膀胱康复操作流程图

三、考核评价

表 7-28　神经源性膀胱的康复评定考核标准

考核内容		考核点及评分要求	分值	扣分	得分	备注
评估（20分）	老年人	1. 性别、年龄、职业、诊断，所处的家庭环境、工作环境、社会环境和居住环境，老年人以往的社会角色	5			
		2. 了解老年人疾病史、既往史、用药史等	5			
		3. 主动性、依从性的态度和情感	3			
		4. 是否需要专门的设备	2			
		5. 态度和蔼，沟通有效	2			
		6. 内容全面完整	3			
准备（10分）	环境	安全、安静、干净、整洁、屏风遮挡	2			
	照护者	着装整齐、洗手	3			
	物品	用物准备齐全	5			
实施（60分）	实施过程	1. 选择合适的康复评定方法	5			
		2. 说明操作目的、需要时间及注意事项，得到老年人的理解和配合	5			
		3. 按照评定内容逐一进行评定，内容完整全面，每少一项内容扣5分，直到扣完，评定方法合适、准确	40			
		4. 有效沟通，正确解释评定结果	3			
		5. 整理用物，洗手	2			
	记录报告	记录评定内容，分析总结与报告	5			
评价（10分）		1. 操作规范，动作熟练	3			
		2. 评价方式正确有效	3			
		3. 态度和蔼，关爱老年人	2			
		4. 与家属沟通有效，取得合作	2			
总　分			100			

表 7-29　神经源性膀胱的康复训练考核标准

考核内容		考核点及评分要求	分值	扣分	得分	备注
评估（20分）	老年人	1. 综合分析评定结果	5			
		2. 康复目标制定合理	5			
		3. 是否需要专门的设备	4			
		4. 态度和蔼，沟通有效	3			
		5. 内容全面完整	3			
准备（10分）	环境	安全、安静、干净、整洁	2			
	照护者	着装整齐、洗手	3			
	物品	用物准备齐全	5			
实施（60分）	实施过程	1. 选择合适的康复训练方法	5			
		2. 说明康复训练目的和操作要点、需要时间及注意事项，得到老年人的理解和配合	5			
		3. 按照康复训练项目逐一进行操作，内容完整全面，每少一项内容扣5分，直到扣完	40			
		4. 有效沟通，及时关注老年人感受	3			
		5. 整理用物，洗手	2			
	记录报告	康复宣教符合老年人当前康复需求	5			
评价（10分）		1. 操作规范，动作熟练	3			
		2. 操作手法正确有效	3			
		3. 态度和蔼，关爱老年人	2			
		4. 与家属沟通有效，取得合作	2			
总分			100			

知识拓展

集尿器使用

外部集尿器主要是男用阴茎套型集尿装置，女用集尿装置还很不理想，往往仍需使用尿垫。集尿器适用于各种类型的尿失禁患者。尚需解决的问题是不易固定而滑脱，使用不当可引起感染、溃疡、坏死及皮肤过敏等并发症。

同步练习

请扫描下方二维码获取本节练习题。

任务九 神经源性大肠的康复

任务情境

袁奶奶，63岁，一个月前无明显诱因下出现右侧肢体乏力，口角歪斜，被家人送入医院。既往有高血压病史5年，高血脂，无规律性服药。辅助检查核磁共振显示左侧脑梗死。入院后通过救治，病情稳定，积极进行康复训练。现出现大便不能自行控制，排空困难，饮食受到影响。

任务：分析袁奶奶存在哪些功能障碍，并根据评定结果协助其进行康复训练。

任务目标

1. 能选择合适的评定方法进行神经源性大肠的评定。
2. 能综合分析评定结果，并协助医师制定康复训练方法。
3. 能协助医师采用正确的方式进行神经源性大肠的康复训练。

任务描述

一、概述

神经源性大肠指支配肠道的中枢或者周围神经结构受损或功能紊乱导致的排便功

能障碍。常见于脊髓损伤、脑卒中、脑外伤、脑肿瘤、肌萎缩性脊髓侧索硬化症、多发性硬化、糖尿病等疾病。多表现为大便失禁或大便排空困难，导致老年人饮食受限、户外活动受限、精神压力增加等一系列问题，严重影响老年人的生活质量。

肠道的运动、分泌、血流调节受胃肠道的神经系统支配。该系统可分为内在神经系统和外在神经系统，内在神经系统即肠源神经系统，外在神经系统即自主神经系统。中枢神经系统通过外在神经系统来调控胃肠道的内在神经系统。当肠道失去中枢控制时，其内在神经系统对肠道运动、分泌及血流调节作用就受到损害，最终引起大便失禁、排便困难等症状。在脊髓休克期，老年人肛门括约肌松弛，出现大便失禁，进入恢复期，肠鸣音恢复，肛门括约肌张力增高，肠蠕动减慢，肛门括约肌不能随意放松，出现便秘。

二、主要的功能障碍

1. 反射性大肠

该型肠道功能障碍由圆锥以上的中枢神经病变引起，多见于 $S_2 \sim S_4$ 节段以上脊髓损伤的老年人。由于脊髓与结肠之间的反射弧没有中断，因此通过神经反射可以自动排便，但缺乏主动控制能力。主要表现为：机械性刺激结肠或直肠可以诱发脊髓排便反射，但老年人感受便意的能力下降；肛门括约肌的静息张力增加，直肠肛门协调性运动受损，结肠通过时间延长，从而常常导致老年人便秘和腹胀。

2. 迟缓性大肠（又称无反射性大肠）

该型肠道功能障碍是由支配肛门括约肌的下运动神经元或外周神经病变引起，多见于 $S_2 \sim S_4$ 节段以下脊髓损伤或马尾神经病变、多发神经病、盆腔手术等。主要表现为：脊髓排便反射消失，无便意；肛门括约肌静息张力降低，结肠运转时间显著延长，从而出现排便困难。直肠肛门协调运动受损，当腹压增加时会出现"漏粪"现象。

三、康复评定

（一）病史资料

（1）应全面了解老年人此前是否有神经系统疾病、胃肠道疾病等影响胃直肠功能的病史。

（2）了解发病前及发病后的肠道功能和排便模式，如完成排便所需的时间、排便频率、大便的性状。另外需了解有无使用直肠刺激、有无计划外排便、有无使用诱发排便的食物及影响肠道功能的药物史等。

（3）评估肠道症状对老年人日常生活活动能力及社会参与能力的影响。

（二）体格检查

（1）精神状态：了解老年人的神志及精神状态，评估老年人的认知能力、语言表达能力等。

（2）运动功能检查：评估老年人的肌力及肌张力，对于脊髓损伤的老年人应确定受损的平面和程度。

（3）感觉功能检查：对于脊髓损伤的老年人要确定感觉损伤的平面。

（4）反射检查：最常用的是球海绵体反射、提睾反射、肛门皮肤反射，可以帮助确定损伤的平面。

（5）专项检查：了解肛门外括约肌的形态，检查肛门周围皮肤的触觉及针刺觉，通过直肠指检，评估外括约肌的张力等。

（三）辅助检查

（1）有无肠道结构性异常可采用结肠镜或肛镜等内镜检查、腹部平片等。

（2）直肠动力学检查包括肛管直肠测压，以了解肛管直肠内的压力及结肠运动；肛门外括约肌肌电图检查，可了解支配该肌肉的运动神经有无失神经现象；盐水灌肠实验，可了解直肠对液体的控制情况。

四、康复护理

（一）康复目标与原则

根据评定结果及早制订一个综合性的、个体化的直肠管理方案，目标是降低老年人便秘或大便失禁的发生率，降低对药物的依赖性，帮助老年人建立胃结肠反射、直结肠反射、直肠肛门反射，使大部分老年人在厕所、便器上利用重力和自然排便机制独立完成排便，在社会活动时间内能控制排便。

康复训练原则：①与老年人沟通，取得理解和配合；②尽量不使用影响肠道功能的药物；③建立良好的排便习惯，但不能强迫老年人排便；④排便时要有陪护在场陪同；⑤避免长期使用缓泻剂；⑥给予心理支持，树立信心。

（二）康复训练方法

1. 饮食管理

粗纤维饮食（如糙米、全麦食品、蔬菜等），通过改变粪团性状以降低直肠排空的阻力，老年人一般每日膳食纤维的摄入量以 30g 为宜。饮食需避免刺激性食物，可适量摄入亲水性食物，从而增加粪便的容积和流动性，缩短结肠通过时间，也可摄入适量的液体（不含酒精、咖啡、利尿剂等）。

2. 定时排便

参照老年人既往的习惯安排排便时间，养成每日定时排便的习惯，通过训练逐步建立排便反射；最好每日早餐后进行排便，因为此时胃结肠反射最强。

3. 促进直结肠反射的建立

手指直肠刺激（digital rectal stimulation，DRS）可缓解神经肌肉痉挛，诱发直肠肛门反射，促进结肠尤其是降结肠的蠕动。具体操作为食指或中指戴指套，涂润滑油后缓缓插入直肠，在不损伤直肠黏膜的前提下，沿直肠壁做环形运动并缓慢牵伸肛管，诱导排便反射。每次刺激时间持续1分钟，间隔2分钟后可以再次进行。

4. 排便体位

排便常采用可以使肛门直肠角增大的体位即蹲位或坐位，此时可借助重力作用使大便易于排出，也易于增加腹压，有益于保护老年人自尊、减少护理工作量、减轻心脏负担。若不能进行蹲或坐位排便时，则以左侧卧位较好。对于脊髓损伤的老年人也可使用辅助装置协助排便。辅助装置通常包括一个站立台和一个改良的马桶。有研究发现，站立台可减轻脊髓损伤老年人的便秘。如果使用具有视觉反馈装置的改良冲水马桶装置可以显著减少排便的护理时间。

5. 灌肠

小剂量药物灌肠15分钟后即会出现肠蠕动，可减少自主神经过反射的发生，适用于T6以上的脊髓损伤老年人。但灌肠后痔的发生率较高，经常灌肠还可导致灌肠依赖、肠穿孔、结肠炎、电解质紊乱等不良反应。而脉冲式肛门灌肠法则能间歇、快速地将温水灌入直肠，分解嵌塞粪便的同时刺激结肠蠕动，减少肠道管理时间，减少对辅助的依赖及相关并发症。还可使用灌肠剂节制导管灌肠技术等新技术。

6. Brindley型骶神经前根（S_1-S_4）刺激

该刺激器除了可以诱发排尿反射外，还可用于诱发排便。刺激时直肠和括约肌同时收缩，刺激停止后，肛门外括约肌立即舒张，而直肠则缓慢松弛，引起自发性排便。

7. 药物治疗

新斯的明（neostigmine）有望成为神经源性大肠老年人的有效促排空剂，该药主要作用于副交感神经，增加对结肠副交感神经冲动的传入。口服缓泻剂可软化粪便，刺激肠蠕动，如车前子、硫酸镁、乳果糖、酚酞、番泻叶、麻仁丸等，但长期应用接触性泻剂可以引起结肠壁神经丛的病理改变，可诱发或加重便秘，并对泻药产生依赖。常用的直肠栓剂有甘油栓剂及开塞露等，可润滑直肠，刺激肠蠕动，引发直肠肛门反射，促进排便。

8. 外科治疗

手术治疗使神经源性大肠老年人肠道功能达到最佳的能力有限，最常用的术式是结肠造口术或回肠造口术。选择何种术式取决于结肠运输试验的结果。造口术可出现改道性结肠炎、肠梗阻、造口局部缺血、造口回缩、造口脱垂等并发症。

9. 心理疗法

照护者要加强老年人的心理支持，帮助老年人克服心理压力，教会老年人自我调控情绪。

10. 其他措施

大便失禁需注意清洁局部卫生，加强盆底肌训练。可适当给予直肠收敛性药物、直肠动力控制药物，对于合并直肠炎症的老年人需注意抗感染治疗。

五、康复教育

（1）对患病老年人及家属进行神经源性大肠相关知识的健康教育，帮助老年人初步建立适宜的直肠管理方案，为老年人出院后的自我直肠管理提供支持。

（2）告知家属及老年人保持良好的饮水、饮食习惯。

（3）告知家属及老年人定期随诊，及时发现老年人直肠管理的问题，为老年人找到解决问题的最合理的方案，改善老年人的生活质量。

任务实施

一、实施条件

表 7-30　神经源性大肠的康复护理实施条件

名称	实施条件	要求
实施环境	实训教室	安全、干净、整洁、温湿度适宜
设施设备	手套、棉签、大头针等	无损坏
物品准备	签字笔 1 支、记录本 1 本、手消毒剂	照护者自备工作服、帽子、口罩、发网、挂表
人员准备	具备神经源性大肠康复评定的操作技能和相关知识	照护者着装整齐、洗手、剪指甲

二、实施步骤

1. 评估

评估老年人的性别、年龄、职业、诊断、所处的家庭环境、工作环境、社会环境和居住环境，老年人以往的社会角色及疾病史。评估老年人肌力、平衡能力、转移能力、认知功能、用药情况等，评估老年人的主动性、依从性的态度和情感，以及是否需要专门的设备。

照护者先通过查阅老年人病案记录，然后通过交谈以进一步确认最初收集到的关于老年人的背景资料是否正确、完整。交谈时最好邀请老年人家属参加，以防止由于老年人言语交流障碍、认知障碍等造成的表述内容不准确。通过交谈，可以了解老年人的康复愿望、文化修养、价值观念等，为后期制订神经源性大肠康复训练的训练目标和选择训练方法提供依据。交谈收集的资料还要包括：老年人以前的就业史与生活史、回家后独立生活和工作的愿望、家人能提供的照顾、居住环境、实际能力在现实环境中的障碍等。

2. 用物准备

（1）环境：安全、安静、干净、整洁。

（2）着装整齐、洗手。

（3）物品：签字笔、记录本、手消毒剂。

3. 实施康复评定

（1）沟通交流。

正式评定前应首先与老年人交谈，向老年人解释神经源性大肠的康复评定目的、目标、方式、可能的结果等，以争取老年人的理解与配合。

（2）开始评定。

在完成首次交谈后，可以开始评定。

（3）评定结束时，跟老年人正确解释评定结果。

（4）整理用物、洗手、记录。

4. 记录与报告

根据完成的评定内容，记录并分析。

5. 制定康复训练目标与计划

根据康复评定结果，为老年人制定神经源性大肠的康复训练目标与计划。

6. 实施康复训练

（1）沟通交流。

正式治疗前应首先与老年人交谈，向老年人解释神经源性大肠的康复训练目的、目标、方法等，以争取老年人的理解与配合。

（2）开始训练。

在完成首次交谈后，可以开始训练。训练过程中要注意老年人训练项目完成是否准确、难度是否适中、老年人是否可耐受训练项目等。

（3）训练结束后整理用物、洗手、记录。

7. 康复宣教

为巩固训练效果，应针对老年人训练以及生活中的问题展开康复宣教。

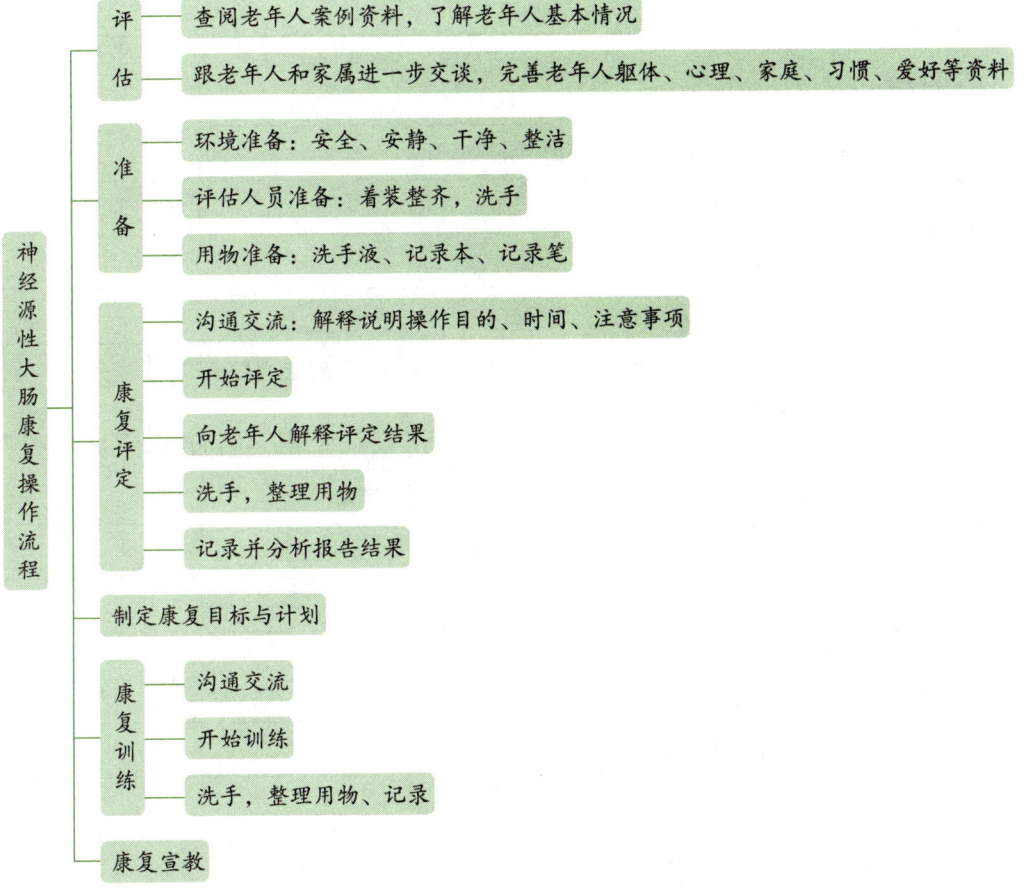

图 7-21 神经源性大肠康复操作流程图

三、考核评价

表 7-31 神经源性大肠的康复评定考核标准

考核内容		考核点及评分要求	分值	扣分	得分	备注
评估（20分）	老年人	1. 性别、年龄、职业、诊断、所处的家庭环境、工作环境、社会环境和居住环境，老年人以往的社会角色及疾病史	5			
		2. 评估肌力、平衡能力、转移能力、认知能力、用药情况等	5			
		3. 主动性、依从性的态度和情感	3			
		4. 是否需要专门的设备	2			
		5. 态度和蔼，沟通有效	2			
		6. 内容全面完整	3			

（续上表）

考核内容		考核点及评分要求	分值	扣分	得分	备注
准备（10分）	环境	安全、安静、干净、整洁、屏风遮挡	2			
	照护者	着装整齐、洗手	3			
	物品	用物准备齐全	5			
实施（60分）	实施过程	1. 选择合适的康复评定方法	5			
		2. 说明操作目的、需要时间及注意事项，得到老年人的理解和配合	5			
		3. 按照评定内容逐一进行评定，内容完整全面，每少一项内容扣5分，直到扣完。评定方法合适、准确	40			
		4. 有效沟通，正确解释评定结果	3			
		5. 整理用物，洗手	2			
	记录报告	记录评定内容，分析总结与报告	5			
评价（10分）		1. 操作规范，动作熟练	3			
		2. 评价方式正确有效	3			
		3. 态度和蔼，关爱老年人	2			
		4. 与家属沟通有效，取得合作	2			
总分			100			

表7-32 神经源性大肠的康复训练考核标准

考核内容		考核点及评分要求	分值	扣分	得分	备注
评估（20分）	老年人	1. 综合分析评定结果	5			
		2. 康复目标制定合理	5			
		3. 是否需要专门的设备	4			
		4. 态度和蔼，沟通有效	3			
		5. 内容全面完整	3			

(续上表)

考核内容		考核点及评分要求	分值	扣分	得分	备注
准备（10分）	环境	安全、安静、干净、整洁	2			
	照护者	着装整齐、洗手	3			
	物品	用物准备齐全	5			
实施（60分）	实施过程	1. 选择合适的康复训练方法	5			
		2. 说明康复训练目的和操作要点、需要时间及注意事项，得到老年人的理解和配合	5			
		3. 按照康复训练项目逐一进行操作，内容完整全面，每少一项内容扣5分，直到扣完	40			
		4. 有效沟通，及时关注患者感受	3			
		5. 整理用物，洗手	2			
	康复宣教	康复宣教符合老年人当前康复需求	5			
评价（10分）		1. 操作规范，动作熟练	3			
		2. 操作手法正确有效	3			
		3. 态度和蔼，关爱老年人	2			
		4. 与家属沟通有效，取得合作	2			
总分			100			

知识拓展

胃结肠反射

胃结肠反射是指进食以后胃充盈可以反射性地引起结肠蠕动增加，从而将内容物推向直肠，引起排便反射。正常的胃结肠反射可以引起结肠电活动和运动增加，在40~50分钟后可以恢复到基线水平。如果胃结肠反射时间过长、强度过大或者反应缓慢，这就容易造成腹泻或便秘。前者主要表现为结肠集团蠕动增加，基础节律性减少，可以引起腹痛和腹泻。而后者主要表现为升结肠、横结肠和降结肠反应减弱，持续时间较短，高频振幅传播减少。目前认为胃结肠反射主要受神经、激素的调节，与食物中的脂肪含量有关。

同步练习

请扫描下方二维码获取本节练习题。

项目总结

常见疾病的康复评定和训练是学生应该掌握的基本知识，要求学生熟悉掌握每一个疾病的发病机制、功能障碍特点、康复评定与训练的操作方法及注意事项，并能将所学的知识熟练运用于工作实践。在学习过程中以常见疾病的理论学习为主，注重临床实践操作，可以通过案例讨论、角色扮演、小组交流等方式，将具体的实践操作应用到不同疾病中去。在整个实践操作过程中严格按照操作规范和流程，要善于观察、思考，处处体现人文关怀。

思考实践

（1）尝试一下，怎样科学地让阿尔茨海默病老年人利用外物进行记忆训练。

（2）思考一下，为预防老年人常见疾病的发生，怎样对老年人进行康复宣教呢。

参考文献

1. 王玉龙. 康复功能评定学［M］. 北京：人民卫生出版社，2013.
2. 荣湘江，陈雪丽. 老年康复评定［M］. 北京：人民体育出版社，2014.
3. 张绍岚，王红星. 常见疾病康复［M］. 北京：人民卫生出版社，2019.
4. 田莉，袁光辉. 康复护理［M］. 郑州：河南科学技术出版社，2016.
5. 何成奇，吴毅. 内外科疾病康复学［M］. 北京：人民卫生出版社，2018.
6. 陈立典. 康复护理学［M］. 北京：中国中医药出版社，2016.
7. 燕铁斌，尹安春. 康复护理学［M］. 4版. 北京：人民卫生出版社，2018.
8. 化前珍，胡秀英. 老年护理学［M］. 4版. 北京：人民卫生出版社，2017.
9. 鲍秀芹. 康复护理学实践与学习指导［M］. 北京：人民卫生出版社，2018.
10. 燕铁斌，尹安春. 康复护理学［M］. 北京：人民卫生出版社，2019：105.
11. 王玉龙，张秀花. 康复评定技术［M］. 北京：人民卫生出版社，2018：105.
12. 王玉龙. 康复功能评定学［M］. 北京：人民卫生出版社，2019：215.
13. 章稼，王晓臣. 运动治疗技术［M］. 北京：人民卫生出版社，2017：17.
14. 燕铁斌. 物理治疗学［M］. 北京：人民卫生出版社，2018：124.
15. 黄晓琳，燕铁斌. 康复医学［M］. 5版. 北京：人民卫生出版社，2014.
16. 无锡市老龄工作委员会，无锡市康复医学会. 实用老年康复指南［M］. 北京：人民卫生出版社，2015.
17. 吕雨梅，李海舟. 康复护理学基础［M］. 2版. 北京：人民卫生出版社，2018.
18. 周郁秋，张会君. 老年健康照护与促进［M］. 北京：人民卫生出版社，2018.
19. 赵彦军，李剑，苏鹏，等. 我国康复辅具创新设计与展望［J］. 包装工程，2020，41（8）：14-22.
20. 张秀，张宇斐，焦志伟. 康复机器人研究进展［J］. 医疗卫生装备，2020，41（4）：97-102.
21. 蔡涛，帕丽达·买买提. 康复护理［M］. 武汉：华中科技大学出版社，2017.
22. 姜贵云. 康复护理学［M］. 北京：中国医药科技出版社，2016.
23. 田莉. 言语治疗技术［M］. 北京：人民卫生出版社，2014.
24. 窦祖林. 作业治疗学［M］. 北京：人民卫生出版社，2020.
25. 胡军. 作业治疗学［M］. 北京：人民卫生出版社，2012.
26. 许洪伟，柳明仁. 康复护理学［M］. 北京：科学出版社，2018.
27. 陈红霞. 康复疗法学［M］. 北京：人民卫生出版社，2012.

28. 陈冀英. 老年人康复护理［M］. 北京：北京师范大学出版集团，2019.
29. 李勇. 老年照护（初级）［M］. 北京：中国人口出版社，2019.
30. 冯晓丽. 老年照护职业技能教材（中级）［M］. 北京：中国人口出版社，2019.
31. 邹文开. 失智老年人照护职业技能教材（初级）［M］. 北京：化学工业出版社，2019.